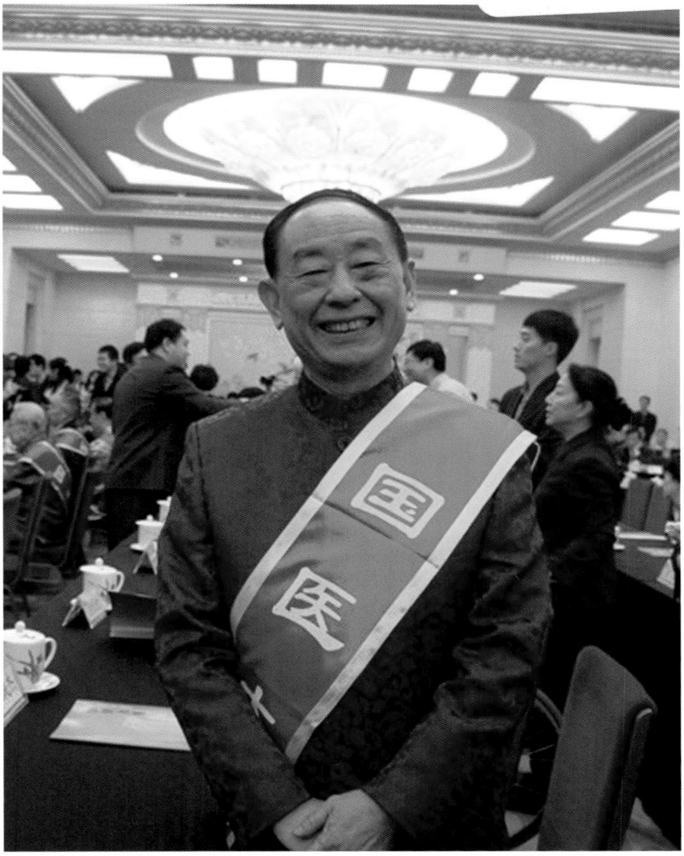

唐祖宣是我国第二届国医大师、著名中医专家、主任医师。历任全国第七届、九届、十届、十一届、十二届人大代表，河南省第八届人大代表。第一、二批全国老中医药专家学术经验继承工作指导老师，享受国务院政府特殊津贴。曾获河南省劳动模范称号，两次荣获全国卫生文明先进工作者称号，2010 年被国务院授予全国先进工作者称号。2014 年获中华中医药学会中医药学术发展终身成就奖。

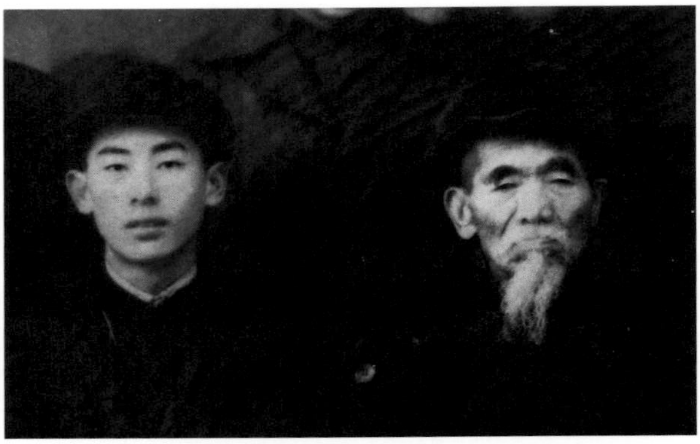

1963 年元宵节与老师周连三先生在一起

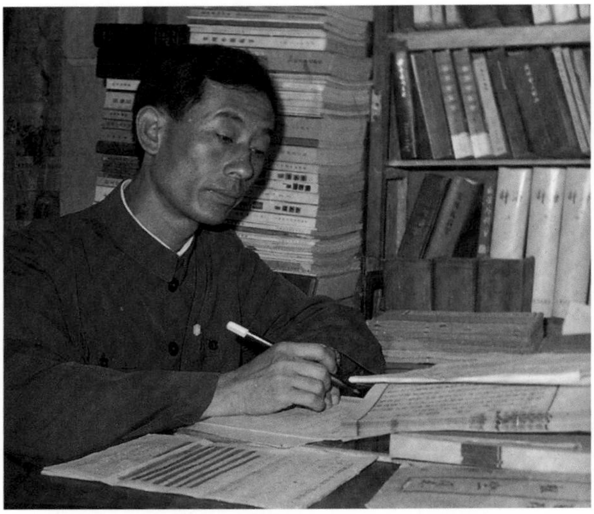

年轻时的唐祖宣在临床工作之余查阅大量资料

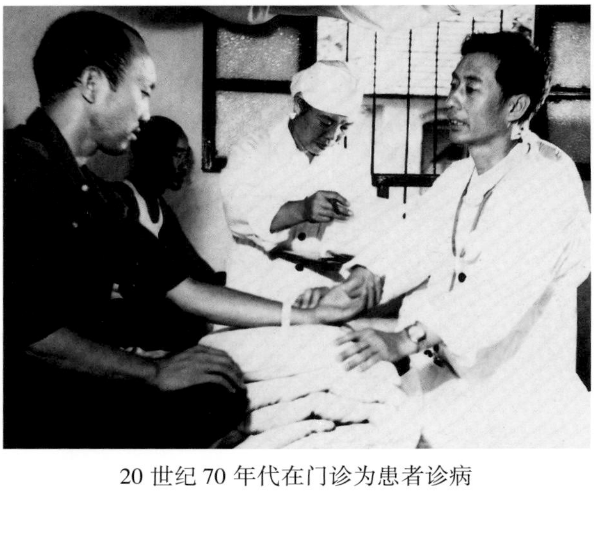

20 世纪 70 年代在门诊为患者诊病

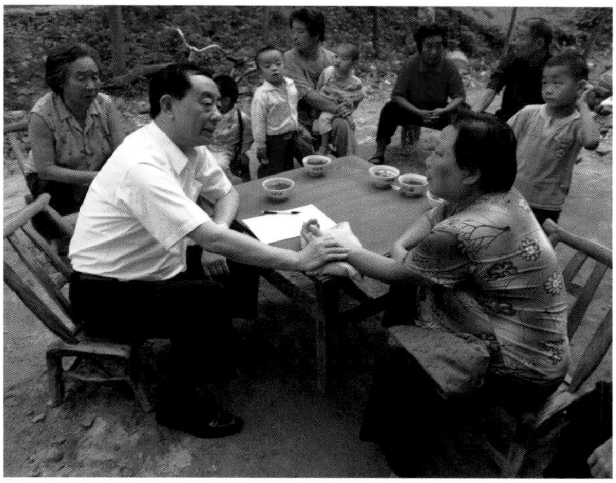

2009 年在农村为患者诊病

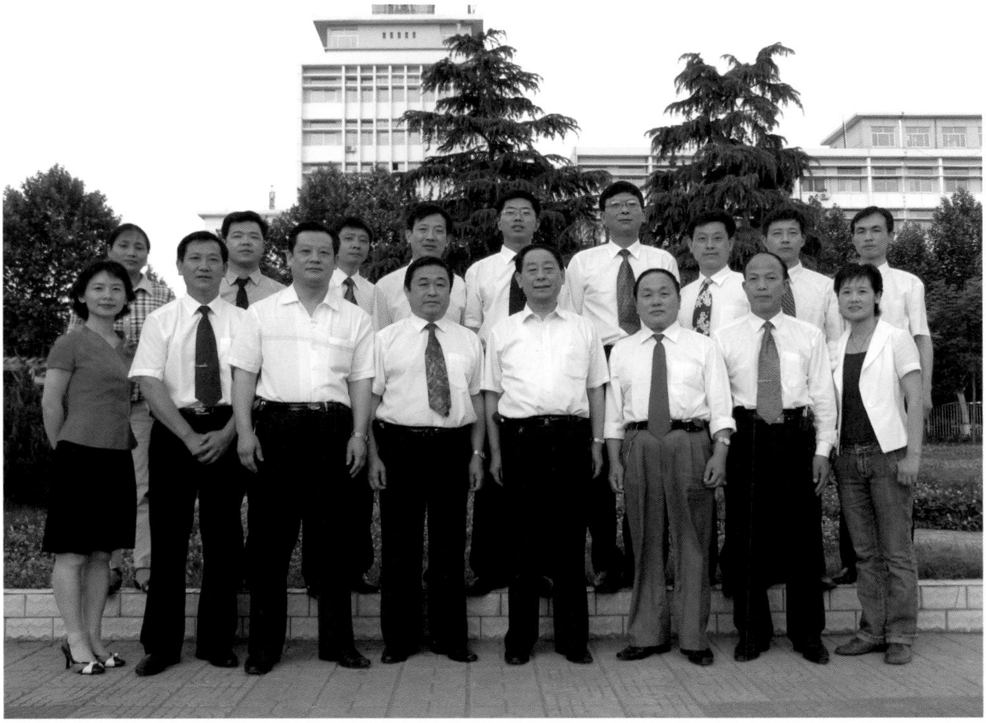

2006 年 5 月 30 日与学生们在一起（前排左起：唐晓燕、彭杰先、
唐文生、许保华、唐祖宣、李华安、桂明忠、唐丽；
后排左起：董云英、武圣奇、郑卫平、彭建华、崔松涛、
王振江、杨新建、王光涛、赵海波）

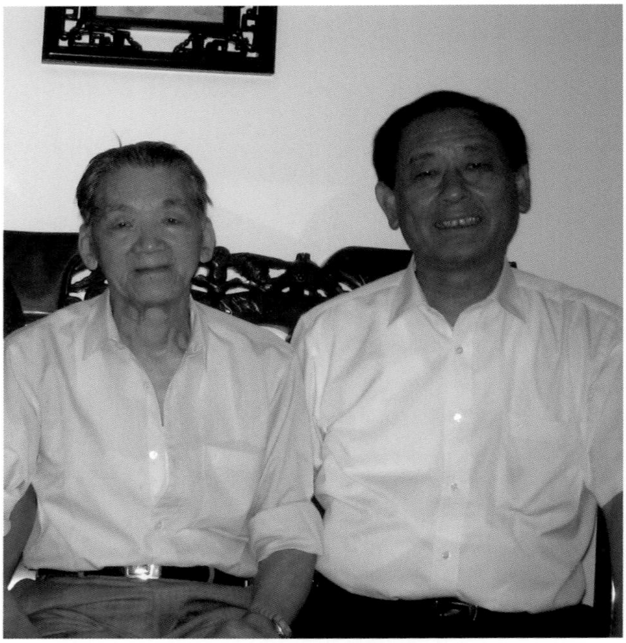

与国医大师路志正合影

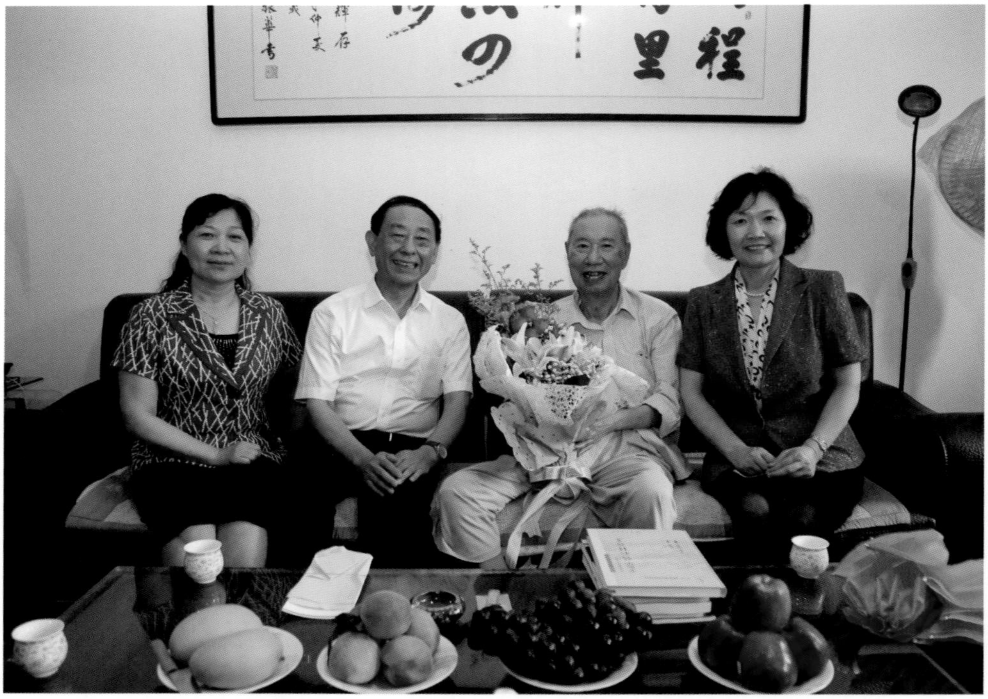

与国医大师李振华合影（左起依次为：河南中医学院第二附属医院院长韩丽华、唐祖宣、李振华、河南中医学院院长郑玉玲）

国家出版基金项目
NATIONAL PUBLICATION FOUNDATION

“十二五”国家重点图书出版规划项目

国医大师临床研究

中华中医药学会　组织编写

唐祖宣经方发挥

唐祖宣医学丛书

桂明忠　唐　丽　主编

科学出版社
北　京

内 容 简 介

本书是国医大师唐祖宣运用经方的临证经验专著。唐祖宣在临床实践中，继承了仲景学说及其用药经验，组方严谨，用药灵活，他不但对单味中药进行研究，对于药物在复方中所起的作用及其引起的变化，也进行了临床观察，凡略有感悟，稍有心得，即录之以笔，存之以卷，勤于笔耕，终成此书。全书分两篇，上篇介绍经方的临床应用，下篇介绍经方的应用体会。

本书有助于中医临床工作者理解和掌握唐祖宣的临床辨证思维方法和遣方用药特点，也可供中医爱好者阅读。

图书在版编目(CIP)数据

唐祖宣经方发挥／桂明忠，唐丽主编．—北京：科学出版社，2015

（国医大师临床研究·唐祖宣医学丛书）

国家出版基金项目·“十二五”国家重点图书出版规划项目

ISBN 978-7-03-046435-4

Ⅰ．唐…　Ⅱ．①桂…②唐…　Ⅲ．中医学-临床医学-经验-中国-现代　Ⅳ．R249.7

中国版本图书馆CIP数据核字（2015）第282191号

责任编辑：刘　亚　郭海燕／责任校对：李　影

责任印制：赵　博／封面设计：黄华斌　陈　敬

科学出版社 出版

北京东黄城根北街16号

邮政编码：100717

http://www.sciencep.com

涿州市般润文化传播有限公司印刷

科学出版社发行　各地新华书店经销

*

2016年1月第　一　版　开本：787×1092　1/16

2025年1月第六次印刷　印张：13 1/4　插页：2

字数：356 000

定价：78.00元

《国医大师临床研究》丛书编辑委员会

《唐祖宣经方发挥》编委会

主　编　桂明忠　唐　丽

副主编　赵海波　寇荣誉　桂玉恒

编　委　（按姓氏笔画排序）

丁　峰　于　黎　王　楠　王文章

吕炳绪　李陆生　吴振强　肖国印

陈志伟　陈文范　侯新臣　桂玉谦

桂明耀　袁文亚　常　棣　董云英

《国医大师临床研究》丛书序

2009年6月19日，人力资源和社会保障部、卫生部和国家中医药管理局在京联合举办了首届“国医大师”表彰暨座谈会。30位从事中医临床工作（包括民族医药）的老专家获得了“国医大师”荣誉称号。这是新中国成立以来，中国政府部门第一次在全国范围内评选国家级中医大师。国医大师是我国中医药事业发展宝贵的智力资源和知识财富，在中医药的继承创新中发挥着不可替代的重要作用。将他们的学术思想、临床经验、医德医风传承下来，并不断加以发展创新，发扬光大，是继承发展中医药学，培养造就高层次中医药人才，提升中医药软实力与核心竞争力的重要途径。

为了弘扬中华民族文化，广泛传播和充分利用中医药文化资源，满足中医药人才队伍建设的需要；进一步完善中医药传承制度，将国医大师的学术思想、经验、技能更好地发扬光大。科学出版社精心组织策划了“国医大师临床研究”丛书的选题项目，这个选题首先被新闻出版总署批准为“十二五”国家重点图书出版规划项目，后经科学出版社遴选后申报国家出版基金项目，并在2012年获得了基金的支持。这是国家重视中医药事业发展的重要体现，同时也为中医药学术传承提供良好契机。国家出版基金是国家重大常设基金，是继国家自然科学基金、国家社会科学基金之后的第三大基金，旨在资助“突出体现国家意志，着力打造传世精品”的重大出版工程，在“弘扬中华文化，建设中华民族共有精神家园”方面与中医药事业有着本质和天然的相通性。国家出版基金设立六年以来，对中医药事业给予了持续的关注和支持。

作为我国成立最早、规模最大的中医药学术团体，中华中医药学会长期以来为弘扬优秀民族医药文化、促进中医药科学技术的繁荣、发展、普及推广发挥了重要作用。本丛书编辑出版工作得到了中华中医药学会大力支持。国家卫生和计划生育委员会副主任、国家中医药管理局局长、中华中医药学会会长王国强亲自出任丛书主编。

作为中国最大的综合性科技出版机构，60年来科学出版社为中国科技优秀成果的传播发挥了重要作用。科学出版社为本丛书的策划立项、稿件组织、编辑出版倾注了大量心血，为丛书高水平出版起到重要保障作用。

本丛书同时还得到了各位国医大师及国医大师传承工作室和所在单位的大力支持，并得到各位中医药界院士的支持。在此，一并表示感谢！

本丛书从重要论著、临床经验等方面对国医大师临床经验发掘整理，涵盖了中医原创思维与个性诊疗经验两个方面。并专设《国医大师临床研究概览》分册，总括国医大师临床研究成果，从成才之路、治学方法、学术思想、技术经验、科研成果、学术传承等方面疏理国医大师临床经验和传承研究情况。这既是对国医大师临床研究成果的概览，又是研究国医大师临床经验的文献通鉴，具有永久的收藏和使用价值。

文以载道，以道育人。丛书将带您走进"国医大师"的学术殿堂，领略他们深邃的理论造诣，卓越的学术成就，精湛的临床经验；丛书愿带您开启中医药文化传承创新的智慧之门。

《国医大师临床研究》丛书编辑委员会

2013年5月

《唐祖宣医学丛书》总前言

唐祖宣是我国第二届国医大师、著名中医专家、主任医师。历任全国第七届、九届、十届、十一届、十二届人大代表，河南省第八届人大代表。第一、二批全国老中医药专家学术经验继承工作指导老师，享受国务院政府特殊津贴。曾获河南省劳动模范称号，两次荣获全国卫生文明先进工作者称号，2010 年被国务院授予全国先进工作者称号。2014 年获中华中医药学会中医药学术发展终身成就奖。

唐祖宣师从河南省名中医周连三先生，得其真传。他按照老师的教诲，刻苦学习，勤求古训，博采众长，以治疗四肢血管病闻名，在中医界享有盛誉。他对仲景学说情有独钟，有深入研究，颇有心得。将四肢血管病按照中医特点分型，并确立治则治法。治疗血栓闭塞性脉管炎、静脉血栓形成、动脉硬化闭塞症等疾病，疗效显著。他研制的治疗血栓病的国家三类新药“脉络疏通颗粒”在临床广泛应用。1965 年至今，发表学术论文 106 篇，出版发行了《四肢血管病的研究与治疗》、《唐祖宣医学文集》、《唐祖宣医学六书》等学术著作 14 部。

学有师承，唐祖宣一直不忘师恩，重视中医人才培养和学术经验继承。20 世纪 70 年代，他承担河南省西医离职学习中医班的教学任务，培训 300 多位西学中人才；90 年代开始，筹办农村中医培训班，为基层培训中医人才。作为全国老中医药专家学术经验继承工作指导老师，他言传身教、启迪后学，先后带徒 46 人，均已成为学科骨干。在 2015 年全国人大十二届三次会议上，他还建议要挖掘、保护、传承国医大师宝贵的学术思想和经验。他身体力行，把自己的学术思想和经验毫无保留地传授给弟子，国家为他组建了“唐祖宣学术研究室”，开展人才培养项目及教育工作。

为了进一步传承发扬唐祖宣学术经验，积极促进仲景学说发展，我们在日常的医、教、研之余，对唐祖宣教授的学术思想和临床经验进行了系统搜集、整理，历时多年，几经修改，编著了《唐祖宣医学丛书》，该丛书包括《唐祖宣四肢血管病论治精选》、《唐祖宣论老年病与益寿》、《唐祖宣温病解读》、《唐祖宣伤寒论解读》、《唐祖宣金匮要略解读》、《唐祖宣医话医案集》、《唐祖宣经方发挥》，共 7 册，约 350 万字。本丛书体现了唐祖宣教授对中医理论和实践的独到见解，是唐教授多年经验之结晶，实践之升华，智慧之集成，体现了唐教授在学术上师古不泥古，博采众长，融会贯通，临证胆大心细，高屋建瓴的特点，仔细研究，必有收获。

同时，我们也期盼本丛书的出版，能够使国医大师唐祖宣的学术经验造福人民健康，能够为振兴中医、发扬祖国医学做出积极的贡献。疏漏之处敬请读者斧正。

《国医大师临床研究·唐祖宣医学丛书》编委会

2015年5月

目　录

上篇　经方的临床应用

下篇　经方的应用体会

上篇　经方的临床应用

第一章　内科常用经方的应用

第一节　感　　冒

感冒是感受触冒风邪所导致的常见外感疾病，临床表现以：鼻塞、流涕、喷嚏、咳嗽、头痛、恶寒、发热、全身不适等为其特征。

大青龙汤治疗外感风寒表实证案

李某，女，63岁，于1975年10月15日诊治。

素有高血压病史，3日前因天气骤变而感寒发热，头晕头痛，服用解热药物症状缓解，次日发热又作，并觉心中烦躁，又以它法调治，诸症不解，头晕头痛加重，来院门诊。

症见：恶寒无汗，烦躁口渴，头晕疼痛，肢体酸困，舌红苔黄，脉浮紧，体温38.5℃，血压160/100mmHg，据症凭脉，大青龙汤证无疑，但其血压偏高，忧麻黄有升压作用，疑虑之间，唐祖宣谓："麻黄桂枝相伍，辛散之力更著，若配石膏则变辛温为辛寒，有散而不热，凉而不敛之功。"

证属风寒袭表，阳热内郁。

治宜：解表散寒，清热除烦，投此方试之。

处方：麻黄15克，石膏45克，寒水石24克，桂枝9克，甘草、杏仁、生姜各6克，大枣5枚，嘱其频服得汗即止。

1剂后汗出热退，体温：37℃，血压降至130/80mmHg，余症均减轻，恐其发汗太过，遂以原方减麻黄为6克，服2剂，血压：120/80mmHg。

桂枝加附子汤治疗感冒案

孙某，男，57岁，1997年11月23日诊治。

2日前，受凉后感冒鼻塞、恶风头痛，周身酸痛，体温38.5℃，在附近诊所肌内注射"复方氨基比林"一支，口服"安乃近"等西药，汗出较多，遂致恶寒加重，虽倍加衣被不得减，双膝以下逆冷，不发热，而入院就诊。

症见：鼻塞流涕，精神委靡，面色发白，恶风寒，纳差，舌淡苔白，脉浮无力。

诊断：感冒（阳虚型）。

治宜：温阳固表。

处方：炮附子12克，桂枝15克，生姜12克，白芍20克，甘草9克，大枣6枚，3剂。

上方服后周身转温，不恶风寒，鼻塞流涕症状消失面色红润，感冒痊愈。

桂枝加葛根汤治疗感冒案

姚某，女，23岁，1996年9月20日诊治。

3日前，淋雨后鼻塞喷嚏，畏寒头痛，周身酸楚，颈项拘紧不适，发热38℃，因想怀孕不敢服西药，而来求诊。

症见：鼻塞喷嚏，恶寒发热，咽红无汗，苔白，脉浮数。

诊断：感冒（风寒型）。

治宜：解表散寒。

处方：葛根15克，桂枝15克，白芍15克，生姜12克，甘草9克，大枣4枚，2剂。

两剂药服后热退，全身轻松，又服一剂痊愈。

柴胡桂枝汤治疗感冒案

程某，男，35岁，1995年12月10日诊治。

两日前因熬夜打牌受凉，发热，头昏，咽喉不适，咳痰，量不多。体温37.8℃，夜间38.6℃，全身酸痛，乏力嗜睡，今来就诊。

症见：面红身热，咳而有痰，鼻内发干，咽红不舒，精神不振，纳减，小便黄，舌淡苔白，脉浮数。

诊断：感冒（内热外感）。

治宜：解表散寒清热。

处方：柴胡24克，黄芩12克，半夏12克，甘草6克，桂枝15克，白芍15克，生姜9克，大枣3枚，桔梗12克，款冬花12克，2剂。

服药后热退，咳减，饮食大增，自觉完全正常，痊愈。

小柴胡汤治疗感冒案

刘某，男，28岁，2001年12月1日诊治。

患者4日前因外感服用感冒通片、消炎药汗出热不退，体温38.8℃，今来求诊。血常规化验白细胞正常，中性粒细胞不高。

症见：寒热往来，身痛酸软，头疼紧束，咽干不渴，纳差，舌苔薄而白腻，脉浮弦数。

证属太阳表证进入少阳。

治宜：和解少阳，祛风散寒。

处方：柴胡18克，党参12克，黄芩、半夏各9克，防风12克，葛根15克，炙甘草6克，生姜3片，大枣3枚，水煎每日1剂，分2次温服。

服第一剂后，体温下降至38.1℃，不恶寒，身体舒适，热退脉静，食纳增，服3剂痊愈。

柴胡桂枝各半汤治疗老年体虚感冒案

赵某，男，78岁，1999年11月2日诊治。

患者年老体弱3日前因感冒发热恶寒咽痛，自服退热片（药名不详）和羚翘解毒丸，并用西药消炎抗感染，病至六七日不解。特来就诊。

症见：恶寒发热，身痛不休，无汗或微汗热不退，不欲饮食，口淡乏味，二便尚可，脉虚浮数，舌薄白润。体温每日在37.5～38.7℃。

证属年迈体弱表邪入里营卫不和。

治宜：和解少阳、调和营卫。

处方：柴胡、桂枝各12克，党参20克，法半夏、黄芩、白芍各12克，炙甘草6克，生姜3片，大枣3枚。

服1剂微汗出，热退，精神好，食纳增，头不痛。再剂一切恢复正常，后予补中益气汤3剂而痊愈。

第二节　咳　嗽

咳嗽是指肺失宣降，肺气上逆做声，咯吐痰液而言，为肺系疾病的主要证候之一。一般以有声无痰为咳，有痰无声为嗽。临床难以截然分开，故以咳嗽并称。

四逆散治疗咳嗽案

本方证所治之咳嗽乃脾阴不足，肝失疏泄，上逆于肺，肺失宣降所致。临床辨证中常见：阵咳入夜加剧，咳时牵及两肋作痛，或晨起咳嗽更剧，痰少而黏，不易咯出，食欲不振，夜寐欠安，舌红苔薄白或薄黄，脉弦滑等症。加用清肺镇咳之川贝母、胆南星、竹茹、桑皮、杏仁等品其效更佳，现举临床治验。

林某，女，63岁，1981年3月17日诊治。久有咳嗽病史，冬春尤甚，遇寒更重。10日前感冒后经治疗寒热已除，但遗留咳嗽，多方治疗无效，求治于我院。

症见：形体消瘦，表情痛苦，双眼睑轻度浮肿，咳嗽晨起更剧，痰少而黏不易咯出，咳时牵引小腹疼痛，食欲不振，心烦，少寐多梦，小便黄，舌质红苔薄黄，脉弦细。

此为肝失疏泄，肺失宣降。

治宜：清肝肃肺，理气止咳。

处方：柴胡、枳实、甘草、杏仁各10克，白芍、桔梗各15克，川贝母、竹茹、桑皮各12克。

服药5剂，咳嗽减轻，能咳出黄色黏痰，治投病机，以上方加石膏15克、陈皮10克，服12剂后咳嗽基本消失，唯晨起有轻微咳嗽，余症均减轻，继服上方6剂而愈。

苓桂术甘汤治疗咳嗽案

吕某，男，67岁，1984年11月29日诊治。

主诉：咳嗽气喘10年，加重一周。

10年前即患气喘咳嗽之病，每遇寒咳嗽气喘即发，初诊为支气管炎，多服平喘止咳、降气化痰之剂，症状时轻时重，延至10年。一周前偶遇风寒，咳喘又作，较以前为重，服药无效即来我院就诊。

症见：形体消瘦，面色黧黑，咳嗽气急，咳吐痰液清稀而量多，咳甚则喘，精神不振，食欲不佳，舌质淡苔白滑，脉沉弦。心电图检查示：肺源性心脏病。

此为脾肺阳虚，寒饮内留。

治宜：温阳健脾，降气化痰。

处方：茯苓30克，桂枝、焦白术、陈皮各12克，半夏、款冬花各15克，细辛、干姜、甘草各6克。

服2剂后，咳喘减轻，继服10剂后，咳喘消失，余症均减，生活自理，并可参加轻体力劳动。两年后随访，患者告之，每遇寒，咳喘发作时即服用该方，少则5剂，多则10剂，咳喘即愈，两年来仅发作三次。做胸部X线及心电图亦显示显著好转，肺源性心脏病症状有所缓解。

小青龙汤加石膏治疗咳嗽案

张某，女，52岁，1999年12月6日诊治。

患者咳嗽吐黄白痰已2个月，自10月初患咳嗽、吐痰、咽痛，一直服汤药治疗，咳嗽不减反又加上喘。不发热，经X线检查仅发现“肺纹理粗乱”，余无异常。

症见：咳嗽，吐黄白痰量多，心烦胸满，背恶寒，口干思饮，但饮水后胃脘不适，苔黄腻，舌尖红，脉弦滑细。

证属外寒内饮郁久化热。

治宜：解表祛饮，兼清里热。

处方：麻黄12克（先煎），桂枝9克，细辛6克，干姜6克，白芍12克，炙甘草6克，五味子6克，半夏12克，生石膏20克。

服上药3剂，心烦胸满减，咯黄痰减少，口干减。舌苔白微腻，增细辛、干姜为9克，减生石膏为15克，继服3剂，背恶寒已，吐痰减少，已不见黄痰，去生石膏，继服6剂症状消失而痊愈。

第三节　哮　喘

哮喘病是一种发作性痰鸣气喘疾患。发作时喉中哮鸣有声，呼吸气促困难，甚则喘息不能平卧。喘证是以呼吸困难，甚至张口抬肩，鼻翼煽动，不能平卧为特征的病证。两者临床多并见。

麻子仁丸治疗哮喘案

此方证的哮喘，乃津液耗伤，肺失宣降，大肠失其濡润，虚热内停所致。

临床辨证中常兼见：面色潮红，胸胁痞闷，食欲不振，咽干口燥，咳喘痰少，大便不通，舌质红，少津，苔薄黄或腻，脉细或数等症。

我们常以该方加减治疗肺源性心脏病、高血压心脏病之喘咳及老年支气管哮喘伴有大便不通之症者多能取效，杏仁用量以10～15克、蜂蜜需30～60克为宜，酌加麦冬、沙参、桔梗以养阴清热。

马某，男，74岁，于1981年6月18日诊治。

患肺源性心脏病已十余年，常感胸闷，咳喘气短，常服止哮平喘、益气温阳之剂，症情时轻时重，近半年来，大便秘结，咳喘加剧，夜难入眠，用止咳化痰药物多剂无效，服可待因只能维持片刻。

症见：形体消瘦，面色潮红，咽干口燥，头晕气短，胸胁痞闷，喘咳痰少，大便秘结，舌质红，少津，苔薄黄，脉细数。

此属阴液耗伤，宣降失职，虚热内停，大肠失其濡养，大便闭瞀，邪无出路，壅遏于上，肺与大肠相表里，浊气上逆则喘咳。

治宜：宣肺养阴，润肠通便。

处方：杏仁、麦冬、厚朴、枳实、白芍各15克，大黄12克（后下），蜂蜜60克（冲服），火麻仁30克。

服上方2剂，大便通畅，饮食量增加，又服5剂，胸闷咳喘减轻，继以它药调治，肺源性心脏病症状明显减轻。

猪苓汤治疗咳喘案

此方证所治之咳喘乃肺失清润，肺气膹郁，阴虚内热，水热互结所致。临床辨证中常见：咳嗽痰少，咯痰不爽，喘促不足以息，或心烦而渴，饮后腹胀，低热绵绵。方中加入橘皮、杏仁其效更佳。现举临床治验。

周某，女，35岁，于1975年5月17诊治。

素体阴虚，服生冷后致喘，呼吸深长有余，气粗声高，服用散寒宣肺平喘之剂反加重，延病月余，精神困惫，形体消瘦而就诊。

症见：面色潮红，细审晦暗，舌膩质绛，咳嗽痰少，咯痰不爽，喘促不足以息，心烦而渴，饮后腹胀，低热不退，大便干燥，小便黄赤而少，脉象滑数。

此属寒热夹杂。

治宜：清热利湿。

处方：猪苓、滑石、泽泻各15克，茯苓、阿胶各30克。

上方服2剂后，二便畅通，咳喘大减，心烦亦轻，继服上方加橘皮、杏仁，5剂而愈。

按 咳喘之证有虚实之分，实喘多为邪气壅遏，气失宣降，治宜祛邪平喘；虚喘多属肺肾精气内虚，治宜培补固纳。此病久患阴虚，虽服生冷致病，散寒平喘之剂易伤其阴，故服之加重。症见脉滑发热，渴欲饮水，咳喘心烦，二便不通，此乃上焦阴虚，肺失清润，肺气膹郁而作咳喘；阴虚热扰，心主不宁而心烦；水结不能化气升津，上焦阴虚而生内热故呈烦渴；阴虚内热，故发热。水热互结，诸症生矣，用此方利水除饮，使浊水外出，润泽滋肺，则虚热自消，故获效矣。

葛根芩连汤治疗喘利兼作案

此方证所治之喘利乃寒邪束表，肺气不宣，蕴热而喘，临床辨证中常见：面色红赤，恶寒汗出，呼吸急促，腹痛下利，渴不喜饮。该方加麦冬、半夏、白芍其效更佳，现举临床治验。

孔某，女，1岁半，1978年8月12日就诊。

素有蕴热，又感风寒，所以利喘兼作。曾被诊为肺炎，先用青霉素、链霉素无效，又投中药宣肺清热剂，病情仍不减。

症见：面色红赤，精神疲困，舌质红、苔黄、恶寒、汗出，呼吸急促，下利每日十余次有下堕及灼肛感，渴不欲饮，四肢热，小便短少而赤，脉细数。

此乃寒邪束表，肺气不宣蕴热而喘。

治宜：清热解表。

处方：葛根、白芍、炒麦芽各9克，黄连、黄芩各4.5克，甘草3克。服两剂后热退利止，喘亦减轻，上方加麦冬、半夏，继服3剂，喘止病愈。

按 利而夹喘，服宣肺清热之剂其治在肺，故不能愈。因其先利而后喘，喘是由于阳拢于内，里热偏盛，邪热上迫所致。无汗而喘为寒在表，喘而汗出为热在里。若邪气外盛，壅遏不解，其寒在表，则汗出而喘，治当宣肺平喘。此例患者喘而汗出为热在里，“肺与大肠相表里”，治宜葛根芩连汤，才取得较好的疗效。

大青龙汤治疗咳喘兼烦躁案

雷某，男，58岁，于1980年9月3日诊治。

因患静脉血栓住院治疗。既往有咳喘20余年，每年大发作一至两次，短则一月，长则数月；一日之内，夜卧脱衣加重，每次发作必伴烦躁，现代医学曾诊断为过敏性哮喘。昨日起突发咳喘，烦躁不安，服西药消炎、止咳、平喘、抗过敏药物无效。

症见：咳喘气促，痰黄黏稠，渴喜冷饮，面赤发热，无汗烦躁，舌红苔黄，脉滑数。此属外寒浮动，内热壅肺。

治宜：宣肺清热，止咳平喘。

处方：麻黄、杏仁、甘草、桂枝、生姜各10克，石膏60克，桔梗15克，大枣7枚。

服5剂后，汗出烦解，咳喘减轻，继服上方10剂，20余年咳喘竟获痊愈。

芍药甘草附子汤治疗虚喘（心肾阳衰型）案

此方证所治之虚喘乃阳从汗泄，阴气损耗所致，临床辨证中常见：呼吸喘促，恶寒身倦，汗出稍减，四肢不温，腹中觉冷，舌淡苔白，脉细弱无力，我们常以该方加五味子、防风、红参、黄芪治疗支气管炎，心肾阳虚之虚喘疗效显著，现举临床治验。

毛某，男，72岁，1981年3月24日诊治。

经常胸闷，咳嗽气急已十余年，每次外感，症状加剧。顷诊症见，形体消瘦，面色青黄，恶寒身倦，汗出稍减，旋即如故，呼吸喘促，舌淡苔白，腹中觉冷，四肢不温，脉细弱无力，体温36℃，血压90/60mmHg。

此属阳从汗泄，阴气损耗。

治宜：回阳固表，益气养阴。

处方：炮附片、白芍各15克，炙甘草、防风各12克，黄芪30克。

服药2剂后，恶寒减轻，又服4剂后，恶寒消失，上方加五味子、红参各10克，继服6剂，心悸喘促症状明显好转，追访3个月身冷恶寒未再复发。

肾气丸治疗喘证案

此方证所治之气喘乃阳气不足，肾不纳气所致。临床辨证中常见：气喘自汗，形寒肢冷，食少便溏，形体消瘦，小便不利，舌质淡苔薄白，脉细无力。若加人参、黄芪、五味子等其纳气平喘之力更佳。现举临床治验。

丁某，男，58岁，于1977年11月21日诊治。

患支气管炎合并肺气肿8年，遇寒则气喘发作：近日由于天气渐寒，气喘发作严重，动则喘甚，不能平卧，服发散风寒之中药和止喘西药，均无明显好转。

症见：面色青黑，形体消瘦，身疲乏力，气喘自汗不得卧，喘甚牵引少腹，形寒肢冷，食少便溏，小便不利，舌质淡苔薄白，脉细无力。

此为阳气不足，肾不纳气。

治宜：温补肾阳，纳气平喘。

处方：熟地24克，山药、山萸肉各12克，丹皮、茯苓、泽泻、红参各9克，五味子、补骨脂各15克，黄芪60克，肉桂、炮附子各6克。

上方服3剂后气喘减轻，继以上方增山药为30克，加杏仁、厚朴各12克，连服10剂而愈。两年后追访未复发。

半夏厚朴汤治疗咳喘案

本方证所治之咳喘乃气滞痰凝，肝气上逆所致。临床辨证中常见：咳喘气急，胸脘痞闷，湿痰壅盛，纳呆，舌质淡苔白腻，脉弦细或弦滑，我们常以该方治疗属肝气上逆所致的咳喘，每收良效，加杏仁、川贝母、陈皮、郁金、甘草等其效更佳，现举临床治验。

吕某，男，65岁，1981年12月10日诊治。

主诉：久有咳喘病，加重6日。

患者久有咳喘病史，遇寒即病情加重，本地诊为支气管炎，服麻杏石甘汤、小青龙汤等中药症状时轻时重，一周前因情绪激动，加之偶遇风寒，致使咳喘加剧，服原处方效不显，遂来我处诊治。

症见：咳嗽，阵发性加剧，咳吐稀白之痰，心悸气急，胸脘痞闷，食欲不振，舌质淡苔白腻，脉弦滑。经胸部X线检查示肺气肿、支气管炎。

此属痰湿郁结，肝逆乘肺。

治宜：行气降逆，化痰止咳。

处方：半夏、厚朴、郁金各12克，茯苓30克，杏仁、川贝母、陈皮各10克，紫苏叶、甘草各6克。

服药2剂咳嗽气急大减，胸脘痞闷减轻，继服上方15剂，咳嗽气急胸脘痞闷基本消失，其余症状均减轻，但仍遗心悸，上方去郁金，加潞参15克、干姜10克继服10剂以善其后。

麻黄五味饮加减治疗哮喘案

王某，女，34岁，工人，2006年6月14日初诊。

患者有高度过敏史，因无意用抗生素药物过敏而致咳嗽喘息数日。

症见：喘息抬肩，气短，时时呻吟，汗出不止，饮食不佳，失眠多梦。舌苔黄腻，脉滑数。

此属痰气壅肺，阻塞不通，肃降失司。

治宜：宣肺化痰，降气行水。

处方：麻黄五味饮加减。麻黄6克，白果15克，五味子15克，乌梅12克，黄柏15克，葶苈子15克，白术15克，5剂，水煎服。

服药后，哮喘好转，能慢慢入睡。其他症状也明显减轻继用上方5剂。

以后缓慢调理而病愈出院。

按　喘证多分虚实。实者，病程较短，病位在肺，治以祛邪利气为主；虚证，病程较长，病位在肺肾，治宜培补摄纳为主。虚实兼夹之证，或及它脏者，当分清标本，适当处理，但不致违反虚虚实实之戒。该例过敏性哮喘，属实证。其人素有痰饮，罹遭外邪，致使痰气交阻，壅塞气道，肃降失司。治宜宣肺化痰，降气泻水，以利宣发。是以麻黄辛以宣肺，五味子、乌梅，酸以敛金，辛酸合用，一开一阖，吻合肺之生理功能；葶苈子泻肺水，祛痰平喘；白术健脾祛湿以绝生痰之源，诸药合用可解痉消痰。以慢慢调理而病愈。

第四节 肺 痿

肺痿是由于肺病日久、耗伤津液、肺燥阴竭、肺失濡养、日渐枯萎，使肺叶痿弱不用而形成的肺系疾病。

竹叶汤治疗肺痿案

此方所治为肺痿日久，正气虚衰，卫外机能低下所致。临床辨证中常见：身体羸弱，低热绵绵，经久不愈，常自汗出，气喘声嘶，舌质淡苔薄白，脉沉细无力。唐祖宣用此方治肺痿常加川贝母9~12克；汗出酌加黄芪、人参、附子每用6~9克。现举临床治验。

刘某，男，58岁，1987年11月14日诊治。

患肺结核十余年，以抗结核病药物对症治疗，病情时好时坏，服中药小柴胡汤、百合固金等方亦无明显效果，近日发热加重入我院治疗。

症见：身体羸弱，面容虚浮，苍白无华，身困乏力，潮热盗汗，严重时衣被俱湿，发热恶寒，入夜尤甚，大便溏薄，小便清长，晨起微咳，舌质淡苔薄黄，脉浮大无力，查体温38.2℃。胸部X线示双肺结核。

此属久病正虚，卫表不固，风寒内侵。

治宜：温阳益气，解表散寒。

处方：竹叶、炮附片、生姜、川贝母各10克，葛根、柴胡、潞参各15克，桂枝、桔梗、防风各12克，甘草6克，黄芪30克，大枣7枚。

服药3剂，汗出大减，体温降至37.4℃。继服上方15剂，临床症状基本消失。体温降至正常范围。

麦门冬汤治疗肺痿案

张某，男，45岁，2007年6月19日初诊。

主诉：咳唾涎沫半月。

症见：喜咳唾涎沫，咽干口燥，但饮水不多，夜寐易醒多梦，纳差，大便干结，伴咳嗽。舌红少苔欠津，脉二尺部弱、左寸部小浮紧。

辨证属肺胃阴虚，火热伤津。

治宜：滋阴养胃润。

处方：麦门冬汤加减。麦门冬24克，半夏9克，人参6克，甘草6克，大枣4枚，丹参15克，熟地15克，炒枣仁15克，百合12克，炙远志9克，建曲15克。每日一剂。

二诊：6月28日，服前方6剂后，咳唾涎沫、大便干结等诸症已除，寐可，纳佳，后调理治愈。

炙甘草汤治疗肺痿案

李某，女，46岁，农民，1998年6月18日初诊。

病史：近年来咳嗽，气喘，午后面部潮热，口干咽燥，气短，盗汗，纳差，消瘦。咳吐涎沫稀而量多，有时痰中带血丝。经胸部X线检查，确诊为“肺不张”。

症见：面色苍白，精神疲惫，语声低弱，头晕心慌，畏寒；舌质淡，苔白，脉细弱结代。

此为肺气不足，气血虚损。

治宜：补气养血，救阴扶阳。以炙甘草汤加味。

处方：炙甘草20克、阿胶15克（另包，烊化）、党参12克、生地20克、桂枝10克、麦冬12克、火麻仁15克、生姜12克、大枣6枚、藕节5个、血余炭10克，5剂。

二诊：咯血渐止，气血俱虚，继上方加沙参12克，继服5剂。

三诊：气血得补，阴阳相济，头晕心慌好转，咳吐涎沫减少，舌质淡，脉沉细结代。上方去藕节、血余炭，再进5剂。

四诊：半月后，症状大减。患者中间多次来诊，咳吐涎沫量多时，以干姜加白术，温补脾肺，使气能化津，若痰中带血丝，去桂枝，加藕节、血余炭。气短，先后加黄芪、山药，培土生金。总之，炙甘草汤为主方，随证加减，服药数十剂，胸部X线检查肺不张已愈。

按　肺痿，现代医学肺不张颇相似。尤在泾曰：“痿者萎也，如草木之枯萎而不容，为津烁而肺焦也。”日久肺叶萎缩。患者以往有阴虚潮热、口干咽燥、盗汗之症。但久而久之，津液亏损，阴损及阳，阳虚则寒，气不化津，津反为涎，后来所见口吐大量涎沫故尔。由此可见病机转归，已非虚热之证，而转为虚寒之属。肺叶枯萎，肺络亦伤，为咳吐血丝并大口咯血之所因。用炙甘草汤有补阴阳气血，对阴虚血少气弱者，疗效更为满意。

第五节　肺　痈

肺痈是由邪毒蕴滞于肺，热壅血瘀，血腐化脓而成。以发热、胸痛、咯吐腥臭脓血痰为主要临床表现。

桔梗汤治疗肺痈案

齐某，男，32岁，工人，1991年5月10初诊。

自述：3周来发热，咳逆痰黄，味腥臭，胸胁疼痛，纳差消瘦，大便不爽。舌苔黄，脉数。为肺痈所致。

治宜：清热解毒，化瘀排脓。

拟《千金要方》苇茎汤合桔梗汤加味。

处方：桔梗15克，苇茎30克，薏苡仁30克，冬瓜仁15克，桃仁10克，鱼腥草30克，金银花30克，沙参20克。

二诊：上药服后，症状好转，吐出大量臭脓血痰，胸中闷痛，舌尖赤、苔黄，脉滑数。守上方：炙桑皮9克，瓜蒌仁9克，薏苡仁20克，桔梗15克，生百合15克，鱼腥草30克，冬瓜仁30克，苇茎15克。

三诊：数日来，咳吐臭脓血痰多，每日约两小碗，体温复常，大便两日一次，苔薄白，脉迟。沉迟滑主痰浊内盛，仲景所论寒实结胸之证，当宗白散方。方用：桔梗20克，巴豆1克，贝母12克。为细面，温开水送服。此方再进6剂，咳吐脓、血、痰止。继以养阴清肺汤数剂而愈。

按　该病肺素有热，风邪袭肺，痰瘀蕴结，久则化为脓血，并见胸痛尤甚，持续高热。一二诊用千金苇茎汤合桔梗汤加味，体温恢复，三诊苔薄白，脉沉迟而滑。属外邪郁热，结瘀郁内，故予白散方。桔梗入肺，可宣通肺气壅滞，祛痰蚀疮，以养阴清肺汤以善其后。

苇茎汤治疗肺痈案

牛某，女，32岁，职工。

发热一周，体温39℃，咳嗽，胸中痛满。几日后吐痰浓浊带血，气味腥臭，咳喘不得卧，口干而渴，便结溲赤。舌质红、苔厚腻，脉滑数。

此乃热毒内蕴，熏灼于肺，热壅血瘀，结而成痈，血败化脓所致。

治宜：清热解毒，化瘀排脓。

方以《济生方》桔梗汤和《备急千金要方》苇茎汤加减应用。

处方：桔梗15克，生薏苡仁30克，金银花30克，蒲公英30克，桑白皮30克，鱼腥草30克，川贝母15克，瓜蒌仁18克，冬瓜仁30克，黄芪30克，丹参30克，当归18克，玄参30克，花粉30克，麦冬18克，水煎服。

二诊：上药6剂，身热渐退，胸痛脓血痰减轻，口不渴，大便软。上方去丹参、连翘、花粉，玄参、金银花、蒲公英、鱼腥草用量减半，另加茯苓30克，服9剂，水煎服。

三诊：服药后，胸痛止，咳嗽减轻，仅吐少量稀痰，饮食增，但全身无力，盗汗。舌苔薄白，脉细数，此乃邪去正伤、气阴两虚之证。治宜滋补肺阴，上方加太子参18克、山萸肉18克、煅牡蛎30克，服6剂。

四诊：除全身无力外，以上诸症基本消失。停药以饮食调养数十日，体力恢复，临床治愈。

按 本例属风热袭肺失于宣降，热壅血瘀，腐败成脓所致，治以清热、化瘀、排脓。使邪去正虚之时可适当加入补益之剂，而效果更为满意。

第六节 臌 胀

臌胀是以腹部胀大如鼓，皮色苍黄，脉络暴露为特征。多因湿热毒邪久羁，情志所伤，劳欲过度，饮食不节，血吸虫感染，或黄疸、积聚失治等，使肝、脾、肾功能失调，气、血、水瘀积于腹内而成。

猪苓汤治疗鼓胀案

此方证所治之臌胀乃阴虚内热，水气不利所致。临床辨证中常见：腹肿大如鼓，胸脘胀满，青筋暴露，小便不通，大便干结，舌质红绛，苔白腻或薄黄。我们常以该方加腹皮、鲜茅根、人参等治疗肝硬化等属阴虚内热、水气不行之证，用之多效，现举临床治验。

刘某，男，46岁，于1970年3月11日诊治。

精神不舒，情志抑郁，肝气失调，加之嗜酒过度，滋生湿热，初起饮食减少，胸胁苦满，两胁胀痛，逐渐消瘦，时吐鲜血，最后导致腹大如鼓，青筋显露。诊为肝硬变合并腹水及食管静脉出血，久治无效，经介绍入院治疗。

症见：形体消瘦，四肢骨瘦如柴，精神疲惫，面色萎黄，舌质红绛，苔白微黄，腹肿大如鼓，腹皮薄，胸脘胀满，时咳吐鲜血，青筋暴露，小便不通，大便干结，脉象弦滑，阴虚内热，水气不行。

治宜：滋阴利水，益气止血。

处方：猪苓、泽泻、滑石各15克，茯苓，陈葫芦、腹皮、阿胶（烊化）各30克，鲜茅根90克，红人参9克，三七参4.5克（冲服）。

上方服后，吐血止，小便利，继服15剂腹水全消。此病4次腹水均用此方剂治疗，腹水消除，7年后因食管大出血抢救无效而病故。

按　肝主疏泄，性喜条达，今精神不舒，情志抑郁，加之饮酒过多，盖酒为水谷之慓悍，助下湿而动上热，饮食减少，脾湿郁阻，化源不生，肝失滋养，失去疏泄条达之职，脾阳下陷，注于膀胱，郁热不通，则小便不利。肝脉瘀阻，郁热于内，迫血妄行则吐血。加之久病正虚，阴亦随之不足，水蓄源于湿热，久病则阴血自亏。猪苓汤功能滋阴利水，加陈葫芦、腹皮以通利小便，红参鲜茅根益气养阴，阿胶三七参合用养阴止血，使小便通利，营阴渐充，故肿消血止。

茵陈术附汤治疗臌胀案

牛某，男，工人，29岁，1987年4月初诊。

主诉：目黄胁痛已数月余。

病史：患者素有胃病史，1986年患急性黄疸型肝炎，经治疗已愈。数月前因工作劳累，饮食不当，引起恶心腹胀，厌油腻，体倦无力，时低热，巩膜黄染。在当地诊为“急性黄疸型肝炎”，治疗但效果不佳，血清胆红素持续上升，病情加重，遂来我院就诊。

现症：饮食不佳，口干不欲饮，身困乏力，胁痛肢冷，腹满腹胀，便溏尿赤。

检查：巩膜及皮肤均黄染，色晦暗，腹部叩诊有移动性浊音，肝区浊音界明显缩小，脾可触及。肝功能检查：血清胆红素90μmol/L，谷丙转氨酶500U/L。大便隐血（++）。血小板60×10^9/L。脉弦细，舌质淡红，舌苔白腻。

诊断：臌胀。

辨证：肝郁气滞，络脉瘀阻，阳气衰微，湿从寒化。

治宜：温化寒湿，理气活瘀为主。

处方：制附子9克，干姜9克，肉桂3克，茵陈45克，白术9克，甘草6克，巴戟天9克，肉苁蓉9克，陈皮9克，半夏9克，茯苓30克，砂仁9克，郁金9克，田三七粉3克（冲服），10剂，水煎服。

二诊：上方服10剂，饮食增加，黄疸消退，肝区痛减，下肢转温，仍胃满尿少。上方去砂仁、田三七，加白芍18克，川厚朴9克，焦山楂、焦麦芽、焦神曲各9克，泽泻15克。

三诊：服上方15剂，黄疸退净，余症明显好转，小便量增多，但身困乏力，精神不振。仍上方加黄芪18克，去焦三仙。连服两个月。肝功能检查均正常。随访一年，身体健康，并坚持工作。

按　本案属现代医学之亚急性肝坏死。病情发展迅速，黄疸急骤升高，肝功能严重损害，呈现出中阳衰微，肝失疏泄，寒湿弥漫的阴黄证。故在治疗原则上，本着“益火之源，以消阴翳”的道理，方中用温阳化湿的茵陈术附汤加肉桂，以温化寒湿，振奋中阳，使清气上升，浊阴下降；巴戟天、肉苁蓉，温补命门，助三焦气化功能，调动机体的活力，使阴寒得化，水气并消；二陈汤燥湿化痰，理和中气；三七粉、郁金，活血解郁止痛；砂仁行气宽中，开胃消食。加白芍、川朴、焦三仙，疏肝理气和胃；泽泻利尿渗湿；加用黄芪益气，以助温阳化气。诸药相伍，疗效卓著。

小柴胡汤加减治疗臌胀案

肖某，男，36岁，工人，1989年6月初诊。

主诉：患腹水已数月。

病史：1989 年 2 月感觉纳差不适，继之恶心，厌食，脘腹渐继胀大，在某医院诊为“早期肝硬化合并腹水”。久治不愈，于 1989 年 6 月 20 日来我院就诊。

检查：腹部胀大如鼓，颜面及四肢消瘦，两胁痞塞，扪之腹部坚硬，小便黄少，大便干黑，面色灰暗，皮肤甲错，肢体无力，口淡乏味。纳食尚可，脉沉涩而弦，舌质紫暗苔腻。

诊断：臌胀。

辨证：肝胃不和，气滞血瘀，水湿停滞，脉络壅塞。

治宜：疏肝解郁，健脾利湿，行气消积。

处方：柴胡 15 克，黄芩 12 克，黄芪 30 克，白术 12 克，茯苓 15 克，丹参 30 克，防己 9 克，乌药 12 克，青皮 12 克，厚朴 12 克，槟榔 12 克，半夏 9 克，5 剂，水煎服。

二诊：精神尚好，但水肿不见好转。改服：白芍 15 克，白术 15 克，茯苓 15 克，当归 15 克，丹参 20 克，桃仁 12 克，鳖甲 15 克，穿山甲 12 克，枳实、鸡内金各 20 克，5 剂，水煎服。

三诊：服药后，大便稀，改第一方 5 剂，以后以第一方连服 3 周而病愈出院。

导水丸：牵牛子 300 克，槟榔 9 克，广木香 30 克，共为细面，水为小丸。

按 患者患臌胀，《金匮要略》云：“石水其脉自沉，外证腹满不喘。”《外台秘要》云：“四肢小，其腹独大。”该病其病机主要是肝气失于条达，肝木不得疏泄，脾土运化失职，导致气滞血瘀，水湿停滞，故以行气消积速逐水邪。以柴胡、黄芩、青皮、乌药疏解调理少阳；黄芪、白术、丹参扶正活血。连服 5 剂水肿虽未消，但正气得充，精神尚好。继则加鳖甲、穿山甲、鸡内金破坚消积。前方重补，后方重泻，攻补兼施，邪去正安，服药后臌胀消，腹部平坦，皮肤润泽，纳食正常，面色红润，情绪好转。脉缓，舌质红、苔白，攻补有法，选药得当，故收满意效果。

五苓散加减治疗臌胀案

魏某，男，40 岁，农民，1994 年 4 月 1 日初诊。

患者患肝炎已多年，服药后症状减轻，经常反复发作。近年来善急易怒，饮食减少，面色苍黄。腹部胀大，肝大三横指，脾大二横指，腹部青筋显露，腹水明显。皮肤苍黄，下肢浮肿，锁骨及耳后有蜘蛛痣，肝掌明显，小便黄赤，大便溏泻，舌质胖，舌苔白滑，脉弦无力。肝功能检查：谷丙转氨酶 360U/L，脑磷脂胆固醇絮状试验（+++）。

综观诸症乃气滞血瘀，肝气乘脾，气滞湿阻，浊水停积之证。

治宜：疏肝理气，破症健脾，利水消胀为主。

处方：党参 30 克，白术 20 克，柴胡 10 克，白芍 15 克，莪术 9 克，三棱 9 克，桃仁 10 克，红花 10 克，丹参 30 克，鸡内金 12 克，茯苓 30 克，泽泻 15 克，大腹皮 15 克，车前子 30 克（布包），甘草 3 克，10 剂，水煎服。

二诊：服药后，尿量增多，胀满减轻，肝区仍痛，脉舌同前。上方加延胡索 12 克，10 剂，水煎服。

三诊：服药后，尿量更多，腹胀大减，肝区稍痛，身困乏力，舌质淡红，苔白腻，脉弦无力。上方加郁金 10 克，10 剂，水煎服。

四诊：下肢消肿，腹水已不明显，唯食欲稍差，身稍乏力，舌淡苔薄白略腻。以其久病体虚，继上方加党参调理 1 个月。饮食明显好转，体力恢复，症消病愈。肝功能正常，肝脾未触及。追访多年未复发。

按 该例肝硬化腹水属祖国医学臌胀、腹胀等范畴。该例患者以正虚邪实，正虚者脾运失常，邪实者血结症块、湿浊停积；《内经·至真要大论篇》“结者散之”、“留者攻之”，采取扶正祛邪，攻补兼施之法获愈。方用党参、白术，健脾益气，扶正固本；柴胡、白芍，疏肝；桃仁、红花、三棱、莪术、丹参、鸡内金，活血化瘀，消积破症；茯苓，大腹皮、车前子、泽泻，利水消胀；甘草调和诸药。诸药相伍，肝疏，脾健，症消胀除。

当归芍药散加减治疗臌胀案

王某，男，36岁，工人，1993年4月初诊。

主诉：腹胀满，小便少，鼻齿出血已数日。

病史：1989年6月患黄疸性肝炎，曾在传染病院治疗，效果不佳。1993年4月来我院治疗。

现症：腹大坚满，青筋暴露，形体消瘦，面色黧黑，口燥心烦，鼻齿出血，小便短赤，颈项前胸有蜘蛛痣，肝掌。舌质红绛少津，无苔，脉细数。触诊：肝下界在剑突下2.5cm，脾下界在肋下3.5cm。肝功能：血清胆红素12μmol/L，血清总蛋白78g/L，白蛋白37.9g/L，球蛋白40.1g/L，谷丙转氨酶120U/L。

诊断：臌胀。

辨证：肝肾阴虚，热伤血络，脾失健运，水停中焦。

治宜：滋养肝肾阴血，软坚化瘀利水。

处方：当归24克，川芎12克，赤芍15克，女贞子24克，玉竹18克，生地12克，莪术12克，牡蛎30克，柴胡15克，板蓝根30克，丹皮15克，猪苓15克，泽泻18克，茵陈30克，玄参15克，甘草10克，水煎服，共服30剂。

二诊：服上药后诸症大减，肝功能：血清胆红素3μmol/L，血清总蛋白81g/L，白蛋白46.3g/L，球蛋白34.7g/L，谷丙转氨酶60U/L。脾大仍为3.5cm，精神欠佳，舌红有津仍无苔，脉细数。此阴亏稍复，正气仍虚。给滋养肝肾、顾扶脾气之品：当归24克，杭芍24克，熟地24克，山药30克，女贞子30克，玉竹24克，黄精18克，党参24克，沙参15克，麦冬15克，玄参15克，茯苓12克。

三诊：患者面色黧黑转黄，蜘蛛痣消失，饮食增加，二便正常。舌质稍红、苔薄白，脉细有力而数，肝未触及，脾仍肿大。诸症好转，出院。

后追访，至今未复发，能上班工作。

按　本案为臌胀，阴虚夹湿之证，本虚标实较为复杂。运用扶正祛邪的原则，滋阴养血而不碍胃，清热祛邪而不伤正。方中当归、赤芍、川芎、柴胡、板蓝根、茵陈，清热利湿；莪术、牡蛎、赤芍，破积软坚化瘀。精神不佳，用党参、茯苓、山药，益气健脾；当归、赤芍、熟地、麦冬、黄精、玄参，养血柔肝。诸症悉除，病愈出院。

肝肾阴虚型臌胀，虽然阴虚有热又有湿，但只要准确把握病机，用扶正祛邪的药物，则能养阴而不助湿，收到养肝祛湿之效。

第七节　胃　脘　痛

胃脘痛系指以上腹部近心窝处经常发生疼痛为主症的病证。多因外邪袭侵，恼怒过劳，饮食不节，起居失宜致气机阻滞，胃失和降而成。

甘草干姜汤治疗胃脘痛加便血案

此方证所治之胃脘痛乃胃阳不足，阴寒凝结所致。

临床辨证中常见：不思饮食，遇寒加重，口吐涎沫，大便溏薄，色呈暗紫，舌淡苔白多津，脉沉迟。

我们常以该方加灶心土治疗胃痛便血亦取得满意效果，现举临床治验。

许某，男，23岁，1974年10月21日诊治。

患胃痛10年，经钡餐透视确诊为十二指肠溃疡，化验血：白细胞计数：14.8×10^9/L，中性粒细胞：0.82，淋巴细胞：0.18，血红蛋白：90g/L，先后服药近千剂，多处求治无效，近日来胃痛加重，大便下血，色呈暗紫，化验大便潜血（++），以清热解毒合并服西药胃疡平等药，病情仍无转机，遂求治于我院。

症见：面色黧黑，形体消瘦，胃中冷痛，遇寒加重，口吐酸水，食纳欠佳，二便清利，大便下血，手足厥冷，便色紫暗，舌淡苔白，脉沉迟无力。

此属脾胃虚弱，中阳不足。

治宜：温中健脾，益气摄血。

处方：黄芪30克，白术、潞参、当归、龙眼肉、茯苓各15克，甘草、枣仁各12克，远志、木香各6克，4剂。

服药后少效，详审脉症，患病日久，中阳虚衰，处方：甘草、干姜各30克，灶心土60克。

服药3剂，胃痛减轻，大便下血减少，上方加半夏、陈皮各15克，服30余剂而愈。

四逆散治疗胃脘痛案

此方证所治之胃痛乃胃痛隐隐，时轻时重，胃脘部感痞闷不舒，食欲不振，手足不温，舌质淡红，舌苔薄黄等，我们常以该方加减治疗慢性胃炎、肋间神经痛等，多能取效。诊为慢性胃炎及胃部不适疼痛者酌加半夏、郁金、木香、砂仁，肋间神经痛者酌加郁金、木香、川楝子、玄参、香附，其效更佳，现举临床治验。

赛某，男，57岁，1991年10月31日诊治。

主诉：胃脘部疼痛3年。

3年前因饮食不节渐感胃部泛酸，隐隐作痛，当地诊为慢性胃炎，服消炎解痉之剂效果不显，服中药益气健脾、和胃化湿之品效亦不佳，求治于我院。

症见：形体消瘦，面色青黄，胃部泛酸，隐隐作痛，牵及两肋，食欲不振，手足不温，舌淡红，苔薄黄，脉弦细，经胃镜检查确诊为胃炎。

此为肝郁气滞，肝脾不调。

治宜：疏肝理气，调和肝脾。

处方：柴胡、郁金、川楝子、半夏、枳实各12克，白芍15克，川黄连、干姜各6克，甘草10克。

服药3剂，疼痛已有缓解，纳食觉香，舌质淡苔薄黄，遵原方继服。

服药18剂后，胃脘疼痛及胁肋疼痛均已消失，胃部已不作酸，胃镜检查胃炎已基本痊愈。上方加延胡索10克，继服10剂，以巩固疗效。

大柴胡汤治疗胃脘痛案 1

此方证所治之胃脘痛乃邪热内结，肝郁气滞所致。临床辨证中常见：胃脘疼痛，时轻时重，恶心欲呕，恶寒身热，大便不通，小便黄赤，舌质红苔黄腻，脉沉弦或弦细数。我们常以该方加减治疗胃溃疡、急慢性胃炎等，方中加入郁金、厚朴其效更佳，现举临床治验。

孙某，男，37 岁，1980 年 7 月 12 日诊治。

主诉：胃脘隐痛半年，加重 4 日。

半年前常感胃脘部胀闷疼痛，呕吐酸水，经钡餐透视诊为胃溃疡，由于经济条件较差，一直未予治疗，4 日前因与人生气后感胃痛加重，胸胁苦满，大便 4 日未行，经介绍求治于我院。

症见：形体消瘦，面色青黑，表情痛苦。胃脘剧痛，大汗淋漓，呕吐酸水，胸胁苦满，不欲饮食，大便 4 日未行，舌质红苔黄腻，脉沉弦。

证属邪热内结，肝郁气滞。

治宜：泻热通便，舒肝理气。

处方：柴胡、黄芩、郁金、半夏各 12 克，白芍、枳实各 15 克，厚朴、大黄（后下）、生姜各 10 克，大枣 5 枚。

服药 1 剂，泻下如胶之黑便，胃痛大减，继服药 1 剂，胃脘部已转隐痛，大便日 3 行，呕吐止，继以四逆散加理气健胃之品以善其后。

大柴胡汤治疗胃脘痛案 2

闫某，男，45 岁，2011 年 9 月 20 诊治。

患者间断胃脘部胀满不适多年，加重近两个月。患者是司机，因职业关系经常饮食不规律，慢慢出现脘腹胀满，时有胃痛、恶心，反酸，偶有嗳气，肠鸣腹痛间作，口干口苦，胃中烧灼感，疲倦乏力，经常吃西药，症状会缓解但一直没有根除，近日消瘦，纳少，特来求诊。

症见：胃脘部胀满，时有胃痛、恶心，反酸，偶有嗳气，肠鸣腹痛间作，口干口苦，胃中烧灼感，大便 1 ~2 日一行，质干，排便不畅，夜卧不安，舌红苔白厚，脉弦。

证属阳明热盛，腑气不通。

治宜：通腑泻热，行气和胃。

处方：柴胡 12 克，黄芩 9 克，枳实 9 克，生大黄 6 克（后下），半夏 12 克，大枣 3 枚，甘草 6 克，生龙骨 15 克，生牡蛎 15 克，厚朴 15 克，紫苏梗 10 克，广木香 9 克，酸枣仁 15 克，郁李仁 10 克，鸡内金 12 克，海螵蛸 15 克，浙贝母 15 克，6 剂，日 1 剂，水煎服。

一周后来复诊，胃脘部胀满疼痛明显减轻，恶心反酸好转，饮食增加，守方治疗。

患者共加减服用上方 25 剂，诸症消失，临床治愈。

丹参饮加减治疗胃脘痛案

齐某，男，26 岁，农民，2003 年 9 月 17 日初诊。

病史：患者常食生冷，有胃酸、胃痛史，时发时止，时胃痛不适。用行气之药可止痛。近因过食腻滞而疼痛复发，胃脘部饱闷胀痛已半月，几日前劳动时疼痛突然加重，而来我院治疗。

查：患者上腹痛甚，痛处不移，拒按，脘腹胀满，时呕恶，大便干。舌质黯、苔薄黄，脉沉弦有力。

此为瘀血阻络，兼夹滞热，胃失和降。

治宜：散瘀导滞，和胃降逆。

处方：丹参饮加味。丹参30克，沉香9克，砂仁10克，郁金12克，白芍15克，血竭花3克，枳壳12克，大黄9克，竹茹9克，2剂，水煎服。

二诊：服药后，腹痛、腹胀减轻，恶心呕吐明显好转，继上方2剂。

患者服药后，痛止，胀消，苔薄白，脉和缓，饮食二便正常，已能劳动。

按 患者因常食生冷食物导致腹痛、腹胀，腹痛甚不移，拒按，且舌黯，瘀血凝络。脘腹胀闷，舌黄便干，兼夹滞热。若不治其瘀，仅理其气，不消其滞，唯和其胃，病必难除。盖病初在气，久必及血，食滞久必蕴热，病久必入络，故治宜散瘀导滞，用丹参饮加味。丹参、郁金、血竭、芍药，活瘀通络；枳壳、大黄，清热导滞；沉香行气；砂仁畅中；竹茹降逆；瘀除络通而痛自止，滞消气畅则胃自和而病愈。

五积散加减治疗胃脘痛案

文某，男，29岁，1987年3月27日初诊。

主诉：经常恶心、呕吐、胃痛。

病史：患者因常贪食生冷，而致胃痛。经某县医院诊为“慢性胃炎”。曾服复方氢氧化铝片等中西药治疗，未见好转而越来越重。现仍胃脘疼痛，喜热饮，食后即吐，大便干燥，四肢逆冷。舌苔厚，脉沉弦。

诊断：胃脘痛。

辨证：过食生冷，寒积于中，脾阳受伤，运化失职。

治宜：温中散寒，消积导滞。

处方：五积散加减。麻黄6克，苍术15克，厚朴12克，陈皮12克，当归10克，白芷10克，干姜10克，肉桂末4克（冲服），延胡索10克（醋炒），酒大黄10克，甘草6克，5剂，水煎服。

服上方后，病情好转，疼痛减轻，呕吐已止，大便正常，唯有手足发凉，饭后胃部不适，乃积滞未尽。

在原方基础上加党参15克，制附子10克，焦山楂、焦麦芽、焦神曲各10克，5剂而病愈。

按 患者系寒邪食积，停滞中焦，气机受阻之寒实胃痛。此证非温不通，非攻不破。故选用附子、干姜、肉桂，温中散寒；大黄破积攻下以荡涤寒凝；苍术、厚朴、陈皮、焦麦芽、焦山楂、焦神曲，健脾燥湿，消食导滞；麻黄、白芷，升阳以除湿。延胡索、当归，理气活血止痛；甘草调和诸药。诸药合用，有温中散寒、消食破积、调气和血之作用，药证相符，故能取效满意。

第八节 腹痛

腹痛是指胃脘以下、耻骨毛际以上部位发生的疼痛。凡外邪侵袭，劳倦内伤，饮食积滞，瘀内停等均可导致气血运行不畅而发生腹痛。

桃花汤治疗腹痛案

此方证之腹痛为脾阳虚衰，阴寒内盛所致。

临床辨证中常兼见，面色青黄，气短声微，腹痛绵绵，喜暖喜按，大便溏薄，不能自禁，精神委靡，舌淡苔白多津，脉沉细无力等证。

我们常以该方加减治疗脾肾阳衰、阴寒内盛、下利不止引起的腹痛多能收效，气虚者酌加黄芪、人参、茯苓，阳虚甚者加附子其效更佳，现举治验于下。

王某，女，52 岁，1981 年 4 月 21 日诊治。

久有慢性肠炎病史，经常大便溏薄，腹痛绵绵，1981 年农历正月初四因食油腻，下利不止，如水倾泻。服土霉素、氯霉素、呋喃唑酮等药后泻痢稍减，但便出白色脓样黏冻，腹部冷痛，久治不愈，就诊于唐祖宣，先后服乌梅汤、理中汤等药多剂，处方几经变化，病情仍无转机。

症见：面色青黄，精神委靡，腹部冷痛，气短声微，四肢发凉，小便不利，大便日十余行，泻痢白色脓样黏冻，口淡不渴，舌淡苔白多津，脉沉细无力。

此属脾阳虚衰，阴寒内盛，下元失固。诊病之余，患者告之，周连三先生生前治患泻利十余年的患者，服药 2 剂而愈，询其所服之方，已回忆不起，只知该方有一药色呈赭红，细思之，似与桃花汤相似，盖桃花汤有下利便脓血之症，此病有脓无血，焉可再用，再思《伤寒论》："伤寒，服汤药，下利不止……医以理中与之，利益甚，理中者，理中焦，此利在下焦，赤石脂禹余粮汤主之……。"遂处此方，药房无禹余粮，改投桃花汤以观动静。

处方：赤石脂 30 克，粳米 60 克，干姜 15 克。

服药 2 剂，便次减少，患者自觉症状明显好转："数年之疾，2 剂竟可收功，上方继服 2 剂，腹痛消失，大便已转正常。"

芍药甘草附子汤治疗腹痛（肾阳不振型）案

此方证所治之腹痛乃肾阳不足，营血虚寒所致。临床辨证中常见：腹部冷痛，恶寒倦卧，四肢发凉，舌质淡苔薄白，脉细数等症，我们常在方中加薏苡仁等品以祛其湿，其效更著，现举临床治验。

陈某，男，40 岁，1981 年 3 月 15 日诊治。

两个月前患急性化脓性阑尾炎住院手术治疗，术后伤口不能愈合，腹部冷痛，用大量抗生素治疗无效。面色青黄，形体消瘦，表情痛苦，腹部发凉，疼痛，伤口色淡而不泽，四肢发凉，恶寒蜷屈，舌淡苔白，脉细数。化验检查，血红蛋白：98g/L，红细胞计数：3.80×10^{12}/L。白细胞计数：28.0×10^{9}/L，中性粒细胞：0.70，淋巴细胞：0.30，血小板计数：72.0×10^{9}/L。

此属阳虚阴耗，木郁不舒。

治宜：温阳散寒，和中缓急。

处方：炮附片（先煎）、白芍各 30 克，甘草 15 克，薏苡仁 90 克，嘱其浓煎频服。服药 1 剂，腹痛减轻。原方又服 5 剂，腹痛止，伤口缩小，红润。继服 5 剂后，伤口愈合，复查，血红蛋白：120g/L，红细胞计数：4.50×10^{12}/L，白细胞计数：9.80×10^{9}/L，中性粒细胞：0.68，淋巴细胞：0.32，血小板计数：120×20^{9}/L。

我们常以该方加减治疗其他疾病引起之腹痛，行经腹痛加延胡索、三七、香附；阑尾炎加薏苡仁，绕脐痛兼便干者加大黄；下利腹痛加黄连、茯苓，疝气腹痛加葫芦巴。

理中汤治疗腹痛（十二指肠溃疡）案

本方证所治之腹痛乃脾阳素虚，寒邪内盛所致。临床辨证中常见：腹部疼痛，喜暖喜按，口泛清涎，心下痞满，饿则腹痛尤甚，四肢欠温，舌质淡苔薄白，脉沉细。我们常以该方加减治疗十二指肠溃疡、胃溃疡等脾胃虚寒者，多能收效，若加炮附子、白芍、白及、木香、枳实、炒神曲其效更佳，现举临床治验。

赵某，男，59岁，1979年12月2日诊治。

主诉：腹部疼痛一年余。

患者自述两年前即觉心下痞满，胃中泛酸，喜吐涎沫，渐觉腹部疼痛，饿则痛甚，因经济困难，未能认真检查治疗，仅服解痉止痛之品以缓解于一时，近因病情加重，在家人催促下，始来我院门诊。

症见：形体消瘦，面色黧黑，表情痛苦，以手按腹，腹痛绵绵，按之则舒，心下痞满，口吐清涎，饿则疼痛尤甚，四肢欠温，舌质淡苔薄白，脉沉细，经钡餐透视检查确认为十二指肠球部溃疡。

此属脾胃虚寒，脾阳不振。

治宜：益气健脾，温胃散寒。

处方：潞党参、焦术、炮附片、白芍、枳实各15克，干姜、甘草、白及各12克，炒神曲24克。

上方服2剂，腹痛减轻，仍觉心中痞满，上方加木香6克，服12剂，腹痛基本消失，心中痞满亦减，遂改汤为丸，嘱其服药2个月，以巩固疗效。

大柴胡汤治疗腹痛（急性胆囊炎）案

此方证所治之腹痛（胆囊炎）乃肝郁气结，腑气不利所致，临床辨证中常见：右上腹疼痛，连及胃脘，口苦多呕，不思饮食，大便秘结，舌质红苔黄腻，脉沉弦。我们在临床中常于方中加入金钱草、郁金、厚朴、陈皮等，其效更佳。此病治疗之初，若大便秘结，必以通腑泻热为主，故大黄应后下，以增强其通便之力。现举临床治验。

王某，女，41岁，1992年6月7日诊治。

主诉：右上腹剧烈疼痛3日。

一年前患慢性胆囊炎，常感右上腹隐痛，并发低热，恶心、嗳气，食欲不振，腹部胀满，经服舒肝理气之品而缓解。3日前突发右上腹剧烈疼痛，服原处之方无效，又邀诊治。

症见：右上腹剧痛，连及胃脘，大汗淋漓，服止痛药物亦不能止其疼痛，做B超检查示：急性胆囊炎，急注哌替啶针方止其疼痛，患者述恶心欲呕，胸胁满闷，大便已3日未行，小便短赤，舌质红苔黄腻，脉弦数。

证属肝郁气结，腑气不通所致。

治宜：疏肝解郁，通利腑气。

处方：柴胡、黄芩、白芍、枳实、厚朴各15克，半夏、郁金、大黄（后下）各12克，金钱草30克。

患者服药1剂后家人前来告之，就诊时注射哌替啶后疼痛止，但不久疼痛又作，恰中药已煎好，即频频服之，两小时后，泻下坚硬之大便1次，腹痛顿减，1剂药服完后疼痛已变为隐痛，上方加陈皮、鸡内金各12克，大黄减为6克，服10剂后诸症消失，临床治愈。追访两年胆囊炎未复发。

大承气汤加减治疗腹痛案

冀某，男，46岁，工人，2006年8月17日初诊。

患者因劳累过度、天气炎热，渴而饮凉水后，腹痛，少腹部抽痛，患者惊恐不已，急求医诊治，并用姜枣熬茶，用辛热之品，腹痛继续加重，患者身热烦躁，肚腹胀大，引饮不已，二便闭塞，痛无休止。舌苔红，脉沉迟。

方用大承气汤急下之。

处方：生大黄20克，炒枳实15克，川厚12克，芒硝12克，2剂。

生大黄先泡后下，芒硝冲化。

服药后二便通，腹胀消，渴止，仅小腹微痛，继上方2剂，调理而病愈。

按　患者肚腹胀大，大渴引饮，脉搏沉迟，为实热内闭，投辛热之品，故不获效。鉴于前治，详审脉证，不投承气，不能为功。此岂非“阳气当隔，隔者当泻。不呈正治，粗乃败之”（《素问·生气通天论篇》）之谓乎。

大黄附子汤加减治疗腹痛案

张某，男，32岁，工人。

自述受寒凉刺激、食凉食等而致腹部阵痛，恶心，呕吐，四肢凉，4日未大便。面色苍白，冷汗淋漓。舌质黯淡、苔浊腻，脉弦紧。

此乃寒实内结，中阳被伤，腑气结聚不通之腹痛。

治宜：温中泻下，理气止痛。

处方：大黄附子汤加减。大黄15克，附子15克，干姜12克，枳实15克，厚朴15克，细辛6克，紫蔻12克，沉香6克，5剂，水煎服。

患者服药后，肠鸣，连续大便，胀消痛止，而病愈。

按　本例患者属寒实内结之腹痛。用大黄附子汤加减，5剂后使气畅、痛止而病愈。

第九节　呕　　吐

呕吐是指因胃失和降，胃气上逆而致胃内容物由口中吐出的病证。

葛根芩连汤治疗呕吐案

本方证所治之呕吐乃津亏内热，胃气上逆之故。临床辨证中常见：口燥咽干，饮食不下，呕吐频作，四肢厥冷但手足心发热，心烦而悸，舌红无苔，此方中加入麦门冬、生姜、半夏其效更佳，现举临床治验。

李某，女，35岁，于1978年6月7日就诊。

久患低热。阴液耗伤，饮食生冷，停滞不化，呕吐频作，曾服藿香丸好转但未愈，形体消瘦，脘腹胀满，被诊为脾胃虚寒，又服温燥药物，呕吐加重，四肢厥冷。

症见：面色苍白，精神困倦，舌质红绛、无苔少津，呕吐频作，饮食不下，口燥咽干，四肢厥冷但手心热，大便不畅，小便黄赤，心烦而悸，脉促。

此津亏内热，胃气上逆。

治宜：清热解表，降逆止呕。

处方：葛根（先煎）、生姜各15克，黄连、黄芩、大黄各9克，甘草6克，半夏、麦冬各12克。服3剂后，热退呕止，大便通利，四肢转温。继以上方去大黄，减芩连之量，服4剂而愈。

按 阴虚之体，阴液耗伤，过服温燥，蕴热于内。四肢厥冷而手心热，此乃热深厥深之征。大便不畅，下部壅塞，故上逆而呕吐频作。葛根芩连汤治协热而利，加大黄通其腑实，通利大便，胃气自降，内热消除，故能取效。以下治上，妙在通便，此方不仅治利，病机属内热协外邪者，用之多取卓效。

吴茱萸汤治疗呕吐案

呕吐病因颇多，治法亦异，吴茱萸汤证中论述了“食谷欲呕”、“干呕吐涎沫”等证。

胃以纳谷为顺，今虚则不能纳谷，寒则胃气上逆。少阴吐利，责在阳衰，厥阴受寒，肝木横逆、胃失和降，清痰冷沫随上逆之气而吐出。综观临床症状，皆以阴寒为患。

临床中常兼见：面色㿠白，倦怠乏力，喜暖恶寒，吐而胸满，四肢不温，时感头痛，位在巅额，舌质淡白，脉象虚弱等症。

吴茱萸汤大苦大辛以温降逆气，大甘以培其中，能治阳明之虚寒，又治少阴之寒饮，亦疗厥阴之横逆，温降肝胃，补中泄浊。现举临床治验。

王某，女，35岁，1968年4月30日住院治疗。

由于情志不舒，饮食不节，诱发右胁下攻窜作痛，寒热往来，恶心呕吐，经上级医院诊断印象为“胆囊炎、胆结石”，服大剂排石汤无效，呕吐甚，饮食不下，住院治疗。

症见：面色㿠白，神采困惫，舌质淡白，满口涎水，胸满胀闷，呕吐不食，吐多痰涎，右胁疼痛，四肢厥冷，但无表证，头痛隐隐，位在巅顶，脉沉细无力。

此多服寒凉，阳气耗伤，浊阴填塞于上。

治宜：温化寒湿，降逆止呕。

处方：炒吴茱萸、红参各9克，生姜30克，大枣10枚（劈），半夏15克，川黄连5克。

上方频服，当即呕吐减，第2日能进食，四肢转温，继加减调治而愈。

按 胆胃以下降为顺，过服寒凉泻下，伤及胃阳，阴塞于上，不得下达，呕吐乃作，用吴茱萸汤温寒降逆，证有参差，药有取舍，稍加半夏、黄连，清降逆气，故能获效。

吴茱萸汤治呕吐，注意变通其量，才能达到预期的效果。临床体会，吴茱萸其气燥烈，用量5~9克为宜。生姜可用15~45克，取其温胃降逆之功，其加减尚需勤求仲景之训外，又要博采后世医家之阐发，如《丹溪心法》取吴茱萸一味，加黄连名左金丸，治呕吐吞酸，每取卓效，王孟英选此方治寒霍乱，灵活变通，各有千秋。诚应继承运用之。

乌梅丸治疗呕吐亡阳案

此方证所治呕吐亡阳乃胃逆脾陷，肾阳衰微，寒热错杂所致。临床辨证中常见：呕吐清水，下利黄水，汗出而烦，脐腹疼痛，若加半夏、茯苓、吴茱萸其效更佳，现举临床治验。

姬某，男，63岁，于1978年8月14日诊治。

由于饮食不洁，盛暑贪凉，诱发腹痛吐泻不止，大便呈黄水样，服中西药无效，吐利增剧，输液补钠钾后吐利稍减，但血压下降，脉搏细数，烦躁不止，就诊于我院。

症见：面色苍白，目眶凹陷，精神极惫，舌质红苔黄，腹脐疼痛，呕吐清水，下利黄水，日十余次，躁烦不能眠，小便短少，汗出，四肢厥冷，脉细数如线。

此肾阳衰微，胃逆脾陷，寒热错杂。

治宜：清上温下，益气回阳。

处方：乌梅24克，黄连、黄柏各9克，炮姜、炮附子、制半夏各15克，人参4.5克，细辛、蜀椒、桂枝各6克，茯苓30克，吴茱萸12克。

频频服之，日服2剂，呕吐止、冷汗愈，四肢转温，躁烦减，脉搏有力，但大便仍十余次，上方去黄连黄柏，继服4剂而愈。

按 吐利频作，阴阳俱伤，阳邪郁上则呕吐，寒湿下盛则利作，呈现面色苍白，汗出肢冷，脉细数之症，故急以姜附桂枝温阳散寒，连柏清热止呕，细辛、蜀椒、吴茱萸以暖胃通经，乌梅酸敛止利，人参合附子以固正回阳，使邪去呕利止，阳回正气复，加半夏、茯苓以降逆止呕，淡渗化湿，故能取效。

猪苓汤治疗呕吐案

此方证所治之呕吐乃郁热于内，壅遏于上所致。临床辨证中常见：胸胁满闷，呕吐酸水，头晕心悸，烦躁不安，小便不利，大便秘结，舌质红苔白多津，脉细数，若加半夏、白芍、大黄其效更佳。现举临床治验。

鞠某，女，39岁，于1971年12月17日诊治。

情志抑郁，肝气犯胃诱发呕吐，连连发作，时轻时重，芳香化浊，消积化滞，温化祛痰及滋养胃阴之剂交替治疗，病情日重，卧床不起，邀唐祖宣诊治。

症见：面目虚浮，舌白多津，质红而绛，精神疲惫，呕吐酸水，连声呼苦，胸胁满闷，头眩心跳，烦躁不舒，小便不利，大便3日不登厕而无所苦，脉象弦数。

此郁热于内、传导失司，壅遏于上。

治宜：通利二便，使热降而呕止。

处方：猪苓、泽泻、滑石、阿胶（烊化）、半夏各15克，茯苓30克，白芍21克，大黄9克。

上方服后，二便通利，呕吐自止，继服疏肝健胃药物善后而愈。

按 呕吐之证，有虚实之分，实证属邪气犯胃，胃气上逆，治宜祛湿化浊、和胃降逆。虚证呕吐，多为脾阳不振，或胃阴不足，失其和降而成，治宜温中健胃或滋养胃阴为主，此病的辨证关键在二便不通，脏气壅塞，传导失职，胃失和降，焉有不上逆之理，舌绛脉弦数者阴虚有热，舌白多津，呕吐酸水，小便不利者有湿矣。方用猪苓汤滋阴利水，通利二便，白芍、大黄合用养阴而泄下，加半夏降逆止呕，正仲景所谓“知何部不利，利之则愈”。

小柴胡汤治疗呕吐案

此方证所治之呕吐乃寒邪犯胃，胃失和降，里热郁积所致。临床辨证中常见：恶寒发热，腹胀胁痛，呕吐酸水，口苦咽干，头晕目眩，舌苔薄腻，脉弦滑。该方加茯苓其效更佳。现举临床治验。

黄某，男，45岁，1977年8月20日诊治。

平时饮食不节，复感寒邪，诱发呕吐，初服藿香正气丸略有好转，继服无效，呕吐日渐加重，胸腹胀满，食纳减退。

症见：形体消瘦，精神困疲，憎寒发热，头晕目眩，口苦咽干，腹胀胁痛，呕吐酸苦之水，舌淡白，苔薄腻，脉弦滑。

此属寒邪犯胃，胃失和降，里热郁积。

治宜：清热利湿，降逆和胃。

处方：柴胡、半夏各15克，生姜、茯苓各30克，党参、黄芩、甘草各12克，大枣10枚，上方服3剂呕吐减轻，饮食增加，治投病机，继以上方投之，2剂而愈。

按 呕吐有虚实之分，虚乃脾阳不振或胃阴不足失其和降之功而成，实乃邪气犯胃，浊气上逆引起。本证平素饮食不节，复感风寒，外邪犯胃，饮食停滞，清不能升，浊不能降，浊气上逆，呕吐乃作。病程迁延日久，湿郁为热，口苦，咽干少阳证也，故以和中化湿之藿香正气丸仅能取效于一时，遵仲景“呕而发热者，小柴胡汤主之”之教导，以柴芩和解半表半里之邪，生姜、半夏和胃降逆止呕，恐病日久，正气不足，以参、草、枣益气补中，调和营卫，重用茯苓以淡渗利湿。虽病日久，但由于治投病机，故获卓效。

五苓散治疗水入即吐案

本方证所治之水入即吐乃饮邪内停之故。临床辨证中常兼见：渴欲饮水，水入即吐，舌质鲜红，舌苔干燥，脉数等。我们常以该方加减治疗胃炎、幽门痉挛、幽门梗阻、急性胃肠炎之水入即吐而病机属饮邪停聚之症，每收良效，胃炎者加砂仁、藿香，急性胃肠炎加川黄连、砂仁。现举临床治验。

马某，女，18岁，1997年5月31日诊治。

主诉：水入即吐3日。

患者自述半年前患反复性呕吐数日，经检查确诊为幽门痉挛。经治疗后症状有所好转，3日前因事不遂心生气后呕吐又作，呕吐之物初为胃内容物，继而呕吐酸水，每日十数次发作，服用以前所处之方均无效，经介绍求治于我院。

症见：精神委靡，烦躁不安，口渴欲饮，饮水即吐，舌质鲜红，舌苔干枯，脉数。经胃透诊断为幽门痉挛、幽门黏膜水肿。

此为饮邪内停，津不上承。

治宜：健脾渗湿，温阳化饮。

处方：猪苓、茯苓、泽泻各15克，焦白术、桂枝各12克，砂仁6克。嘱其频频服之。

次日患者家属来告，上方煎后频频温服之，前5个小时仍呕吐不止，服5次后（约5小时）呕吐次数减少，后半夜至今服药后仅呕而未吐出所饮之物，药中病机，原方继服，两日服药5剂，呕吐止而病告愈，继以舒肝健脾之剂调养而善其后。

半夏泻心汤加减治疗呕吐案

夏某，女，43岁，农民，1999年7月20日初诊。

主诉：恶心、呕吐1年，加重5个月。

现病史：患者去年夏季开始出现恶心，食欲不振，曾在村卫生所治疗，口服维生素B_6、甲氧氯普胺等对症治疗，病情未见改善，至今年年初病情逐渐加重，除恶心外，经常呕吐，形体消瘦，在当地靠静脉滴注维持，均不见疗效，遂来我院中医诊治。

现症：呕吐，甚则呕清水，心悸、夜不安寐，精神疲倦，倦怠乏力。

检查：肝功能、胃镜、心电图、血常规、尿常规等项辅助检查均无异常，脉弦滑，苔腻而润。

中医诊断：呕吐（痰饮内停，胃气上逆）。

西医诊断：神经性呕吐。

治宜：除湿化痰，和胃降逆。

处方：川连、炙乌梅各8克，干姜10克，花椒壳6克，姜半夏、茯苓、炒枳实、炒麦芽各15克，广陈皮、炒竹茹各12克，生姜5片。7剂水煎服，每日1剂，煎约300ml，温度适宜，早晚分服，每次服10～20ml，约10分钟后未出现呕吐，再服10～20ml，1～2小时内服完。

医嘱：①保持心情舒畅，避免精神刺激；②起居有节，合理饮食。

二诊：7月27日，患者服药7日后，恶心、呕吐症状基本消失，能进少量流质饮食，夜眠亦稳。故在原法佐以和胃，俾得安谷，处方：川连8克，炙甘草、干姜各6克，姜半夏、北薏米（包煎）、炒麦芽各15克，广陈皮、茯苓、炒枳实、炒竹茹各12克，炒谷芽10克，生姜5片。7剂水煎服，每日1剂，仍按原方法服用。

三诊：8月3日，患者再服7剂，恶心、呕吐完全消失，头晕、心悸俱除，病告痊愈。

按 本案用乌梅丸合温胆汤，泄胆和胃，降逆止呕，略佐养心之品，运用了“反佐法”。方中黄连与干姜、花椒、半夏相配，以辛为主，酸是反佐。呕吐清水，脉滑苔腻，为胃中有痰浊，尚未化燥伤阴，故以温中止呕为主。频之作呕，脉弦，可见胆火上逆，急迫不安。黄连、乌梅除反佐以制约辛热外，苦能泄降，酸主收敛。至于心悸不能安寐，则辨为胆气逆、胃不和之故，所以该方只用淮小麦一味，以养心气，治疗重点在于胆胃。

第十节　痢　　疾

痢疾系因感受湿热病毒，或内伤饮食，积滞肠腑，肠道传导失司，脂膜血络受伤，以腹痛、腹泻、里急后重，大便赤白黏冻或脓血为主要表现的疾病。

葛根芩连汤治疗痢疾案

此方证所治之痢疾乃湿热蕴蒸，内外合邪。临床辨证中常见：腹痛下利，寒热往来，大便脓血，肛门灼热，里急后重，舌红苔黄，脉细数。该方中加入白芍、生山楂等其效更佳，现举临床治验。

冯某，女，70岁，1978年7月23日就诊。久患头晕心悸（高血压），感受暑热，加之饮食不节，而发腹痛，便脓血，里急后重，脉搏数而时停（促）。曾服抗生素及中药固正涩肠剂，病反加重。

症见：面色红赤，腹痛下利，寒热往来，大便脓血夹杂，每日20余次，肛门灼热，里急后重，小便黄赤，舌质红，苔黄，体温39℃，血压160/100mmHg，脉搏116次/分，脉象促。

此湿热蕴蒸，内外合邪。

治宜：清解蕴热，略兼益气。

处方：葛根30克（先煎），黄芩、黄连、白芍各9克，甘草、人参各6克，生山楂21克。

服2剂后，热退痢止，苔黄已减，血压160/90mmHg，脉搏90次/分但仍间歇。此热邪已去，正虚亦露，上方合生脉散（麦冬15克，五味子12克），服3剂后脉间歇止，临床治愈。

按 久患头晕心悸（高血压性心脏病），加之脉搏停跳，一般多从固正论治。此例患者，由于腻邪已去，一派热盛之象，此乃邪束于表，阳拢于内。遵《内经》“急则治其标”的原则，用葛根芩连汤投之，葛根解肌止利，芩、连苦寒以清内热，甘草和中兼治脉搏之结代。先煎葛根而后煎其他药，解肌之力缓，而清中之气锐，加白芍敛阴而缓急止痛，人参固正，山楂消积，使内热除而表热解，正气固而痢止。从现代医学科学证明，葛根具有增加脑血流量和冠状动脉血流量的作用，配伍甘草其效更为显著。

桃花汤治疗下痢脓血案

此方证之下痢脓血乃中焦虚寒，下焦失固，脾肾阳衰，统摄无权所致。

临床辨证中常见，下痢脓血，色多暗淡，赤白夹杂，不能自禁，腹痛绵绵，喜暖喜按，口淡不渴，舌淡苔白多津，脉沉细无力等证。

我们常以该方加减治疗细菌性痢疾、肠炎转为慢性便脓血者，尤以纯色白之痢病机为脾肾阳虚之证，下利脓血多能收敛。临床中若四肢厥冷者加参附，若红多兼微热者稍加黄连，小便黄者加茯苓。现举临床治验。

马某，女，63岁，1981年4月12日诊治。

有糖尿病史十余年，尿糖经常持续在（+++）~（++++），10日前，因服生冷诱发呕吐，泄泻，腹痛肢冷，服中药（葛根、黄芩、川黄连、甘草、半夏、生姜）无效，在静脉滴注中并发休克，血压下降，脉搏消失，面色苍白，四肢厥冷，下痢脓血，急送医院住院救治，休克纠正，但下痢不止，遂静脉滴注氯霉素不效，后改用青霉素每日600万U静脉滴注，做皮试无过敏反应，但在静脉滴注时突发心烦，全身起紫泡，昏迷不醒，停药后，仍烦躁欲死，下痢脓血，色呈暗紫，不能自禁，病家请求停用西药，用中药治疗，于10日下午诊其昏迷不醒，舌质紫，舌苔黄厚腻，脉细数，体温38.8℃，全身红紫，大便失禁。处清热益气、化湿解热之剂无效，病情又加重，躁扰不安，不省人事，下痢不止，诊其舌淡苔白多津，脉虚数，四肢厥冷，此正虚阳败之危候也，以回阳救逆为急务，处四逆加人参汤一剂，服后四肢转温，诸症好转，但次日晨旋即如故，又邀诊治。

症见：面色青黄，昏迷不醒，下痢脓血，色如柏油，不能自禁，身起紫斑，周身微肿，呼吸微弱，腹部发凉，舌淡苔白多津，脉虚数。试验室检查：白细胞计数42.4×10^9/L，中性粒细胞0.95，淋巴细胞0.05，血红蛋白90g/L，血糖26.84mmol/L；胸部X线示心尖向左下延伸，搏动增强；尿常规示尿糖（++++），蛋白（++），脓细胞（++），红细胞（+），颗粒管型（+）。

此属中阳虚衰，下元失固，固摄失权。

治宜：温中益气，涩肠健脾。

处方：赤石脂、茯苓各30克，干姜15克，粳米60克，红参10克。

服药1剂，神智略清，四肢转温，服2剂后，利止阳回，继以它药调治，临床治愈出院。

乌梅丸治疗久痢案

此方证所治之久痢乃泻痢日久，正气虚弱，形成寒热错杂之证。临床辨证中常见：面色萎黄，形瘦神疲，头目眩晕，心中烦热，大便稀薄，赤白黏冻，里急后重，腹痛喜按，饥而不欲食，四肢厥冷，舌淡苔白多津，脉细数无力。现举临床治验。

马某，女，59岁，1977年6月25日诊治。

1974年夏因患暴痢，便鲜紫脓血，高热昏迷，恶心呕吐，并发休克而住院救治，休克纠正后，但腹痛下痢缠绵不愈，使用多种抗生素无效，又服中药200余剂亦无效果，延病2年余，经介绍就诊于我院。

症见：形瘦神疲，面色萎黄，舌白多津，头目眩晕，心中烦热，大便稀薄，夹有赤白黏冻，里急后重，腹痛喜按，日10余次，饥不欲食，食则腹胀，四肢厥冷，小便清白，脉细数无力。

此久病正虚，寒热错杂。

治宜：益气养血，清上温下。

处方：乌梅24克、干姜、黄连、别直参各9克，当归、黄柏、肉桂、炮附子、细辛、花椒各6克，茯苓30克。

服5剂后，腹痛减轻，黏冻减少，精神稍振，继服上方15剂，诸症已瘥。改汤为丸，每服9克，日服3次，以善其后。追访两年未复发。

按 痢属寒者尚少，唯泻痢太久，正气虚弱，转为虚寒。痢而后重，四肢厥冷，但脉呈数象，诚属寒热错杂之证。方用姜附椒桂细辛之辛以温其脏，连柏之苦以清其热，人参当归益气养血，妙在乌梅之酸涩以固脱，是谓随其利而行之，故能取效。临床体会，乌梅丸治久痢，热重增连柏，寒甚重姜附，痢色白者增干姜，赤者重用黄连。

猪苓汤治疗痢疾案

此方所治之证乃水热互结所致。临床辨证中常见：腹痛下利，里急后重，红白兼杂，小便短少，渴欲饮水，舌质红苔白腻，脉滑数，若加白芍其效更佳。现举临床治验。

丁某，男，39岁，于1964年8月19日诊治。

下利十余日，里急后重，小便不利，经治用清热止利之白头翁汤及燥湿之胃苓汤均无效，就诊于唐祖宣。

症见：腹痛如扭，阵阵发作，里急后重，红白兼杂，日20余次，外有微热，渴欲饮水，小便短少，点滴如血，舌苔白腻，舌质红绛，脉象滑数。

处方：猪苓、茯苓、泽泻、滑石、白芍各15克，阿胶30克。

上方服3剂而愈。

按 水热互结之证，纯用清热之剂，热虽清而湿仍在，温燥之剂，虽能燥湿，反使阴伤，此病的辨证关键在于小便短少，舌质红绛，湿热下注，郁于膀胱，则小便短少，舌质红者热盛而阴伤。投此方滋阴利湿，通便滑肠，热清便通，湿热自去，妙在阿胶、白芍同用，养阴和营，有止血解痛、通利二便之功能，更有水利而阴不伤之效辨证抓纲，知犯何逆，以法治之，故能取效。

葛根汤治疗下痢案

此方证所治之下利乃外邪不解，内迫阳明，下走大肠所致。

临床辨证中常见：下利清稀，心中烦热，头痛项强，恶寒无汗，舌苔薄白，脉浮数或弦数等症。

唐祖宣常以该方加减治疗肠炎、细菌性痢疾等病，水谷不分加炒山楂、枳壳，酌加川黄连、黄柏其效更佳。现举临床治验。

彭某，男，15岁，1980年8月12日诊治。

5日前因食不洁之物遂致恶寒发热，泻利不止，用抗生素治疗效果不佳，服中药2剂亦无效。

症见：发热恶寒，无汗身重，泻利日十余次，赤白加杂，头痛项强，舌苔薄白，舌边尖红，脉浮紧。

证属表证不解，郁热下迫。

治宜：解表祛邪，清热止利。

处方：葛根30克，桂枝、白芍各12克，黄柏15克，川黄连、麻黄、甘草、生姜各10克，大枣7枚。

服药2剂，下利减轻，恶寒发热消除，继服2剂而愈。

大承气汤加减治疗痢疾案

牛某，女，18岁。1997年6月12日初诊。

患者因食生冷食物，夜半忽感腹痛，呕吐，高热。急往某医院，按急性胃肠炎治疗。腹部剧痛，大便下有脓液，两目上视，神志昏迷，病情自觉很严重而来我院治疗。

症见：面容憔悴，神志不清，腹满痛拒按，大便日数次，带有少量脓血，肛门坠胀灼热，体温39℃。舌苔黄燥而腻，脉沉。

此属食滞湿热蕴于肠胃，湿热下迫大肠，损伤血络而成痢疾。

方以承气汤加减治之。

处方：大黄15克，芒硝10克（冲），枳实12克，厚朴15克，生白芍30克，莱菔子30克，三棱12克，莪术12克，丹皮10克，广木香10克，黄连6克，甘草6克，水煎服。

服后泄出黏液，腹满痛胀均轻，已能入睡，发热好转，神安，诸症减请。用香砂六君子汤以善其后。

按 患者因食生冷，内停积滞，损伤脾胃，湿热蕴结，热势已炽，上扰清宫，下迫大肠，便下脓血。脉沉乃邪热内闭，阳失运行，用承气汤疏通肠胃秽浊。用莱菔子、三棱、莪术，消积滞；香连、丹皮，除大肠湿热；行气化瘀用芍药、甘草，缓急，共奏通滞除湿清热而病愈。

桃花汤治疗痢疾案

徐某，男，58岁，1987年10月2日初诊。

患肠鸣腹泻、下痢脓血已数月。粪色暗红，腹痛喜按，神疲乏力，食欲不佳，腰酸怕冷，小便不利。舌质淡，脉细弱。

此属乃脾肾虚寒而致。

治宜：温肾健脾为主。

处方：赤石脂30克，干姜12克，粳米15克。

继上方连服12剂，症消病愈。

按 本例患者属脾肾阳虚，中阳衰微。据张仲景《伤寒论》：“少阴病，下痢脓血者，桃花汤主之。”用桃花汤原方。赤石脂温脾涩肠，固脱止利；干姜温脾暖肾助阳；粳米补中健脾止泻，共奏温中散寒，涩肠固脱而病愈。

第十一节 呃 逆

呃逆是指胃失和降，气逆动膈，上冲喉间，呃呃连声，声短而频，不能自止的疾病。

丁香柿蒂汤治疗呃逆案

刘某，女，34岁，工人，1993年8月24日。

症见：患者经常呃逆呕吐，近段逐渐加重，时呃逆不止。胃脘胀闷隐痛，连及两胁，纳食减少，有时泛吐酸水，口苦咽干，头胀痛，舌质淡，苔腻微黄，脉濡细，饮食减少。由于情志不畅，饮食失调，以致肝气不和，胃失和降，先拟和胃降逆为主。

处方：丁香15克，柿蒂5克，竹茹6克，旋覆花10克（布包），代赭石30克（先煎），半夏12克，黄连3克，陈皮5克，炙枇杷叶10克（包）。

二诊：服药5剂后，呃逆好转，但胃脘仍觉胀闷，舌苔白腻，继服上方5剂而愈出院。

按　本例为肝气犯胃，食积停滞而引起呃逆，一般胃受寒冷者加重。丁香柿蒂汤、旋覆代赭汤，均属治呃逆的常用方剂。用黄连，取其苦寒降逆，因舌苔微黄，口苦咽干，气郁夹食积用去火清热，故宜用之。

人参汤加减治疗呃逆案

张某，男，66岁，工人，1986年11月4日。

呃逆2日，昨日吐出咖啡色黏物，气短神疲，口渴不能多饮，咳嗽，泛泛欲呕，脉细数而结代，舌尖干红，苔腻。

此属气阴两伤，痰热阻中，有胃酸。

治宜：益气养阴，化痰和胃。

处方：潞参12克，麦冬12克，五味子12克，白术15克，茯苓12克，半夏12克，竹茹6克，陈皮12克，远志10克。

服药3剂，呃逆好转，咳嗽止，渐能饮食，脉细，舌红，苔腻，继服上方加桑白皮9克，沙参9克。

按　本例肺气虚，纳差，气短，神疲，脉细数，属气阴两亏，用益气养阴、化痰和胃，服药5剂，呃逆好转，继服上方5剂而愈。

第十二节　泄　　泻

泄泻系因感受外邪，或饮食内伤，致脾失健运，大肠传导失司，湿盛内阻，以大便次数增多，质稀溏或完谷不化，甚至水样为主要表现的病证。

葛根芩连汤加减治疗泄泻案

魏某，男，27岁，农民，2001年7月26日初诊。

患者因天气炎热，头晕，烦渴欲呕，暮时腹部绞痛，泻下急迫，势如水注，色黄而臭，泻后痛止，肛门灼热而痛，溲赤量少，舌苔黄腻，脉濡而数。

证属暑湿伤及肠胃。

治宜：清暑利湿，健脾和胃。

方药葛根芩连汤加味。

处方：葛根20克，黄芩9克，黄连9克，藿香15克，香薷12克，白扁豆衣15克，广木香9克，车前子15克（布包），甘草6克，3剂，水煎服。

二诊：服药后症状减轻，唯纳差。上方加神曲12克、山楂15克，再服3剂，泻止、神爽而病愈。

按　本例系炎夏伤暑，暑湿侵犯肠胃，发病急骤，泻下急迫，故宜清暑利湿、健脾和胃。方中重用葛根，既能清热，又能升发脾胃清阳之气；投黄芩、黄连清泻胃肠之热；藿香、香薷、扁豆衣清暑利湿；广木香理气止痛；用车前子使热从小便而出；甘草调和渚药。暑清湿祛，脾健胃和，泄泻自止而病愈。

葛根芩连汤治疗泄泻案

孙某，男，38岁，2006年8月19日就诊。

患者因外出旅游，天热喝饮料吃水果过多而出现头晕，口渴欲呕，夜间腹部绞痛，泻下如注，色黄且臭，泻后痛止，一夜二十余次，肛门灼热而痛，小便量少发热，服西药“诺氟沙星”等无效。

症见：体弱无力，纳差，舌苔黄腻，脉濡而数。

证属外感暑热，过食水果及冷饮伤及胃肠。

治宜：清暑利湿，和胃健脾。

处方：葛根15克，黄芩12克，黄连9克，香薷9克，藿香12克，广木香6克，车前子15克（包煎），甘草6克，神曲15克。3剂，水煎服。

服上方后诸症锐减，泻止神爽，嘱其以后注意饮食少食生冷寒凉。

葛根芩连汤治疗下利案

此方证所治之下利乃湿热内蕴，协热下利。临床辨证中常见：腹痛下利，大便呈黄褐色，肛门灼热，小便黄赤，兼见口干渴，舌质红绛或发热恶寒，若加薏苡仁，其效更佳，现举临床治验。

史某，男，24岁，1977年6月18日就诊。腹泻已半年，日行4~5次，脘闷不舒，粪便带有不消化的食物。曾服多种抗生素无效，又服中药桂附理中汤、香砂六君子汤等温燥之剂亦无效果。

症见：形体消瘦，面色暗黄，精神疲倦，舌质红绛、苔腻而黄，腹痛下利，每日四五次，粪色黄褐灼肛，发热恶寒，午后渐重，口干渴，小便黄赤，脉滑数。

此乃湿热内蕴。

治宜：清热利湿。

处方：葛根15克，黄连、黄芩、党参各9克，薏苡仁30克，甘草3克。服3剂后，热退泻止，继服上方4剂而愈。

按 患者服温燥之品，津液耗伤，热郁肠胃，所以粪呈黄褐、灼肛。湿热蕴蒸，所以小便黄赤。其辨证的关键是，口干渴和舌质红绛，乃热伤津液之证，外有微热，是内热重的表现，故而协热下利。用葛根芩连汤，治表以葛根之辛，治里以芩连之苦，由于内湿，故加薏苡仁，稍加党参，表里同病，采用两解之法，使湿热分消，热利自止，故能取效。

吴茱萸汤治疗下利案

吴茱萸汤治疗下利仅在少阴病中提出“吐利”二字，故多认为呕吐是主证，下利是或然证，但细审此方剂的组成，每药功能原有数端，仲景著书何能悉举。实践是检验真理的唯一标准，周连三先生生前沿用此方治久利，积累了丰富的经验，他认为“少阴寒盛，阳虚而寒水上泛则侮伤脾土，肝寒则失其调达之会，横逆而克脾土，胃虚亦与不健运有着直接的关系：由于脾不升清，胃失降浊，吐利乃作，久则脾陷亦甚，转为久利”。

临床中多见：胃中寒冷，喜温欲按，呕吐吞酸，形寒肢冷，肠鸣腹泻，脐腹作痛，舌淡脉沉等症。

方中吴茱萸有温肝胃、燥脾湿、温肾阳之功，人参益气健脾，姜枣和胃安中，故既能治上，亦能治下，现举临床治验。

张某，男，32岁，搬运工人，1964年7月26日诊治。

脾胃久虚，误食生冷，吐泻频作，经治好转，每遇生冷即吐利不止，延病年余，转为慢性泄泻，逐渐消瘦，久治无效，就诊于我院。

症见：面色黧黑，精神疲惫，呕吐酸水，脐腹作痛，大便日四五行，腹冷喜按，四肢厥冷，舌淡苔白，满口寒水，脉搏沉细。

此属阳衰土湿，肝脾下陷。

治宜：温中降浊，健脾渗湿。

处方：吴茱萸、潞参、干姜各15克，大枣12枚，茯苓30克。

上方服3剂后，吐酸止，泻利减，大便虽不成形，已能成堆，继以原方加五味子、肉豆蔻先后服30余剂而愈。

按 此乃寒水上犯，肝木横逆，脾陷胃逆。吐而兼利，故用吴茱萸汤降逆止呕、温中止泻。故而获效，吐虽止而利乃作，其病在下焦，加五味子、肉蔻以温中行气、收敛固涩。王肯堂在《证治准绳》中将仲景吴茱萸汤加减化裁而组成四神丸，后世运用此方治脾虚肾寒之久泻多取卓效，亦佐证了吴茱萸汤不仅治上，亦能治下矣。

临床中此方治利多兼吐清水，若不吐清水亦有吞酸喜暖的见证，吴茱萸量可用15～30克，大剂以温上下之寒，易生姜为干姜其效更著，每酌加黄连亦可泻上又能渗下，但量小，每3～5克为宜。

乌梅丸治疗泄泻案

此方证之泄泻乃正虚热郁，脾湿肾寒所致。临床辨证中常见：脐腹疼痛，肠鸣即泄，时带黏液，脓血，腹胀烦热，食少神疲，四肢厥冷，临床上寒湿者重用干姜、附子，酌加茯苓，热重加重黄连、黄柏用量，现举临床治验。

冀某，男，49岁，于1973年10月25日诊治。

3年前因饮食不节而引起腹泻，日十余次，迁延不愈，继则时夹黏液脓血，多种抗生素治疗无效，赴上级医院检查确诊为："溃疡性结肠炎"。中药清热解毒和温阳固涩剂久治无效，入我院住院治疗。

症见：面色萎黄虚浮，食少神疲，脐腹作痛，肠鸣即泻，时带黏液脓血，日10余次，腹胀烦热，小便少，舌质红，苔微黄多津，四肢厥冷，脉搏沉细。

此正虚热郁，脾湿肾寒。

治宜：益气回阳，清热祛湿。

处方：乌梅24克，细辛、蜀椒各4.5克，黄连、干姜、炮附子各9克，黄柏、桂枝各6克，茯苓30克。

服5剂后，肠鸣腹痛减轻，次数减少，黏脓血止，大便虽未成形，但已成堆。继服原方30剂时，诸症皆愈，上方改汤为丸，每服6克，日服3次，追访5年未复发。

按 泄泻之证有虚实之分，寒热之辨，此病由于肠胃久虚，湿热郁蒸大肠，化为脓血，久泻伤阴耗阳，故呈四肢厥逆、脉搏沉细的阳虚见证。舌红苔黄，腹胀烦热，属郁热的表现，病机属寒热错杂，服用温燥不愈碍于湿热，清热药无效责在下寒，固涩药物无效有腻邪不去之弊。寒热错杂，功能紊乱，思仲景"乌梅丸又主久痢"的教导，方用连柏以清热除湿，姜附桂辛蜀椒以温中止痛。人参茯苓益气健脾，妙在乌梅涩肠敛阴，又治久利滑泻，共组成补脾暖肾清上之法，使郁热可清，内寒可去，血止正固，故能获效。

四逆散治疗泻利下重

此方证所治之泻利下重乃下焦湿热，热阻气滞之症。临床辨证中常见：腹胀腹痛，泻利下重不爽，里急后重，倦怠无力，饮食不香，四末不温，平素心烦易怒，夜不安寐。我们于临床中若见湿热盛而下利重者加黄柏、薤白、茯苓，有虚寒之证者则加干姜、薤白，其效更佳。现举临床治验。

韩某，男，58岁，1982年12月6日诊治。

主诉：腹痛下利一年。

患者平素性情急躁，一年前发脾气后即感胁肋胀痛，服行气止痛药物后胁痛减轻，但总感腹痛绵绵，痛则下利，每日下利2～3次，下利不爽，多方治疗无效，遂求治于我院。

症见：泄利下重，下利不爽，腹痛绵绵，里急后重，每日2～3次，大便溏薄，平素心烦易怒，身倦无力，食纳不佳，四末欠温，舌淡苔薄白，脉弦细，大便做细菌培养也未发现异常。

此属肝脾气滞。

治宜：疏肝理气，清热止泻。

处方：柴胡、白芍、枳实、薤白各12克，黄柏15克，茯苓30克，木香、甘草各6克。

上方服2剂，腹痛减轻，又服6剂后，大便为日1～2次，能成形，上方去茯苓加炒神曲、炒山楂各15克，陈皮12克，服10剂后，诸症悉除，临床治愈。

理中汤治疗泄泻（慢性肠炎）案

本方证所治之泄泻乃脾阳不运，湿由内生之故，临床辨证中常见，腹部阵痛，痛则泄泻，大便溏薄或带黏液，每于受凉或食生冷之物后泄泻及腹痛加重，多伴纳差乏力，面黄体瘦，舌体胖大，舌苔白腻，脉弦细等，若脾胃寒甚，加炮附片；腹痛甚，加白芍、陈皮、防风；泄泻带脓血者，加川黄连、黄柏；泄泻日久，加补骨脂，肉豆蔻；腹胀甚者可加郁金、木香。现举临床治验。

马某，女，52岁，1980年3月9日诊治。

主诉：腹痛腹泻3年，加重1个月。

3年前，因食生冷后导致腹痛泄泻、急性肠炎，治疗后症状基本消失，但自以后每食生冷即出现腹痛腹泻，反复发作。一年前，未食生冷之物但亦经常腹痛泄泻，泻下清稀，腹痛绵绵，日泻2～3次，几年来多方治疗，病情时重时轻，1个月前腹痛泄泻加重，经治无效，遂求治于我院。

症见：形体消瘦，面色萎黄，阵发性腹痛，痛则泄泻，泻下稀溏，心中痞满，纳差乏力，舌质淡苔薄白，脉沉细。经检查大便常规无异常，细菌培养阴性。

此属脾胃虚寒。

治宜：温中散寒，理脾祛湿。

处方：潞党参、焦术、炮附片各15克，干姜、甘草各10克，茯苓30克，木香6克，白芍、陈皮各12克。

服药3剂，腹痛泄泻均减轻，继以该方服10剂后，腹痛消失，大便成形，仍每日2～3次，遂改汤为丸，服药1个月以巩固疗效。

茯苓四逆汤治疗虚寒泄泻案

此方证所治之虚寒泄泻乃脾肾阳衰，滑脱不止所致。临床辨证中常见：下利日久，腹痛肠鸣，下利清谷，食后腹胀，腰痛如折，四肢厥冷，舌质淡苔白多津，脉沉细无力。若加赤石脂、砂仁、肉桂等，其效更佳，现举临床治验。

李某，女，22岁。

久有下利病史，经常腹痛肠鸣，大便日4～5次，状若清谷而少臭，食后腹胀，经常少腹发凉疼痛，腰痛如折，面色青黑，精神极惫，舌白多津，眼睑经常浮肿如卧蚕状，四肢常厥冷，身有微热，反欲增衣，月经淋沥，白带多，六脉沉细。

处方：茯苓、赤石脂各30克，炮附子21克，干姜15克，甘草12克，肉桂、砂仁各9克。

上方连服24剂而愈。

真武汤加减治疗泄泻案

牛某，男，36岁。1996年8月16日初诊。

患者经常鸡鸣泻，时腹作痛，纳差，四肢困倦，下肢厥冷，腰酸等。曾服中、西药物无效。用温阳和胃健脾止泻药物治疗效果不佳。于1996年8月16日来我院治疗，查舌质淡苔白，脉象沉细。

此属脾肾阳虚，温化失司所致。

治宜：温补肾阳，健脾渗湿。

处方：真武汤加味。炒山药20克，炒白芍20克，茯苓12克，炒白术15克，吴茱萸6克，泽泻12克，莲子肉20克，煨诃子9克，肉桂6克，附片6克，白扁豆12克，橘红6克，5剂，水煎服。

服5剂而愈。追访至今未复发。

按　患者此乃肾阳不足，命门火衰，而致脾阳不足，运化无力。故治疗关键在于温阳益肾。方用附子、肉桂、吴茱萸温肾壮阳，益火生土。如赵羽皇所说："脾家得附于，则火能生土而水有所归矣；肾中得附子，则坎阳鼓动，而水有所摄矣。"可见温阳乃该病治疗之关键。用白芍入肝，安脾和阴；山药、茯苓、白术、扁豆，健脾利水、渗湿止泻；橘红行气燥湿；莲子、诃子肉，涩肠止泻，泽泻利肾中之水。

第十三节　便　　秘

便秘系因气阴不足，阳虚寒凝，或燥热内结，痰湿阻滞，使大便传导功能失常所致，以排便间隔时间延长，大便干结难解，或虽有便意而排出困难为主要临床表现的病证。

麻子仁丸治疗便秘案

此方证之大便难乃脾阴不足，大便干燥所致。

临床辨证中常兼见：面色晦暗，舌质红绛，舌苔黄燥，食纳减少，胸胁痞闷，郁郁微烦，大便秘结，小便频数，脉沉涩等症。

我们常用此方治疗糖尿病、冠心病、不完全性肠梗阻引起的大便难，多能取效。麻子仁用15～30克为宜，酌加玄参、麦冬以清热养阴。

姚某，男，58岁，干部，1980年8月30日诊治。

有冠心病史已十余年，患糖尿病5年余，经常胸闷、心前区疼痛，曾因心绞痛晕倒数次，尿糖持续在（+++）～（++++），常以西药降糖类药物及扩张冠状动脉药物治疗，兼服中药活血化瘀、益气养阴之剂。近几个月来经常大便不通，服润肠药物后，尚可暂解一时之苦，停药后旋即如故，7日前因劳倦过度，使心前区疼痛加剧，大便不通，小便频数，饮食减少，心胸烦闷，做灌肠静脉滴注，先后经3次灌肠，大便干如羊屎，坚硬如石，继则又恢复原状，秘结不通。患者拒绝再做灌肠通便，要求用中药治疗。

症见：形体消瘦，面色萎黄，大便不通，心中烦闷，胸痛彻背，饮食减少，自汗出，小便频数，舌质红绛，边有瘀斑，苔黄燥，脉细数，心电图提示：冠状动脉供血不足；化验：尿糖(++++)。

此属脾阴不足，燥热内结。

治宜：泻热逐瘀，润肠通便。

处方：酒大黄、厚朴各15克，杏仁10克，枳实12克，白芍20克，火麻仁、蜂蜜（冲服）各30克。

服上药1剂，大便通畅，余症明显好转，继用益气养阴之剂以善后，心绞痛次数减少，尿糖(+)。于1981年6月24日又大便干，仍以上方，服后即愈。

麻子仁丸加减治疗便秘案

周某，男，72岁，干部，1998年4月21日初诊。

初诊：年老体弱，血压170/110mmHg，腿膝软弱，饮食不佳，大便不解，舌质淡、苔薄白，六脉细涩。

证属津液枯结，气血俱虚。

治宜：养阴润燥。

处方：鲜肉苁蓉30克，火麻仁12克，杏仁9克，当归12克，松子仁9克，柏子仁12克，牛膝12克，何首乌20克，山药12克。

二诊：服药后大便好转，而肠液仍枯燥，继服上方5剂。

三诊：大便好转，但时气短，以上方润肠养血加固气养阴党参、白芍、枸杞、炒麦芽，5剂而愈。

按 本例属年老体衰，气血俱虚，津液枯结不能上呈而便秘，腿膝软弱，脉细涩，属气虚，以养血润肠，佐以补气固本，而病愈出院。

四物汤加减治疗便秘案

宋某，男，68岁，2002年3月2日初诊。

主诉：大便干结，排便困难3个月。

现病史：患者2001年12月因患急性胃穿孔做手术治疗。手术中失血过多，术后10日大便干结，排便困难，面色无华，心悸气短，口唇色淡，头晕目眩，乏力。曾多次服用通便导泻药，如果导片、番泻叶、三黄片等，便秘逐渐加重，粪便成弹石状，须用手挖出。今日来我院就诊。

现症见：大便干结，排便困难，面色无华，心悸气短，口唇色淡，头晕目眩，乏力。

检查：脉细无力，血压100/65mmHg，心率70次/分，律齐，心电图示：心肌供血不足；血常规：白细胞8×10^9/L，血红蛋白95g/L，中性粒细胞0.6，淋巴细胞0.3，血小板242×10^9/L；尿常规正常；大便常规，大便质硬，呈棕黄色，镜下未发现红细胞、脓细胞。

中医诊断：便秘（血虚肠燥）。

西医诊断：肠易激综合征。

治宜：养血润肠通便。

处方：生当归、生赤芍各9克，生首乌、火麻仁、生地黄、白芍各15克，3剂。

医嘱：饮食应多食富含粗纤维的食物，如蔬菜、水果等，忌食辛辣燥火之品，中药每日1剂，分2次水煎服。

二诊：3月5日，患者大便从粒状变为条状，面色萎黄无华，乏力，偶有心悸、气短，口唇色淡红，纳可，小便正常，舌质淡，苔白，脉沉细无力。血常规：白细胞8.5×10^9/L，血红蛋白105g/L，血小板220×10^9/L。治法：益气养血润肠。处方：生当归、生赤芍各9克，生首乌、白芍、火麻仁、生地、党参、黄精各15克，黄芪20克，3剂。

三诊：3月8日，患者大便呈条状质软，两日一行，面色转红润，唇色淡红，饮食正常，小便正常，仍有心悸，睡眠差，舌质淡苔白，脉细。查血常规：血红蛋白浓度120g/L，恢复正常。患者心悸、睡眠差仍因血虚日久，导致心阴亏虚，故以上方加滋阴养心、安神之品：柏子仁15克、枣仁30克、玉竹12克，5剂。

按　血虚肠燥形成的便秘，一般病程长，体质多衰，病情多复杂。在复杂的脏腑同病情况下，宜先从腑治。因为脏病难治、腑疾易疗，本着先易后难的法则，犹如剥茧抽丝一样，抓住了血虚肠燥便秘这个头，养血润肠法解除便秘问题。大便通润后，食欲每会增进，睡眠也会好转。中州脾胃有了生化之机，营血和津液的亏耗也会逐渐兴复，即所谓“六腑以通为补”、“得谷则昌”的道理。本症血虚肠燥便秘，便秘是疾病的现象，血虚肠液干枯是疾病的本质，一般导下用单味的大黄、番泻叶等，适应于肠胃燥热的大便秘结，导泻的作用较强，但久服后大便更为燥结。因此，对血虚肠燥而致的便秘，非养血润燥不为功，故用生地、生首乌、生当归等以养血润肠增液行舟。

第十四节　黄　　疸

黄疸是因时气疫毒，湿热，寒湿等外邪侵袭，或饮食失节，嗜酒无度，误食毒物，或劳倦内伤，以致疫毒滞留，寒湿阻遏，湿热交蒸，气滞血瘀，及肝胆脾胃失调，胆失疏泄而胆汁泛溢，出现以面、目、身肤发黄，小便黄赤为主要特征的病证。

小柴胡汤治疗黄疸案

此方证所治之黄疸乃外邪内侵，邪郁不达，与内湿蕴结，熏蒸肝胆所致。临床辨证中常见：恶寒发热，恶心呕吐，面目皮肤俱黄，小便短少色黄赤，舌淡苔薄黄或黄腻，脉弦滑，若加茵陈、大黄其效更佳。现举临床治验。

石某，男，35岁，1976年8月7日诊治。

素体脾胃有湿，复感风寒，身疲无力，食后恶心呕吐，恶寒发热，两日前发觉皮肤微黄，小便黄赤，目黄口渴，经化验检查，血清胆红素40μmol/L，谷丙转氨酶380U/L，诊为急性黄疸性传染性肝炎。

症见：面目微黄，发热恶寒，心烦口渴，饥不欲食，恶心呕吐，精神困疲，舌淡苔黄腻，小便短少色黄赤，大便秘结，脉弦滑。

此属外邪内侵，邪郁不达，与内湿蕴结，熏蒸肝胆所致。

治宜：清热利胆，渗湿泻下。

处方：柴胡、泽泻各24克，半夏、生姜各15克，甘草、党参各9克，大枣10枚，茵陈60克，大黄12克（后煎）。

上方服2剂后二便通利，精神好转，但饮食如故，以本方去党参，加神曲、麦芽各15克，服5剂身黄已退，饮食增加，继服5剂，诸症已除，化验检查，血清胆红素8μmol/L，谷丙转氨酶100U/L以下，临床治愈。

按 黄疸有阴黄、阳黄之分，治疗亦别，本例患者乃平素脾胃有湿，复感风邪，邪郁不达，与内蕴之湿相合，郁久化热，影响胆汁流行，不循常规，入于血分，引发黄疸。视其面目发黄鲜明，知其阳黄无疑，恶寒发热，亦为外邪犹存，小便黄赤，大便秘结；一派湿热之症，故以小柴胡汤解表清里、疏利肝胆，重用茵陈、泽泻以清热利湿，大黄通便泻热，使上焦得通，津液得下，邪有出路。后诸症减轻，但仍不欲食，恐党参腻滞，故去之，用神曲、麦芽以增健脾之功，脾气得健，湿无生地，诸症自愈。

茵陈五苓散治疗黄疸案

王某，男，48岁，工人，1998年8月17日初诊。

主诉：全身发黄，伴有胸胁胀闷不适。

病史：患者因家务生气后胸胁胀满，后发现巩膜发黄，小便黄，大便灰白，皮肤瘙痒。在某医院检查肝功能：血清胆红素100μmol/L，谷丙转氨酶120U/L，尿三胆阳性。确诊“阻塞性黄疸”，建议手术治疗，患者拒绝手术来我院治疗。

检查：面目俱黄，黄而鲜明，头晕头沉，胸脘痞胀，四肢乏力，恶心呕吐，食欲不佳，腹胀便溏色灰白。舌苔腻，微黄，脉缓。

诊断：阳黄（阻塞性黄疸）。

辨证：湿热蕴蒸，肝胆郁滞，胆汁外溢。

治则：清利肝胆，化湿清热为主。

处方：茵陈30克，金钱草30克，茯苓20克，泽泻15克，猪苓16克，丹参20克，郁金12克，半夏12克，白术15克，青皮10克，陈皮10克，枳壳15克。

二诊：服药两周黄疸明显消退，饮食欠佳，右胁隐痛。原方加神曲、山楂、麦芽各15克，川楝子12克，延胡索20克。

三诊：诸症悉除，复查肝功能：血清胆红素8μmol/L，谷丙转氨酶20U/L。患者继上方又服两周巩固疗效，追访至今未见复发。

按 黄疸系属祖国医学黄疸病范畴。多由时邪外侵，饮食失常，脾虚湿阻、蕴而化热，致使肝胆失去条达疏泄，郁滞不通，胆汁外溢，侵入肌肤，下注膀胱而致。用茵陈五苓散加减，加强利湿化浊，配丹参、郁金、枳壳，疏通肝胆，化浊祛湿而愈。

茵陈五苓散加减治疗黄疸案

张某，男，56岁，1999年1月15日初诊。

主诉：腹胀，右胁隐痛，目黄，身黄，小便黄2个月。

现病史：两个月前不明原因出现腹胀，右胁下隐痛，目黄，身黄，小便黄，不思食，不知饥，厌油腻，口苦而渴，思饮，睡眠不佳，常服安眠药，大便不成形，每日二三次，小便黄少。在村卫生所服用健胃消炎利胆药时轻时重，近一周来腹胀，纳差，右胁隐痛加重，今日来我院治疗。

现症见：面色微黄，头身困重，嗜卧乏力，胸脘痞闷，腹胀纳呆，右胁隐痛，口苦，目黄，小便黄。

检查：血压130/80mmHg，心率78次/分，舌质红，苔微黄白腻，脉弦细数。律齐，正常心电图。肝功能查：血清谷丙转氨酶680U/L，血清胆红素：105μmol/L。B超检查：急性肝实质性损害。

中医诊断：黄疸（湿热蕴结）。

西医诊断：急性黄疸性肝炎。

治宜：调脾胃，清湿热，疏利三焦。

处方：茵陈、炒麦芽，茯苓、滑石、豆卷、大腹皮各20克，通草、防己、猪苓、川朴、焦栀子各15克，炒枳实3克，郁金18克，石斛12克。上方7剂。

医嘱：忌油腻、辛甘之品，禁酒，调情志，勿过劳，中药每日1剂，分2次水煎服。

二诊：1月22日，服药后口苦及腹胀见轻，食欲好转，小便仍黄，大便每日2次已成形，肝功能检查：谷丙转氨酶已降至175U/L，舌质红稍退，苔薄白黄腻，脉弦缓。仍宜调脾胃、和肝胆，原方去防己、大腹皮，加广陈皮、半夏各15克，竹茹12克，焦栀子改为8克，7剂，隔日1剂水煎服，生姜引。

三诊：2月6日，服药后病情稳定，食欲增加而知饥，口苦已轻，身沉困已轻。血清谷丙转氨酶140U/L，血清胆红素30μmol/L，查体：舌质正常，腻苔见退，脉弦缓，巩膜及皮肤黄染也轻。仍以清湿热、调肝脾。处方：猪苓、金钱草、生白术、滑石、豆卷各15克，扁豆衣、通草各12克，茯苓、泽泻、茵陈、薏苡仁、麦芽各20克。7剂，隔日一剂，水煎服，生姜引。

四诊：2月20日，服药后饮食、二便皆恢复正常，已无口苦及腹胀，巩膜皮肤黄染，厌油腻消失，查谷丙转氨酶87U/L，血清胆红素12μmol/L，舌苔已退正常，脉缓有力，左关微弦数，仍以调理脾胃、清肝胆湿热，以资巩固。处方：党参、茯苓、炙甘草、莲肉、薏苡仁、石斛各15克，鸡内金、炒谷芽、白术、山药各20克，大枣9克，5剂水煎服，隔日一剂，生姜引。3个月后检查一切正常。

按 本例黄疸性肝炎属脾胃失调，湿聚热郁，肝胆疏泄失职，三焦不利，形成湿热蕴结型黄疸性肝炎。治以清疏肝胆，调理脾胃、分利三焦，除湿清热之法，收到满意效果。《内经》云：“必伏其所主，而先其所因。”隔日一剂，此缓其治也。因病属脾胃失调，清化力弱，用药过大、过急则难胜其病。故用茵陈、猪苓、通草、滑石、焦栀子、大腹皮、防己清热利湿退黄，陈皮、半夏、枳实、川朴、豆卷、炒麦芽除胀满而治恶心；山药、薏苡仁、白术健脾利湿，竹茹、郁金除烦解郁。故而收到满意效果。

茵陈蒿汤加减治疗黄疸案

王某，男，36岁，农民，1986年11曰6日初诊。

主诉：巩膜黄染，大便灰白，右上腹时胀闷不适。

病史：患者原因不明突然巩膜黄染，大便灰白，小便黄，右上腹胀闷不舒，食欲减退，在某医院化验肝功能：血清胆红素120μmol/L，谷丙转氨酶200U/L，尿三胆阳性。在某医院做各方面检查均未发现其他病变。后用中西药结合治疗，未见好转，经人介绍来我院治疗。

检查：巩膜及全身黄染，皮肤瘙痒，口渴心烦，右胁隐痛，腹胀，恶心呕吐，大便色灰，小便黄赤，舌苔黄腻，脉象弦数。

诊断：阳黄（阻塞性黄疸）。

辨证：湿热蕴蒸（热重于湿），肝胆郁滞，胆汁外溢。

治宜：清热利湿，佐以疏通肝胆。

处方：茵陈60克，金钱草30克，郁金15克，滑石30克，丹参30克，枳壳12克，竹茹12克，黄连6克，栀子12克，大黄12克（后下），芒硝10克（冲），5剂，水煎服。

二诊：服药后，大便通畅，其色仍灰白，小便通利，胁痛减轻，饮食增加，腹仍胀。以上方加厚朴12克，6剂。

三诊：大便转黄色，巩膜黄染退，上方继服6剂。

四诊：服药后症状好转，查肝功能：血清胆红素、谷丙转氨酶均正常，精神饮食好转，舌苔薄黄腻，脉弦。原方去芒硝，减大黄为6克，加山楂、神曲、麦芽各15克，以调理肠胃，服药一周后化验，各方面均正常。追访至今未复发。

第十五节　胁　痛

胁痛是指一侧或两侧胁肋疼痛为主要表现的病证。常因气滞、血瘀、湿热及实火，或肝之阴阳不足致肝络不畅，气血失养所致。

四逆散治疗胁痛案

本方证所治之胁痛乃肝胃郁热，气机不畅所致。临床辨证中常见：胁肋疼痛，右胁疼痛尤甚，恶心欲呕，胸闷不欲食，或见恶寒发热，口干苦，舌质淡苔薄黄，脉弦数。我们常以该方加减治疗肝炎、胆囊炎、胆囊息肉所致之胁痛多能取效。酌加郁金、木香、川楝子、金钱草、龙胆草、半夏、竹茹、神曲、山楂者其效更住，现举临床治验。

张某，女，41岁，1979年7月12日诊治。

主诉：右胁疼痛，胸闷不适两个月。

两个月前原因不明感右胁隐隐作痛，伴胸闷不适，食欲不振，因经济困难未予治疗，一个月前感胁痛加重，胸闷不欲食，常恶心呕吐，遂来我院门诊。

症见：形体稍胖，面色萎黄，右胁疼痛，恶心欲吐，厌油腻，胸闷脘痞不舒，纳呆，舌质红，苔黄腻，脉弦滑，右肋压痛，经超声波检查确诊为肝炎。

患者平素性情急躁，此为肝郁气滞。

治宜：疏肝理气，和胃降逆。

处方：柴胡、枳实、甘草、竹茹各10克，郁金、川楝子、半夏各12克，炒神曲、炒山楂各15克。

上方服2剂，恶心欲呕，右胁疼痛减轻。治投病机，上方加陈皮12克，服24剂后，右胁疼痛消失，恶心欲呕，胸脘痞闷已基本消失，可正常进食，超声波检查仍提示为肝炎，继以舒肝健胃丸以善其后。

理中汤治疗胁痛（慢性肝炎）案

此方证所治之胁痛乃脾阳受损，寒湿阻脾所致。临床辨证中常见：右肋隐痛，身困乏力，纳差食少，面目虚浮，肠鸣便溏，舌淡苔白腻，脉沉细。我们常以该方加减治疗慢性肝炎属脾阳虚弱者，每收良效。若加炮附片、郁金、木香、枳壳、茯苓、炒山楂，其效更佳。现举临床治验。

丁某，女，36岁，1982年9月19日诊治。

主诉：腹胀腹痛一个月。

患者于3个月前患急性黄疸型肝炎，经治疗后黄疸消退，但遗留右肋下隐痛，纳差食少，身困乏力等，多方治疗效果不显，遂求治于我院。

症见：面目虚浮，面色㿠白，右肋下隐痛，按之尤甚，腹胀肠鸣，纳差食少，身困乏力，大便溏薄，小便清长，舌质淡苔白腻，脉弦细。

此属脾阳虚弱，湿邪不化。

治宜：温中健脾，益气化湿。

处方：潞党参、焦术、枳壳、炮附片各15克，干姜、甘草各10克，茯苓、炒山楂、茵陈各30克，郁金12克，木香6克。

上方服3剂，肋下疼痛减轻，继服上方24剂，疼痛基本消失，纳食增加，二便恢复正常。

上方去茵陈改汤为丸，服药一个月，以巩固疗效。

五苓散治疗胁痛（急性黄疸）案

本方证所治之胁痛乃胁肋疼痛，胸脘痞闷，食欲不振，口黏而干，但不欲饮，小便量少，脉滑数，舌苔白腻等症。我们常以该方加茵陈、车前子、金钱草等治疗急性黄疸证属湿热内蕴，多收良效，现举临床治验。

张某，男，38岁，1987年9月17日诊治。

主诉：巩膜及皮肤黄染，胁肋疼痛5日。

患者于5日前感精神疲惫，不欲饮食，小便色呈黄红色，皮肤及巩膜出现黄染，遂在本地卫生所诊治，效果不佳，于今日求治于我院。

症见：精神疲惫，巩膜及皮肤黄染，胁肋疼痛，右胁为甚，胸脘痞闷，食欲不振，口黏而干，但不欲饮水，小便量少，色呈黄红，大便日1次，舌质红苔白腻，脉数有力，检查血清胆红素14μmol/L，谷丙转氨酶63U/L，谷草转氨酶50U/L。

此为湿热内蕴，肝胆郁滞。

治宜：清热利湿，舒肝利胆。

处方：茵陈、金钱草各60克，猪苓、茯苓各30克，焦白术、桂枝、郁金、泽泻各12克，枳壳、车前子各15克。

服上方2剂，尿量增多，仍为黄红色小便，继服上方5剂后，尿色转淡，巩膜及皮肤黄染逐渐消退，胁痛减轻，上方茵陈、金钱草减为30克，猪苓、茯苓减为15克，加川楝子12克、红枣5枚，10剂后，胁痛消失，巩膜及皮肤黄染均已消失。查：血清胆红素5μmol/L，谷丙转氨酶33U/L，谷草转氨酶26U/L。

小柴胡汤加减治疗胁痛案

陈某，女，68岁，1999年4月20日初诊。

主诉：阵发性上腹部绞痛二十余年，加重一周。

现病史：患者二十年前曾出现上腹部绞痛，痛时伴有黄疸，小便亦黄，未予诊治。以后每年发作一两次，伴恶心呕吐，小便茶红色，背部酸强困痛。发作时间不定，长短不一，多半吃油腻食品之后，不久即发作。一周前上症发作，症状如前，伴有高热纳减，大便稀，日二三次，小便浓茶色。遂入我院治疗。

症见：上腹胀痛，伴有腹胀纳差，恶心呕吐，口苦口黏干，小便浓茶色。

检查：舌质红，苔黄腻，脉弦滑。血压：130/90mmHg，心率80次/分，律齐，心电图示窦性心律，正常心电图。胆囊造影少量结石。血常规：白细胞14×10^9/L，查肝功能血清胆红素60μmol/L，转氨酶（GPT）140μmol/L。体检：巩膜明显黄染，肝区叩痛不明显，胆囊部位压痛。

中医诊断：胁痛（肝胆湿热型）。

西医诊断：慢性胆囊炎，胆石症。

治则：疏泄肝郁，利湿清热排石。

处方：柴胡18克，炒白芍、黄芩、川朴、制半夏各15克，赤苓、泽泻、生薏苡仁各20克，茵陈30克，陈皮12克，广木香10克，15剂。

医嘱：①平素畅情志，节饮食；②发病时宜食用水果、蔬菜及豆制品；③中药每日1剂，分2次水煎服。

二诊：5月6日，患者服15剂后，皮肤黏膜黄染均除，二便亦趋正常，只感肢倦乏力，黄疸已去，查体见：舌质红，苔厚腻，边有瘀斑。上方加党参、白术、香附、五加皮各15克，并以金钱草120克、鸡内金60克煎汤代水饮。

三诊：5月21日，现精神振，纳谷馨，体力日复，上述诸症渐消。复查肝功能正常，B超检查胆囊结石少量，以后改以四川金钱草膏每日服2匙，冲水饮，以资巩固。

按《内经》说："胆胀者，胁下胀痛，口中苦，善太息。"以上这些描述，与胆囊炎、胆石症颇为相似。本例病是由于肝失疏泄，胆失通降，湿浊壅阻所致。故用柴胡疏肝理气，茵陈、金钱草、泽泻、黄芩清热利湿而退黄，半夏、陈皮、木香以疏肝和胃、理气止痛。赤苓、生薏苡仁化瘀健脾而除湿，鸡内金排石。总之本例乃胆腑为病，六腑以通为用，故用药忌黏滞而贵灵动。

柴胡疏肝散加减治疗胁痛案

张某，女，42岁，工人，2001年4月10日初诊。

主诉：右胁部疼痛3个月。

现病史：患者3个月前出现右胁肋疼痛，向后背放射，遂于当地医院查上腹部B超示胆囊壁水肿，内见数枚黄豆大结石影，胃镜示慢性浅表萎缩性胃炎，胆汁反流性胃炎，十二指肠球部溃疡；上腹部CT示慢性胆囊炎，胆石症（泥沙样），胆总管扩张。口服西药，症状改善不明显。今来求治。

现症见：患者时觉右胁肋疼痛，向后背放射，不敢进油腻食物，伴嗳气，恶心，晨起口苦口黏，有异味，纳差，眠可，大便不爽。

检查：体温36.5℃，脉搏88次/分，呼吸18次/分，血压125/80mmHg。心肺（-），腹软，肝脾不肿大，墨菲征阳性。舌质暗滞，苔薄腻，微黄，脉沉弦小滑。

中医诊断：胁痛（肝胃不和）。

西医诊断：慢性胆囊炎，胆石症。

治则：疏肝利胆，和胃降逆。

处方：柴胡、炒枳壳各12克，姜半夏9克，谷芽、麦芽各20克，醋香附、旋覆花、鸡内金、郁金、当归各10克，炒白芍15克，生甘草6克。

用生薏苡仁20克，赤小豆、乌贼骨各10克，绿萼梅、玫瑰花各15克，生甘草6克，水煎，代茶饮。

医嘱：①调节情志，节制饮食；②戒烟酒，宜食用清淡之品，忌食辛辣肥甘之品。

二诊：6 月 19 日，上方随症加减服用 2 个月，右胁痛、恶心基本消失，唯觉口中黏腻，有异味，大便不爽，舌暗，苔薄黄，脉细滑。治以芳香化浊，疏肝和中。处方：藿香、佩兰、郁金、姜半夏各 10 克，黄连 3 克，炒枣仁 9 克，茵陈、柴胡各 12 克，炒薏苡仁、茯苓、车前草各 15 克。

三诊：7 月 19 日，患者药后一个月，B 超复查肝内回声增强，未见结石及胆管扩张；胃镜示慢性萎缩性胃炎，十二指肠球部黏膜明显好转。

按　本案患者有胆囊炎、胆石症、胃炎、消化性溃疡多种疾病，西医多采用手术治疗。中医诊治此类疾患往往取效较好，具体本案例，辨证为肝胃不和，治以疏肝利胆、和胃降逆、清热化湿为治则，以柴胡疏肝散加减。柴胡、枳壳、香附、郁金疏肝理气解郁，当归、白芍养血柔肝，甘草和中缓急，半夏、旋覆花和胃降逆。诸药合用，使其肝气得疏，胃气得降，诸症自然缓解。更佐以玫瑰花、绿萼梅等芳香之品以利肺脏、益肝胆，赤小豆以消热毒、除胀满，薏苡仁开胃通气，诸药合用使肝气疏、胆胃和。

芍药甘草汤治疗胁痛案

温某，女 56 岁，2001 年 4 月 16 日就诊。

患者两日前右上腹部开始疼痛并逐渐加重，呈阵发性绞痛，并向背部放射，伴恶心呕吐。急送某医院治疗，查血常规，白细胞计数高。B 超探查胆囊发现有 0.3cm×0.35cm 左右结石，经静脉滴注抗生素及解痉止痛药物，症状稍减，但仍不断阵发剧痛，经朋友介绍特来诊治。

症见：右上腹肌紧张，精神郁闷，面色青黯，憔悴，舌边红，苔黄厚腻，脉弦紧。

证属湿热内蕴，肝胆气机受阻，不通则痛。

治宜：清利肝胆，缓急止痛。

处方：白芍 60 克，甘草 20 克，金钱草 30 克，海金沙 20 克（包煎），延胡索 15 克，生姜 6 克，水煎服。

18 日复诊，服上方 2 剂后腹部疼痛减轻，但仍有阵发性绞痛，继服上方。

22 日复诊，又服上方 3 剂，在解下的大便经水稀释后里面发现一黄豆粒大小的石块样物体，疼痛全部消失，查血常规正常。给以调理脾胃之剂 2 剂，以固善后。

第十六节　头　　痛

头痛是一个自觉症状，指因风寒湿热之邪外袭，或痰浊瘀血阻滞，致使经气上逆，或肝阳郁火上扰清空，或气虚清阳不升，或血虚脑髓失荣等所致的慢性反复发作且经久不愈的头部疼痛。

复脉汤治疗头痛案

张某，男，45 岁，干部。

自述左侧头痛已 10 余年。时痛时止，曾服镇痛剂及用针灸，只能暂时缓解。但时仍持续剧痛，心情不畅，情绪稍有波动，其痛更甚。痛时常伴有头晕，咽干，五心烦热，心悸耳鸣，夜寐不安。时肢体麻木，胃纳不佳，口干不思饮，大便燥结，数日一行。经某医院脑血流图检查，脑血管紧张度增强。

查：患者痛苦面容，精神不爽，记忆力减退。舌质暗红、薄苔，脉弦，血压 170/100mmHg。

证属阴虚虚火旺，气血虚。

治宜：养血柔肝，滋阴潜阳。以复脉汤为主。

处方：代赭石30克，生地25克，白芍18克，甘草6克，菊花15克，玄参20克，川芎30克，牡蛎30克，枸杞15克，牛膝20克，三七粉6克（冲服），5剂。

用药后痛势减轻（由持续变为阵发）。血压降为140/90mmHg。肢体仍麻木，纳差。上方去菊花、牛膝，加五味子10克、山药15克，继服5剂。

用滋阴潜阳、平肝降逆，头痛渐止，上方再加山茱萸15克，连服25剂，病情痊愈。

按 本例头痛属阴虚火旺引起，治宜滋阴潜阳为主。叶天士“非柔润不可调和”。用代赭石镇肝；玄参、生地，养阴清热；菊花、白芍、山茱萸，滋补肝肾。诸药相伍，平肝息风，头痛自愈。

麻杏薏甘汤治疗头痛案

刘某，男，60岁，农民，1996年7月21日初诊。

患者自述感冒后头痛自汗，失眠多梦，饮食欠佳，血压130/90mmHg，在某医院治疗效果不佳而来我院治疗。

症见：头痛自汗，舌质淡舌苔白腻，脉象濡缓。

此乃脾虚湿盛，而感风邪，风湿相搏，气血闭阻，风邪夹湿而头痛。

治宜：宣肺清热，祛风除湿，宜麻黄杏仁薏苡甘草汤。

处方：麻黄12克，杏仁15克，薏苡仁30克，甘草10克，5剂，水煎服温服。

二诊：服药后侧头痛减轻，睡眠好转，舌质淡苔白，脉缓，继服上方6剂而愈，追访头痛至今未复发。

按 头痛属祖国医学头面痛范畴。因风为阳，易伤诸邪而为病，风湿相夹，湿阻经络，清阳不升，而发病。用麻杏薏甘汤：麻黄发汗解表散湿，配薏苡仁利湿；杏仁苦温而润，宣降肺气，疏利三焦，配薏苡仁祛湿；甘草调和诸药。诸药配伍，发汗解表，祛风除湿而病愈出院。

吴茱萸汤治疗头痛案

刘某，48岁，工人，1997年6月16日初诊。

病史：患者数年前经常偏头痛，头顶胀痛，呈阵发性头晕，呕吐涎沫。甚则吐出胆汁样物，其味苦酸。每次发作需休息几日即愈。当初几日发作1次，后逐渐加剧，饮食不佳。开始服止痛药尚可，近几年来用中西药物效果不佳。

诊见：头痛，目眩，干呕，吐涎沫，其味酸苦，便溏胸部满闷，时痛时止，舌质淡苔白，脉弦细。

辨证：厥阴寒浊，上扰清窍，升降失司而致。

治则：温肝健脾，升清降浊。

处方：吴茱萸汤加减。吴茱萸20克，党参12克，生姜30克，大枣5枚，姜半夏12克，桂枝9克，川芎12克，5剂，水煎服。

二诊：服药后诸症大减，腹痛、便溏好转。原方加白术12克，继服10剂而愈。

按《素问·奇病论篇》谓：“人有病头痛，以数岁不已，此安得之……当有所犯大寒，内至骨髓，髓者以脑为主，脑逆，故令头痛。”该病属厥阴寒浊上扰，清浊升降失司。吴茱萸辛温，入肝脾肾经，可温化足厥阴之寒浊；合川芎辛窜上行，治厥阴头痛；配桂枝则可温脾；姜枣调和营卫；党参益气；半夏除湿降逆。

桃仁四物汤加减治疗头痛案

患者王某，女，42岁，工人。

长期头痛，久治不愈。经某医院检查为血管神经性头痛。曾服扩张血管剂和镇痛剂，效果不佳。至1997年疼痛加剧来我院治疗。自述头痛常偏左侧，脑后痛甚，痛连颈项部，上肢麻木。严重时伴有头晕，心悸，胸闷，呕吐，食欲减退。

患者面部潮红，舌质紫暗，苔薄，脉弦而涩。

此为血瘀头痛。

治宜：活血化瘀。

处方：丹参30克，红花12克，桃仁12克，生地15克，川芎9克，当归尾9克，赤芍12克，土鳖虫20克，乳香、没药各9克，三七粉6克（冲服）。

服药3剂后疼痛明显减轻，但上肢麻木仍然不减。继上方再服5剂，头痛愈。

按 本例属血瘀头痛，多由情志抑郁所至。患者郁闷不舒，肝气郁结，气结必致血瘀。肝失条达，相火夹脏腑之气上逆，血亦随气上冲瘀阻。即“瘀血相搏，皆为痛”、“久痛入络”、“痛则不通”乃是该病病理所致。故表现为时痛时止，痛有定处，或颅内掣痛，如锥似刺，脉弦而涩等。治宜活血化瘀、滋阴养肝为主。方用生地、白芍、丹参，滋阴养血肝，其他以活血化瘀为主，追访头痛至今未发作。

天麻钩藤饮加减治疗经行头痛案

牛某，女，32岁，2006年10月9日初诊。

经常经期头痛，月经周期尚正常，经量少色淡，腰酸神疲，口干咽燥，不欲饮水，痛时服用止痛消炎西药缓解症状。近来病情加剧，每逢经期头目胀痛，痛苦难忍，往往以巾裹头，似有减缓。经期过后，头痛渐消。舌质红、苔薄黄，脉弦细。

此为肾亏肝旺，水不涵木。

治宜：滋水涵木，平肝潜阳。

处方：天麻钩藤饮加减。熟地24克，山药15克，山萸肉12克，白芍15克，天麻12克，钩藤12克，石决明20克，夏枯草20克，川牛膝12克，菊花12克，川芎10克，甘草6克，患者于每次行经前两周始服，一日一剂，连服一周为一个疗程。

二诊：上药连服一周。经量增多而头痛减，其他症状亦有明显好转。仍照上法继服两个疗程。追访至今未复发。

按 患者素体肝肾阴虚，行经之时，阴血益亏，肝失所养，肝阳上亢，故发疼痛。肝肾不足，阴血亏耗则月经量少色淡，腰酸神疲。津不上润则口干咽燥，不欲饮水。舌质红、苔薄黄。脉弦细，为血虚肝旺，阴分郁热之征。方中熟地、山萸肉、山药、白芍，滋补肝肾、养阴益血，以治其本；天麻、钩藤、石决明、夏枯草、川牛膝，平肝潜阳；川芎为疗头痛之圣品，配菊花清利头目，治其标；甘草调和诸药。标本兼治。使肝肾得养，浮阳平潜，则头痛而愈。

第十七节　眩　　晕

眩晕是目眩和头晕的总称。目眩以眼花或眼前发黑、视物模糊为特征，头晕以感觉自身或外界景物旋转、站立不稳为特征。两者常同时并见，故称眩晕。外感、内伤均可发生眩晕。

黄连阿胶汤治疗眩晕案

此方证所治之眩晕乃肾阴亏虚，心火上炎所致，临床辨证中常见：头晕眼花，耳鸣汗出，心中烦热，口渴欲饮，舌红绛少苔，脉细数或弦细。现举临床治验。

程某，女，49岁，1987年4月18日诊治。

主诉：头目眩晕两年余。

自述两年前因与人生气后渐感头目眩晕，心烦易怒，并常汗出不止，精神不振，经多方治疗效果不显，就诊于我院。

症见：头目眩晕，心烦易怒，耳鸣汗出，精神委靡，表情淡漠，口干欲饮，舌质红绛无苔，脉弦细数，查血压120/80mmHg，脑电图示为正常，脑血流图检查也未发现异常。根据症状辨其为心火亢盛，肾水不济，乃心肾不济之症。

遂投黄连阿胶汤加味。

处方：川黄连、黄芩各10克，阿胶（烊化）、生地、何首乌、生龙骨、生牡蛎（先煎）各15克，白芍20克，鸡子黄2枚。

服3剂后，感心烦眩晕减轻，汗出已止，原方继方12剂，精神振作，眩晕心烦诸症均消失，临床治愈。

理中汤治疗眩晕（梅尼埃病）案

本方所治之症多为头目晕眩，少气懒言，卧床不起，稍一转动便如天翻地覆，恶心呕吐，闭目则症状稍减，常自汗出，四肢不温，舌质淡苔薄白，或光亮无苔。脉弦细，呕吐甚，加入竹茹、陈皮、半夏、砂仁；厥逆者加炮附片；腹中痞满者加枳壳。现举临床治验。

桂某，女，51岁，1983年4月2日诊治。

主诉：头晕恶心呕吐两日。

自诉患头目眩晕，恶心呕吐之症已3年，被诊为梅尼埃病，每次发病少则三五日，多则半月，多方治疗症状时重时轻，两日前眩晕又作。

症见：卧床不起，头晕目眩，双目紧闭，睁眼或一活动则如天翻地覆，恶心呕吐，身倦乏力，少气懒言，声低气短，常自汗出，四肢不温，舌质淡苔净，脉沉细。

此属脾胃虚寒，肾阳衰微。

治宜：温肾健脾，益气复阳。

处方：潞党参、焦术各15克，干姜、炮附片、甘草、砂仁各10克，竹茹、陈皮、半夏、生姜各12克，嘱其浓煎频服。

第一剂药服后即呕吐，但仍频服，从第2剂开始，呕吐渐减，头晕目眩亦有减轻，治投病机，继用原方，上方共服18剂，头晕目眩，呕吐均已消失，四肢觉温，临床治愈，半年后追访未复发。

肾气丸加减治疗眩晕案

李某，男，50岁，工人，1996年8月27初诊。

病史：患者自觉纳差，气短恶心头晕，身困乏力，住某医院确诊为眩晕。经过几日治疗，效果不佳，于1周后来我院治疗。患者素有高血压和冠心病史，住院期间血压常波动在160～180/90～110mmHg。

症见：神清，语晰，眩晕，如坐舟船，张目尤甚。恶心，五心烦热。舌质红、苔薄白，脉弦。

证属肾阴不足，肝阳上亢。

治宜：滋阴补肾，平肝息风为主。

处方：熟地24克，山药15克，山茱萸12克，川芎12克，菊花15克，天冬15克，麦冬15克，天麻20克，防风12克，钩藤15克，5剂。

二诊：服上药后，自觉全身有力，头晕恶心减轻，可自行在室内外行走活动。再服5剂，可自行活动，恶心呕吐减轻。继服上方6剂，症状基本好转，血压维持145/85mmHg，临床治愈出院，追访数年，未见复发。

苓桂术甘汤合泽泻汤治眩晕案

王某，女，55岁，2003年11月13日就诊。

患者5年无明显诱因出现头晕目眩、不能睁眼，闭目则觉全身旋转伴恶心呕吐清水，西医诊断为“梅尼埃综合征”，每因劳累、情绪不畅及感冒后发作。此次缘于3日前过度劳累，晨起出现头晕目眩，呕吐清水，自服地芬尼多、多潘立酮等药，症状未减，经朋友介绍特来诊治。

症见：面色乏华，精神倦怠，头晕目眩，视物旋转，不能站立，闭目畏睁，动则如乘舟车，恶心呕吐清水，舌质淡，舌苔薄白水滑，脉沉细。

证属水饮内停，水饮上逆、侵犯清窍容易导致眩晕。

治宜：温化水饮。

处方：茯苓30克，桂枝9克，白术15克，炙甘草6g，泽泻20克，生姜6克，水煎服。

患者服用上方5剂后，眩晕明显减轻，能睁眼不感觉周围景物旋转，恶心呕吐消失，精神好转，睡眠良好，已能正常工作。药证相符继服3剂，诸症痊愈，随访至今未再复发。

苓桂术甘汤治疗眩晕案

本方证所治之眩晕乃水饮上逆，阻遏清阳，脑失温养所致，临床辨证中多见：头目眩晕，身重乏力，站立则眩晕更剧，食欲不振或食入则吐。我们常以该方加减治疗高血压、梅尼埃病等引起之眩晕症，多能获效，高血压病者多加天麻、钩藤、夏枯草，梅尼埃病多加竹茹、陈皮、白芷、石决明、菊花、川芎。现举临床治验。

李某，女，39岁，1986年10月3日诊治。

主诉：头目眩晕已半年，加重一个月。

半年前渐感头目眩晕，头重如裹，查血压160/110mmHg，诊为高血压，遂服西药降压药物及中药清热养阴、镇肝息风之品，症状有所减轻，但不稳定，血压仍持续在130～140/90～100mmHg之间。近几日由于劳累眩晕又作，服降压药物效果不显，遂求治于我院。

症见：身重乏力，头目眩晕，站立则眩晕更剧，食欲不振，恶心欲呕，舌质淡苔薄白，脉沉弦，查血压160/110mmHg。

此为清阳蒙蔽，脑失温养。

治宜：温阳利水，健脾化湿。

处方：茯苓、钩藤各30克，桂枝、天麻、甘草各12克，焦白术15克，菊花、川芎各10克。

服药1剂，眩晕减轻，又服5剂，眩晕大减，血压降至140/100mmHg，继服10剂后，诸症消失，血压维持在130～140/90～100mmHg。

小柴胡汤加减治疗眩晕案

张某，女，56岁，退休工人，2001年10月6日初诊。

主诉：患者眩晕反复发作3年，加重一周。

现病史：患者近3年来经常头晕，常因工作紧张劳累后发生头晕伴恶心，烦躁失眠，头昏乏力，耳鸣、纳差，大便不爽，经多方治疗，疗效不佳，遂来我院求治。

现症见：头晕呈旋转性，伴恶心、烦躁、纳差，呕吐痰涎，失眠多梦，大便不爽，小便自调。

检查：面唇紫暗，舌质暗淡，苔白，脉弦细。查体：血压130/80mmHg，心率70次/分，颈椎X线提示：颈椎轻度增生，经头颅多普勒（TCD）检查提示：①双侧椎-基底动脉供血不足；②脑动脉硬化。

中医诊断：眩晕（肝郁脾虚，痰凝血瘀型）。

西医诊断：①颈椎轻度增生；②椎-基底动脉供血不足。

治宜：疏肝健脾养血，化痰通络。

处方：柴胡、茯苓、芍药、白术、半夏、石菖蒲、石决明(另包)各15克，桃仁、红花、当归各10克，黄芪30克，甘草6克，3剂。

医嘱：①卧床休息；②畅情志，节饮食，避免劳倦过度，避免高空作业；③中药每日1剂，分2次水煎服。

二诊：10月10日，患者眩晕减轻，仍烦躁、纳差，舌质暗淡，苔白，脉弦细。处方：柴胡、茯苓、石决明(另包)、芍药、白术各15克，半夏、桃仁、红花、石菖蒲、当归、天麻、僵蚕各10克，黄芪30克，甘草6克。上方加减调服30剂，临床症状消失。

按 眩晕多具有反复发作或时发时止的特征，多由郁怒、思虑太过，或饮食不节所致，肝郁脾虚，气滞湿阻，痰凝血瘀，清阳不升，浊阴不降，则眩晕作矣。《素问·至真要大论》曰：“诸风悼弦，皆属于肝。”《丹溪心法》曰：“无痰不作眩。”可见眩晕多由肝脾功能失调，肝失疏泄，气逆于上，上冲清窍，而致眩晕。临床上多表现本虚标实，虚实夹杂，主张标本兼治。柴胡、芍药、当归疏肝养血；茯苓、白术、甘草健脾益气；半夏、石菖蒲、僵蚕化痰通络；天麻、石决明平息肝阳；桃仁、红花活血通络。诸药共奏疏肝健脾养血、化痰通络之功，切中病机，收效甚好。

第十八节 心 悸

心悸包括惊悸和怔忡，是指由气血阴阳亏虚，心失所养，或痰瘀瘀阻心脉，邪扰心神所致，患者自觉心中悸动，惊惕不安，甚则不能自主的病证。常伴有气短、胸闷，甚则眩晕、喘促，脉象或迟或数，或节律不齐。其中因惊恐、劳累而发，时发时止，不发时如常人，其证较轻者为惊悸；并无外惊，每由内因引起，自觉终日心中惕惕，稍劳即发，病来虽渐，但全身情况较差，病情较为深重者为怔忡，惊悸日久不愈，可发展为怔忡。

真武汤治疗心悸案

李某，男，18岁，2010年4月16日初诊。

其母代诉，患者心悸气短，胸闷喘息已9个月有余，经多方医治病情有增无减，在某市人民医院求治，患者素体虚弱，10年前患者有慢性黄疸肝炎，4年后经检查症状恢复。数月前心悸不安，胸闷喘息，周身浮肿，以双下肢尤甚，每日晚上呼吸困难。

经某市人民医院X线检查，双肺纹理增粗、紊乱，整个心影呈普大型各弓消失，左右心缘明显向双侧扩大，搏动减弱，右前斜位见心前区闭塞、食管造影明显受压向后移位，左前斜位见左心室与脊柱通透，余无异常。听诊：心尖区第一心音减弱，时有分裂，心尖区可闻及收缩期吹风样杂音。二尖瓣期狭窄，心尖呈Ⅲ级舒张期杂音，患者心律异位，常有期前收缩和室性心动过速及不同程度的传导阻滞，心房扑动和心室颤动现象，常在夜间和晚上发生较多。心电图报告：①频发室性期前收缩"呈二联律"。②不完全性双侧束支传导阻滞、合并右心室肥大，诊断：心肌炎伴心力衰竭，但不排除风湿性心脏病。镜检：尿黄色透明酸性、蛋白（±）、白细胞（+）。化验：白细胞15×10^9/L，血红蛋白130g/L，中性粒细胞分叶0.79，淋巴细胞0.21，血小板12×10^9/L。超声波检查：肝上界6肋间，肝肋下长3.0cm，剑突下长5.0cm，脾肋下1.0cm，报告：密集微小波，确诊为：①心肌炎；②心力衰竭Ⅲ度。在该院治疗2个月余，皆初见效，后则反复，患者绝望，乃返乡与家人诀别。

症见：心悸胸闷，面色苍白，口唇紫暗，咳嗽喘息，呼吸困难，形寒肢冷，时恶心呕吐，周身浮肿，夜晚难以入眠，食欲减退，腹部胀满，小便不利，舌质淡，苔白，脉象结代，血压：舒张压40～60mmHg，收缩压70～80mmHg；心率：每分钟150次。

证属禀赋不足，脾肾阳虚，胸中阳气不足，肾阳衰微，膀胱气化功能失常，寒水积久失约，心肾阳衰所致。

拟以：加味真武汤益气温阳，行水降逆。

处方：附片10克（另包先煎），炒白术15克，白芍15克，五味子15克。

服药5剂，心悸喘息症状明显好转，胃纳略增，小便量也有很大改善。上方加金银花15克，玄参15克，续服15剂，周身浮肿消退，饮食大增，腹部平软，心悸喘息减轻，查白细胞10.6×10^9/L，在治疗过程中，由于血常规增高，心悸喘息症状加重，用抗心力衰竭药物控制症状，配合抗生素静脉滴注一周。

续服上方25剂，心悸喘息，睡眠、大小便均恢复正常，饮食增加，浮肿消失，化验：血白细胞8×10^9/L，血红蛋白105g/L，中性分叶0.78，淋巴细胞0.23，单核细胞0.02，嗜酸粒细胞0.02，血小板9.8×10^6/L，红细胞沉降率（简称血沉）4mm/h。心电图、超声波、尿常规检查均在正常范围，后改汤为散以巩固疗效，追访至今情况良好。

四逆汤治疗心悸案

此方证所治之心悸乃心阳不振，脾肾阳虚，痰湿内阻，气机不利所致。临床辨证中常见：心慌自汗，胸胁满闷，心前区疼痛，四肢逆冷，头晕目眩，心烦失眠，舌质紫体胖，苔白腻，脉结或代，若加黄芪、丹参其效更佳。现举临床治验。

张某，男，64岁，1973年7月18日就诊。

自述患冠心病3年余，每遇劳累或精神不佳时，即有发作，经多家医院诊治，获效不佳，一周前又因劳累过度，致使旧病复发，经医院抢救而脱险。但胸闷自汗，心慌心跳不能抑制。

症见：形体高大肥胖，面色萎黄，胸胁满闷，心慌自汗，心前区彻痛，手脚逆冷，失眠烦躁，头晕目眩，纳差食少，便难溲淋，舌紫胖，苔腻白，脉结代。

此心阳不振，脾肾两虚，痰湿内阻，气机不利。

治宜：调补脾肾，温阳化痰，疏通气机。投四逆汤加味。

处方：炮附片30克（先煎），甘草12克，干姜15克，丹参、黄芪各18克。服方3剂，心悸自汗、胸闷胁痛消失，余症皆轻。药中病所，前方加减续服。如此调服两周，诸症悉除，后每欲发作均给予四逆汤加味调治即愈。

通脉四逆合芍药甘草汤治疗心悸案

此方证所治之心悸乃肝脾两虚，心肾不交，阴阳不济痰湿内郁所致。临床辨证中常见：心悸气短，头目眩晕，自汗大便干，小便短赤，舌质紫有瘀斑，脉沉细，我们常以该方加黄芪、丹参、麦门冬、红参等治疗冠心病、心绞痛，每能获效，现举临床治验。

朱某，男，58岁，干部，1984年4月24日就诊。

经地县医院多次检查，诊为高血压心脏病，经调治，效不佳，每遇繁忙或精神紧张，多有发作。

症见：面色晦暗无泽，轻度浮肿，气短眩晕，心悸自汗，纳差食少，大便干，小便短赤，舌质紫暗有瘀点，舌苔薄白而腻，脉沉细而结。

此肝脾两虚，心肾不齐，阴阳不济，痰湿内阻。

治宜：固补肝脾，交通心肾，调理阴阳，化瘀祛痰，并兼理湿。

拟通脉四逆汤合芍药甘草汤加减。

处方：炮附片、干姜、炙黄芪、麦冬各30克，炙甘草、丹参各25克，白芍45克，红参6克，葱白2枚。服4剂，胸胁闷痛及心悸凉汗消失，余症亦减。加减调治月余，服药26剂，诸症皆除，尔后，每遇劳累或精神紧张病欲发作，服上方3剂即可抑制。

苓桂术甘汤治疗心悸案

本方证所治之心悸乃心脾阳虚，水气上冲，水气凌心所致。临床辨证中常见：胸闷心悸，面色苍白，自汗出，微喘短气，或心下痞满，胃脘部扣之漉漉有声，倦怠无力，食欲不振，小便短少，舌淡苔白，脉沉细数。我们常以该方加麦门冬、潞参、五味子、郁金、半夏等治疗心悸，疗效颇佳，现举临床治验。

宁某，男，58岁，1983年10月27日诊治。

主诉：心悸胸闷两个月。

素有高血压病史，血压常持续在150～170/100～110mmHg，常服降压药物以维持，近两月来常感心悸胸闷，心下痞满，倦怠乏力，食欲不振，遂来我院门诊。

症见：形体稍胖，心悸头晕，心下痞满，食欲不振，倦怠乏力，小便短少，胃脘部扣之漉漉有声，舌淡苔白，脉细数。查血压160/110mmHg，心电图检查提示：①窦性心律；②心肌缺血。

此为心脾阳虚，水气凌心。

治宜：温阳通脉，化气行水。

处方：茯苓30克，桂枝、焦白术、郁金、半夏各12克，麦冬、潞参各15克，五味子、甘草各10克。

上方服1剂，心悸即减轻，继服上方6剂，心悸头晕基本消失，血压降为140/100mmHg，余症均显著减轻。心电图检查较前显著好转，继服上方一个月以巩固疗效。

百合鸡子黄汤合酸枣仁汤治疗心悸案

董某，女，26岁，2011年9月6日诊治。

3年前因人工流产后一直未再怀孕，经检查患有慢性盆腔炎、输卵管不通，经治疗未能怀孕，求子心切，经常心情不畅。

症见：心悸，夜寐欠安，下腹胀气。舌质淡红，苔薄白，脉细。

证属：忧愁思虑，心血暗耗。

治宜：滋阴养血，补心安神。

处方：百合15克，鸡子黄（打碎，冲）1枚，酸枣仁24克，川芎5克，知母12克，生甘草6克，茯苓20克，赤小豆12克，当归9克，枳壳9克，6剂，每日一剂，水煎服。

服药后，心悸慢慢减轻消除，寐已正常，腹胀瘥。后又加减调理，治疗2个月后怀孕。

炙甘草汤治疗心悸案

房某，男65岁，2001年10月22日诊治。

患者患高脂血症、高血压、冠心病4年，常服西药控制，一个月前并发心悸气短，胸闷头晕，失眠多梦，饮食不佳，加服丹参滴丸等治疗，效果不佳，特改求中医诊治。

症见：心悸，胸闷头晕，失眠多梦，气短乏力。口干，夜间盗汗，行动缓慢，动则气不足息，舌体胖大有齿痕，舌尖红，脉弦细数兼结。心电图检查发现：ST段压低，心肌缺血，频发性室性早搏。

证属：气血不足，心阴阳两虚。

治宜：益气通阳复脉，兼以滋养心血。

处方：炙甘草30克，人参6克，桂枝6克，麦门冬15克，生地15克，炒枣仁15克，大枣6枚，黄芪20克。

服药6剂心悸大为减轻，夜能入眠，精神好转，效不更方，继续服用。前后共加减服用20剂心悸平，精神振，可在庭院散步。

第十九节　噎　　膈

噎膈是以吞咽困难，饮食受阻于食管，食而不下或食入即吐为主的病证。噎即噎塞，指吞咽不畅或困难，嗝即格拒，指饮食难下，或食入即吐。噎可单独为病，亦可为嗝之前驱，但临床多噎膈并见。

麻子仁治疗噎膈案

此方证所治之噎膈乃浊阴不降，津液不能输布，大便艰涩所致。临床辨证中常兼见：形体消瘦，面色晦暗，肌肤枯燥，吞咽困难，胸膈痞闷，大便干，小便频数或黄赤，舌质红少津，脉细数等症。

我们常以该方加减治疗贲门痉挛、慢性咽炎、幽门梗阻等病，改厚朴为君，用量为15～30

克，酌加旋覆花、代赭石，非占位性病变所致的噎膈服后多能收效，对于占位性病变服后亦能缓解症状。

高某，男，48岁，于1980年8月19日住院治疗。

久有大便秘结病史，每4～5日一行，服泻下之剂，病情稍有缓解，但旋即如故。近年来由于精神刺激，加之胸部外伤，遂感食管梗噎不顺，吞咽困难，因怀疑食管癌，先后做放射线钡餐透视，食管拉网检查，排除占位性病变，住院后先后服行气化痰、疏肝宽胸之剂无效，于8月31日再次查房。

症见：形体消瘦，面色晦暗，精神抑郁，唇燥咽干，吞咽困难，胸脘痞闷，饥不欲食，大便秘结，小便黄赤，舌质红，苔黄燥，脉弦数。

患者述每次排便后始感症状减轻。仲景有"知何部不利，利之则愈"的教导，周连三老先生生前有"二便通利，噎膈自除"的经验。

故投用润燥通便之剂以试之。

处方：白芍、蜂蜜（冲服）各30克，火麻仁20克，厚朴、枳实各15克，杏仁12克，大黄10克（后下），旋覆花3克（包煎）。

该方先后共服12剂，大便通利，咽部梗噎消失，余症均除，临床治愈出院。

半夏厚朴汤治疗噎膈（食管炎）案

本方证所治之噎膈乃因于肝气郁结，失于条达，胃失和降，生湿生痰所致。临床辨证中常见，胃脘疼痛，进食尤甚，甚则只能进流质食物，脘痛牵引两肋，胸闷暖气，嘈杂吐酸，胃中觉热，纳食不香，舌质淡苔白腻或薄黄，脉弦数或弦滑。我们常以该方加减治疗食管炎、胃炎属肝郁气滞、痰湿内郁、胃失和降之证多能取效。若加郁金、木香、枳壳、川贝母、黄连、竹茹、炒山楂、炒麦芽其效更佳，现举临床治验。

马某，女，49岁，1979年9月10日诊治。

主诉：饮食不适，食管疼痛一个月。

原有胃溃疡病史，常感胃脘疼痛，饿则痛甚，经治疗病情时轻时重，一个月前感饮食时食管不舒，硬质食物则难以下咽，咽则食管疼痛，现仅能吃流质饮食，胸脘痞闷，多方治疗无效，因疑其为食管癌而求治于我院。

症见：形体消瘦，面色青黄，心中烦闷，胸脘痞满，食管隐隐作痛，自诉近一周仅吃进流质饮食，舌质淡苔白腻，脉弦滑，经钡餐透视确诊为食管炎。

此属肝气郁结，胃失和降，痰湿郁阻。

治宜：舒肝理气，化痰散结。

处方：半夏、厚朴、郁金、竹茹各15克，茯苓30克，川贝母10克，紫苏叶6克。

上方服3剂，食管疼痛减轻，能吃半流质食物，仍感腹满不欲食，上方加炒麦芽15克，服15剂后，诸症消失而愈。钡餐透视检查示：食管炎症状已痊愈，继以它药调理胃溃疡。

第二十节　胸痹心痛

胸痹心痛是由气血不足、阴寒、痰浊、瘀血等邪气留踞胸中，郁阻脉络而致胸闷，背、肩胛间痛，两臂内痛，短气等为特征的一种常见的心胸病症。轻者仅胸部憋闷、疼痛，可伴心悸，称为厥心痛；重者心痛彻背，背痛彻心，疼痛剧烈而持续不能缓解，四肢厥逆，面色苍白，冷汗淋漓，脉微欲绝，旦发夕死，称为真心病。

瓜蒌薤白治疗胸痹心痛案

侯某，男，37岁，干部，1998年3月6日初诊。

主诉：胸闷痛，头晕，失眠。血压160/110mmHg，心电图检查：①左心室高电压；②轻度心肌缺血。舌质嫩红，舌体大、苔薄黄厚腻。脉沉涩无力，左手大于右手，属肝脾湿热、痰浊内阻之胸痹证。

处方：全瓜蒌20克，薤白12克，清半夏12克，桂枝12克，赤芍12克，当归12克，川芎12克，桃仁10克，红花10克，葛根30克，草决明20克，黄精12克。

服药5剂，胸闷痛减轻，食欲增加。上方去草决明，加炙甘草15克。

服药5剂，血压150/90mmHg，胸闷痛消失。上述病情好转。又以全瓜蒌15克，薤白10克，桂枝10克，赤芍12克，炙甘草15克，干姜6克，五味子12克，党参15克，炮附子10克，大枣4枚。服后，血压正常，自觉症状及心电图检查均正常。

按　胸痹，多为本虚标实、虚中夹实证。心为阳中之阳，属火，故胸痹病阳虚者最多。根据各种证型不同的胸痹，均有不同程度的阳虚表现。所以在治疗上，重则养血活血的同时，仍用桂枝、附子等，温通阳气。因心主血，血属阴，所以阳气欲脱，但急救回阳时，仍用生脉饮，益气养阴。用芍药、甘草，酸甘化阴。通阳以桂枝、附子最佳，二味皆归心肾，能助全身阳气，薤白在有痰浊时用之为佳。

回阳复脉汤治疗心痛案

邢某，女，46岁，1996年4月20日入院。

主诉：心前区时常疼痛，全身痛，以双肩为甚，头晕、恶心、呕吐。诊时患者大汗淋漓，语言低微。呼吸短浅。心电图诊断：①窦性心律；②窦性期前收缩，二联律；③心电轴+60°；④Ⅰ度房室传导阻滞；⑤前侧高侧壁心肌梗死。脉微弱。

此胸痹为寒凝血瘀，阳气欲脱之危候。

急用益气养阴，回阳复脉之法。

处方：人参10克，炮附子10克，五味子10克，麦冬15克，干姜6克，炙甘草15克，瓜蒌15克，薤白4.5克，桂枝10克，白芍15克，大枣4枚。

服上方6剂，脉和缓，精神好转，少有胸痛。血压90/70mmHg。上方加丹参15克、檀香6克、砂仁6克，继服。

服药10剂后，心电图报告：右心房室传导阻滞，前壁高侧壁心肌梗死至恢复期。自觉症状基本消失。出院后，至今生活自理，感觉良好，未复发。

生脉饮合炙甘草汤加减治疗胸痹案

李某，男，45岁，1996年9月2日初诊。

主诉：胸闷胸痛5年，加重一周。

现病史：患者5年来常胸闷胸痛，休息或含服速效救心丸可缓解，稍受累即可发作。常口服消心痛、复方丹参片等。查心电图示：心肌供血不足，确诊为冠心病，患者病痛始终未能解除，故求助中医治疗。

现症见：胸部憋闷，阵发性胸痛，心悸频发，偶伴头晕头痛，整夜不眠，二便正常。

检查：查心电图示窦性心动过速，频发室性期前收缩，广泛S-T段压低，T波倒置，心率106次/分，血压140/70mmHg，舌质红，苔黄腻，脉细数。

中医诊断：心悸（心气不足，痰热结聚）。

西医诊断：稳定型心绞痛；频发性室性期前收缩。

治宜：益气强心，清热化痰，宣通胸阳。

处方：太子参、生地、枳壳各12克，麦门冬、桔梗各10克，附子4克，桂枝6克，茯苓25克，炒枣仁20克，阿胶、五味子各9克，黄芩30克，全瓜蒌、炙甘草各15克，6剂。

医嘱：①畅情志，节饮食，起居有常；②病程较长，应坚持治疗；③中药每日1剂，分2次水煎服。

二诊：9月8日，上方服6剂，经各方面调整治疗，现心率下降至86次/分，期前收缩仍频发，胸闷胸痛基本不再发作，睡眠好转，舌质红，苔黄，脉结代。上方变化加减：麦门冬、五味子、炙甘草各10克，茯苓20克，炒枣仁、甘松各15克，太子参、全瓜蒌、半夏各12克，沉香3克，生龙牡、苦参各30克，砂仁6克，续5剂。

三诊：9月13日，今日查看患者，心情转佳，活动后胸闷胸痛未见发作，二便可，复查心电图：心肌缺血改善，室性期性收缩减少，上方效果明显，故方药不变续服十余剂。患者用药后查体，心率82次/分，律齐，期性收缩基本听不到，血压130/80mmHg，能干轻活，临床痊愈。

按 本案因操劳过度致心脏受损，心气不足，鼓动无力，心失所养故心悸频作、彻夜难眠；心气不足，心血痹阻，故心区疼痛；苔黄腻乃痰热之征；痰热交蒸，结于清脏之区，使胸阳不展，气机不畅，心脉闭阻，可加重心痛，且呈闷痛之势。其病机之关键一为心气不足，二为痰热内蕴，故方选生脉饮合炙甘草汤化裁，以达益气养心、清化热痰之目的。方中再加以苦参、甘松二药有抗心律失常、利尿作用，能使心率变慢，传导延长，心肌兴奋灶降低，在室性期前收缩时加二药效果显著。

茯苓四逆汤加减治疗心痛案

陈某，女，26岁，1987年4月10日初诊。

患者阵发性心前区疼痛，全身郁胀，脸肿。心电图检查：窦性心律不齐，冠状动脉供血不足。脉沉细无力，舌嫩红、偏干无苔。

证属血虚血瘀为主。

处方：红花12克，当归12克，桂枝12克，川芎12克，炒白芍15克，桃仁10克，麦冬15克，太子参30克，五味子15克，干姜6克，炮附子10克，茯苓24克，炙甘草30克。

上方6剂，自觉症状明显减轻。仍继上方。

服药10剂后，症状减轻，心电图检查提示窦性心律不齐及管状动脉供血不足均消失。继服上方30剂，追访至今未复发。

苓桂术甘汤治疗胸痹案

司某，男，50岁，2010年11月5日诊治。

患者患冠心病4年，一年前心肌梗死经治疗好转，半月前因喝酒过多出现夜间心胸闷痛，心悸气短，憋气出冷汗，有濒死感，急舌下含化速效救心丸方缓解。因常年吃各种西药治疗心脏病，自感效果不佳，特来求治。

症见：心胸闷痛，心悸气短，表情淡漠，舌质淡舌体肥大水滑欲滴，脉沉弦，偶有结象。

证属：水气凌心，心阳受阻，心脉不利。

治宜：化气利水，温通心脉。

处方：茯苓24克，桂枝12克，白术15克，炙甘草12克，肉桂5克，人参6克，五味子9克，5剂，水煎服。

服药5剂诸症减轻，效不更方，加减调理20余剂，各种症状消失，数年顽疾得以痊愈。

第二十一节 发 黄

发黄者，皮肤黄染之症也，脾胃湿热蕴蒸能引起黄疸；血液停瘀，郁积生热，致伤其阴，荣气不能敷布亦能导致发黄。湿热发黄多有小便不利，尿黄而浊，色黄鲜明如橘子色，脉滑而数或濡数。

抵当汤治疗发黄案

本汤证之发黄则多兼见两目暗黑，形瘦面黄，黄色如熏，肌肤烦热，腹满食少，大便干燥或不畅，小便自利，尿色不变，脉象沉涩或沉结等症。唐祖宣每于临床以抵当汤治疗劳伤疾患见面黄如熏，证似正虚，而内夹瘀血之疾者，用之多效。对于肝脏疾病见体表发黄，辨其属瘀热之证者，亦能收到较好的效果。兹举临床治验。

丁某，男，49岁，1977年6月13日诊治，患者半年前患传染性黄疸型肝炎。黄疸消退后，形瘦面黄，身黄如熏，查血清胆红素在正常范围，服补益气血药多剂无效。症见两目暗黑，肌肤微热，五心烦热，失眠多怒，腹满食少，大便不畅，小便自利，时黄时清，脉沉涩，舌瘦有瘀斑。

此属瘀热于内。

治宜：化瘀泻热。

处方：水蛭、桃仁、大黄各90克，虻虫30克，共为细末，蜂蜜为丸。每服3克，日3次。

上方初服泻下黑便，饮食增加，心烦止。继服夜能入眠，身黄渐去，药尽病愈。

第二十二节 中 风

中风病是在人体气血亏虚的基础上，多因劳倦内伤、忧思恼怒，嗜食厚味及烟酒等诱发，以脏腑阴阳失调，气血逆乱，直冲犯脑，形成脑脉痹阻或血溢脑脉之外为基本病机，临床以突然昏仆、半身不遂、口舌歪斜、不语或言语謇涩、偏身麻木为主症，并具有起病急、变化快的特点，好发于中老年人的一种常见病、多发病。

镇肝熄风汤治疗中风案

刘某，女，65岁，1996年10月18日入院。

主诉：口眼歪斜，右半身不遂1个月多。患者自1990年开始发现血压升高，平素常感眩晕头痛，耳鸣面赤，腰腿酸软，间断服药治疗。1个月前突然发生口眼歪斜，口角流涎，语言謇涩，右半身不遂，急住院检查确定为脑梗死，经静脉滴注治疗好转。

症见：右半身不遂，舌体歪斜颤动，语言不清，舌质红，舌苔黄腻，脉弦细数。辨证分析患者高血压病史多年，平素常有眩晕头痛、耳鸣等肝肾阴虚表现，故见眩晕头痛、耳鸣面赤、腰腿酸软等下虚上实之证。风阳夹痰如络，经脉痹阻，出现口眼歪斜，口角流涎，语言謇涩，半身不遂。舌体歪斜颤动，舌质红，脉弦细数，是阴虚阳亢风动之证，舌苔黄腻，为痰热内蕴之候。

治宜：滋阴潜阳，息风通络。

处方：镇肝熄风汤加减治疗。怀牛膝20克，龙骨20克，生白芍20克，天冬12克，麦芽15克，代赭石30克，牡蛎20克，玄参15克，天麻12克，全虫12克，钩藤15克，建曲15克，龟板15克，土鳖虫12克，甘草6克，每日一剂。

服药10剂后复诊：口眼歪斜、口角流涎明显减轻，语言较流利，肢体可伸缩，但无力。后加减调理3个多月，生活基本可自理。

半夏白术天麻汤治疗中风案

魏某，男，26岁，1992年8月17日初诊。

其父代诉：十日前突然头痛、呕吐，四肢抽搐，痰声漉漉，昏不识人。在某医院治疗效果不佳，遂来我院治疗。诊见：舌苔白腻，脉弦数而滑，余症同前。

患者乃属肝风内动，风痰阻络之中风。

治宜：息风，祛痰，开窍为主。

方用半夏白术天麻汤加减。

处方：半夏12克，胆南星12克，橘红12克，茯神15克，远志12克，枣仁30克，石菖蒲12克，天麻15克，钩藤20克，甘草6克。

服药5剂，诸症减轻，神志清醒，唯喉间痰多，身有微热。守原方加白术15克、鸡内金15克，以健脾祛痰；加柴胡12克，以疏肝清热。

继服上方6剂，神智尚清，苔质恢复正常。继上方服12剂后追访，至今未再复发。

按 中风有闭、脱之分，本例属中风闭证。此系脾虚生痰，肝风内动，风痰相搏，袭络闭窍。上逆而头痛呕吐；阻络则四肢抽搐，闭窍则神智昏迷；脉弦数乃肝经风热；苔白腻为脾有痰湿。故方中用天麻、钩藤，除肝风以定抽搐；半夏、胆南星，化风痰以降呕逆；远志、茯神、石菖蒲、枣仁，安心宁志、醒神开窍；加白术、鸡内金，健脾化湿；加柴胡以疏肝清热。

半夏白术天麻汤加减治疗中风案

刘某，男，42岁，农民，1994年3月12日初诊。

患者素体较差，一周前突然口眼歪斜，半身偏瘫，经治效果不佳转入我院治疗。

症见：患者口眼歪斜，半身偏瘫，肢体麻木，口角流涎，语言不利，面色萎黄，头晕心慌。舌质淡、苔腻，脉滑数。

此乃气虚不运，痰瘀阻至所致。

以益气涤痰、化瘀通络为主。

处方：当归15克，黄芪30克，红花12克，橘红13克，半夏13克，天麻15克，桂枝8克，红参15克。

服5剂后，口眼歪斜好转，半身不遂有所减轻。上方继服6剂。口眼歪斜纠正，肢体活动基本恢复正常，但患侧还有麻木感。继服上方15剂痊愈。

按 中风有中经络和中脏腑之分，患者虽然突然半身不遂，但神志尚清醒，显然属于中经络。

气虚不运，痰瘀阻闭经络所治，故治以益气化瘀、活血通络为主。方中黄芪、红参，补气；当归、红花，养血活血；天麻、橘红、半夏，祛风化痰；桂枝，通阳气、涤痰湿、通气血。

当归芍药散加减治疗中风案

闻某，男，46岁，工人，1998年4月7日初诊。

患者突然语言不清，舌强，次日，口歪、语言不清明显，但神识尚清，肢体运动尚可。随送某医院神经内科，诊为“脑血栓形成”。用低分子右旋糖酐等二十余日，症状无显著变化，经介绍来我院治疗。

初诊：患者体胖，语言不清，烦躁，口眼歪斜，痰多，饮食二便正常。舌质红、苔白，脉沉弦。血压150/90mmHg。

证属风痰夹热阻闭清窍。

治宜：清热化风痰，开窍通络为主。

处方：炒栀子10克，胆南星12克，陈皮12克，竹茹6克，细辛3克，石菖蒲9克，当归12克，白芍12克，川芎12克，桃仁6克，红花6克，生姜2片，水煎服。

上方服6剂，舌苔已降。原方去栀子，加僵蚕、蝉蜕各12克。

服药6剂后，语言稍清，舌强减轻，口眼歪斜明显好转。血压130/90mmHg。

上方加桔梗、丝瓜络各9克，继服10剂后，语言已清，口眼歪斜减轻。

上方去桃仁、红花，加生山药30克、黄芪45克、全蝎12克，再服6剂，血压120/80mmHg，能上班工作，继服上方5剂以巩固疗效。

按 本例患者体素多胖，起病突然，失语，口眼歪斜，舌红，属风痰夹热阻络。用胆南星、陈皮、竹茹等，化痰；石菖蒲、细辛、郁金，开心窍；僵蚕、蝉蜕，除风；当归、川芎、桃仁、红花，理血以助祛风之力，故初效明显。本证痰、热、风为急，为标，所以初以涤痰开窍为先；脾虚为本，故加黄芪、山药，健脾除湿痰。服中药数10剂后，症状痊愈而出院。

半夏天麻汤加减治疗中风案

魏某，男，18岁，1989年5月28日初诊。

患者突然头痛、恶心，呕吐，四肢抽搐，昏不识人。在某医院用中西药物治疗效果不佳而来我院治疗。

症见：舌苔白而腻，脉弦数，余症同前。

证属肝风内动痰袭络塞窍之中风。

治宜：息风，豁痰，开窍。

方用半夏天麻汤加减。

处方：半夏15克，胆南星12克，橘红15克，茯苓15克，远志12克，枣仁15克，石菖蒲12克，天麻12克，钩藤15克，甘草6克。5剂，水煎服。

二诊：患者诸症明显减轻，神志清醒，唯喉间痰多，身热。继上方加白术15克、鸡内金15克，以健脾除痰；加柴胡以疏肝清热。5剂。

三诊：服药后，诸症基本好转，守上方继服10剂而愈。

温胆汤治疗中风案

张某，男，27岁，农民，1989年6月10日初诊。

主诉：中风偏瘫、失语近月余。

病史：患者素嗜烟酒，肥甘之品，于1989年5月6日突然偏瘫，口舌歪斜，言语不利，神智尚清，血压150/95mmHg。当时诊断为“脑血栓形成”，曾服中西药物，偏瘫失语效果不佳。脘闷不舒，口不渴，头晕。查舌体胖、苔薄白，脉滑稍弦。

辨证：素嗜烟酒厚腻之品，损伤脾胃，蕴湿生痰，痰湿阻至，气血阻闭而发病。

诊断：中风。

治宜：健脾祛湿，化痰除风。

处方：温胆汤加味。陈皮12克，半夏12克，茯苓12克，焦山楂15克，连翘9克，黄芪20克，丹参18克，全蝎12克，天麻15克，红花10克。每日一剂，水煎服。

上药服15剂，肢体运动恢复基本正常，运动自如，能骑自行车。

按 此例为痰湿阻至经络而发。因患者神志尚清，方用温胆汤，以涤痰活血、健脾燥湿为主，加丹参、红花，活血祛瘀，全蝎、天麻，除风、祛风活血，以获满意效果。

第二十三节 不寐

不寐是指外邪扰动，或正虚失养，导致神不安舍，临床以经常不能获得正常睡眠为特征的一种病证。

黄连阿胶汤治疗不寐（失眠）案

此方证所治之失眠乃阴虚火旺，心肾不济而致之心烦不寐。临床辨证中常见：失眠，严重者通宵不能入睡，或似睡非睡，似醒非醒，或入睡后即做恶梦，或梦乱如麻，清醒后精神恍惚，头晕心烦，小便短赤，舌红少苔，脉弦细数等，若在此方中加入炒枣仁、煅龙骨、煅牡蛎、夜交藤等品，其效更佳，现举临床治验。

唐某，女，57岁，1980年9月27日诊治。

主诉：失眠多梦已10年。10年前因高血压（血压160/100mmHg）而感头晕目眩．心烦易怒，口干易汗，耳鸣，服降压药物后血压维持在120～140/80～90mmHg，头晕目眩症状好转，但经常失眠多梦，每晚需用镇静之西药方可入睡4～5小时，服养血安神、滋阴潜阳之中药多剂无效，求治于我院。

症见：形体较胖，面色黧黑，神情恍惚，自诉心烦头晕，失眠多梦，每晚服地西泮后仅能入睡4小时，入睡后也多为似睡非睡，多做恶梦，醒后身汗出，白日则精神恍惚，手足心发热，小便短赤，舌质红绛无苔，脉细数。

此乃阴虚火旺，心肾不济。

治宜：育阴清火，养血安神。

处方：川黄连、黄芩各12克，夜交藤、珍珠母（先煎）各30克，酸枣仁、阿胶（烊化）、白芍各15克，鸡子黄2枚。

上方服3剂后，夜梦减少，上方加浮小麦30克。上方共服36剂，心烦多梦汗出症状减轻，夜能入睡4～5小时，治投病机，遵上方改汤为丸。服3个月后患者告之，诸症悉除。临床治愈。

酸枣仁汤治疗不寐案

李某，男，55岁，干部，1998年10月28日初诊。

主诉：失眠多梦、易醒3年，近两周症状加重。

现病史：患者3年前因受惊吓，出现入睡困难，睡后多梦易醒，伴心悸，自汗，倦怠乏力，曾去多家医院治疗，诊断为神经症，给镇静剂等中西药物治疗，用药时症状减轻，停药后症状加重。半月前患者因情志刺激导致上述症状加重。心悸不寐，寐中多梦，触事易惊。

检查：舌质淡苔薄白，脉弦细，心电图检查心率基本正常。

中医诊断：不寐。

西医诊断：神经症。

治宜：益气镇惊，定志安神。

处方：人参、茯苓、茯神、酸枣仁各15克，龙齿、川芎各12克，石菖蒲10克，知母9克，6剂。

医嘱：保持心情愉快，睡前尽量避免胡思乱想，忌烟酒，中药每日1剂，早晚分2次水煎服。

二诊：患者服上方6剂后，入睡好转，多梦易醒亦减轻。心悸自汗乏力明显减轻。上方继服10剂，水煎服，日1剂。嘱其放松心态，

三诊：患者服10剂后，入睡尚可，已能睡6个小时左右，多梦易醒已轻微，无心悸、自汗乏力等症状。上方不变，继服10剂。

四诊：患者服10剂后，睡眠正常，无多梦易醒，无心悸，患者已痊愈。追访半年未复发。

按　患者心神不安，心虚胆怯，决断无权，遇事易惊，而导致虚烦不得眠。如《类证治裁·不寐》所说：惊恐伤神，心虚不安，不论因虚、因惊两者又往往互为因果。本证心虚则心神不安，胆虚则善惊，故多梦易醒，心悸善惊，气短倦怠，自汗乏力，舌质淡，脉弦细，均为气血不足之象。方中人参益气，龙齿镇惊，配茯苓、石菖蒲补气益胆安神；配以酸枣仁安神养肝；川芎调血养心，知母清胆宁神，诸药共用：镇惊定志，益气安神。

酸枣仁汤治疗不寐（失眠）案

刘某，男，51岁，2004年9月2日诊治。

患者数月来一直夜晚失眠，甚至彻夜难眠，头昏脑涨，需吃镇静药才能勉强入睡3~4个小时，但因白天要开车，不敢吃镇静药，改用中药治疗，用过柏子仁、酸枣仁、夜交藤、龙骨、珍珠母等重镇安神、养心安神药效果不佳，经人介绍特来诊治。

症见：面色萎黄，精神恍惚，闷闷不乐，脉象弦细，舌淡苔白。

证属操劳过度心血暗耗。

治宜：养血安神，疏肝健脾。

处方：酸枣仁24克，知母9克，茯苓20克，川芎9克，熟地12克，白芍15克，当归9克，丹参9克，朱砂2克（冲服），神曲15克，大枣4枚。

上方服7剂后每晚就可入睡3个小时左右，药证相符，守方治疗直至痊愈。

桂枝加龙骨牡蛎汤合小半夏加茯苓汤治疗不寐案

程某，女，29岁，2010年4月16日诊治。

患者婚后怀孕2个月因不慎流产后不孕已4年，妇科检查提示慢性盆腔炎，输卵管碘油造影结果右侧输卵管积水，近来因考虑生孩子的事情，导致彻夜不眠已有一周，特来诊治。

症见：头晕，口淡多唾，纳谷不香，足跟痛。舌质淡红，苔薄白，脉细。

证属：痰湿内阻，心神不安。

治宜：化痰和胃安神。

处方：半夏12克，茯苓20克，生姜5片，桂枝6克，炒白芍9克，炙甘草6克，大枣6枚，龙骨15克，牡蛎15克，健曲30克，磁石15克，菖蒲9克，远志9克，5剂。每天一剂，水煎服。

一周后复诊夜寐已经明显改善，一夜可以安睡5个小时，唾除，饮食增加，舌脉正常。

效不更方，守上方加炒麦芽15克，黑山楂15克，6剂而病愈。

第二十四节　水　　肿

水肿是肺、脾、肾功能失调，三焦气化不利，水液停聚，外溢肌肤所致，以眼睑、颜面、肢体、腹背，甚至全身浮肿为主要表现的病证。

真武汤治疗水肿案

本方证所治之水肿乃肾阳衰微，水气不化所致。临床辨证中常见：面白少华，精神委靡，腰背酸痛，四肢厥逆，全身浮肿，舌淡苔白多津，脉沉细无力，若加桂枝、干姜、半夏、大腹皮其效更佳，现举临床治验。

王某，男，23岁，于1975年11月19日来我院就诊。

主诉：腰痛浮肿半年，呕吐尿闭十余日。

半年前因感受风寒而患急性肾炎合并尿毒症，经抢救好转，自此后时轻时重，尿蛋白经常在(+++)～(++++)，经多方治疗亦无效果，后因服泻下药物，病情加重，尿闭，全身浮肿，气喘无力而求治于我院。

症见：面白少华，结膜苍白，精神委靡，舌质淡，苔白多津，腰背凉痛，全身浮肿，四肢厥冷，恶心呕吐，饮食不进，脉沉细无力，血压：160/90mmHg，小便每日约200ml。尿常规检查：蛋白(++++)，红细胞(+++)，白细胞(+)，颗粒管型2～3个。

以肾小球肾炎辨病治疗，采用清热解毒、活血化瘀治疗。

处方：川芎、赤芍各15克，红花、桃仁各9克，丹参、益母草、金银花、白茅根、蒲公英各30克，水煎服。每日1剂。

服上方4剂后，呕吐仍重，尿少肢冷，无任何效果。

属肾阳衰微，水气不化。

治宜：温阳利水。

处方：白芍、白术、茯苓、炮附片、生姜、大腹皮、葫芦各30克，桂枝、干姜、半夏各15克。

服后呕吐减轻，肢冷好转，小便通利，继服10剂肿消，30剂时化验尿蛋白阴性，血压：130/70mmHg，尿量每日2000mt以上。但出现口渴、脉大等热象，改服真武汤加清热活瘀药物而治愈，参加工作，追访2年未复发。

按　此案临床表现高度浮肿，四肢厥冷，面白少华，脉象沉细，舌白多津，一派脾湿肾寒、阳气衰微之象。仲景在《金匮要略·水气篇》中说："大气一转，其气乃散。"水得阳气的温煦则化为气，气得阴则化为水。今阳气衰微不能蒸化水气，留滞而为水肿，故用真武汤温阳利水为主，加燥湿温中之干姜和渗利之品。组成了一个大剂温热方剂，服后肿消而血压降，尿蛋白亦很快消失。

四肢厥冷，脉象沉细，是由于外周血流灌注欠佳所引起，高血压由于肾素的分泌，外周小血管收缩所形成。服温热药有效的机制可能是扩张了外周血管，促进了循环，抑制了肾素分泌。外周血管的扩张，血管的压力相继减低，所以使血压下降。

当肾小球有炎症时，血管受炎症的浸润，以及血管的痉挛，导致血栓形成是肾炎的重要机制。所以炎症的修复、痉挛的解除、血栓的溶化，是治疗中的关键。真武汤加减治疗而获效，可能使肾小球血管的痉挛解除，促进血液循环的同时也促进肾脏侧支循环的建立，由于温热药能使血流量和血流速度增加，使血栓溶化再通，物质沉浊随着循环的改善而吸收，由于肾小球功能恢复，血管通透性好转，故尿蛋白亦随之消失，血液循环的好转，肾小球内压力相对减低，使滤过恢复而水肿消退，通过大量的临床实践，真武汤对现代医学的炎症有较好的治疗效果。

麻黄附子细辛汤治疗水肿案

水肿乃体内水液潴留，全身浮肿之证。此方证之水肿乃本虚标实，病机为肾阳虚衰，阴盛于下，膀胱气化无权，水道不利所致；又复感寒邪，寒水相搏，使肿势转甚。论中虽未提及，但从药物协同分析，本方有发表散寒、温阳利水之功能，投之可内外分消，水肿自去。

临床辨证常兼见：全身微肿，腰痛酸重，小便量减，四肢酸冷，恶寒无汗，发热嗜眠，神疲委靡，口淡不渴，舌质淡胖，苔白，脉沉细等症。

我们常以此方加减治疗现代医学诊断的急慢性肾炎、心脏病所致的水肿，尤以立冬节气交替和气候骤变加重的病例而伴发热恶寒无汗者多能获效。但附子须用15～30克、细辛9～15克为宜，夹喘者加杏仁，肺有热者酌加石膏，并根据"少阴负趺阳为顺"之理，每于方中加白术30克，健脾利水，其效更佳。现举临床治验。

刘某，男，47岁，于1978年11月7日诊治。

1966年患急性肾炎，经中西医治疗好转，但余留面目微肿，时轻时重，给服健脾祛湿、化气利水中药肿势稍减，继服无效，又服西药利尿之品，其效亦不明显，体弱不易接受，每至冬季和感寒常发作，由于衣着不慎，感寒发热，病情加重，肿喘发作。

症见：全身微肿，腰以下较甚，腰痛酸重，小便不利，伴恶寒无汗，发热而喘，胸闷不舒，四肢厥冷，神疲乏力，面色㿠白，口唇色淡，舌质淡胖，苔白，脉沉细，化验检查，尿常规：蛋白（+++），红细胞（+），白细胞（+）。

证属阴盛阳衰，复感于寒，水湿横溢。

治宜：解表散寒，温阳利水。

处方：炮附子24克，麻黄、细辛各15克，白术30克，杏仁12克。

服药2剂汗出热解，水肿亦减，继服温阳益肾健脾利湿之剂以善后，阳气得复，寒水得化，小便得利而水肿消失。化验尿蛋白阴性，临床治愈。两年来只在气候交替时服药预防，已参加工作。

桂枝芍药知母汤治疗下肢水肿案（深静脉血栓形成）案

本方证所治之水肿乃寒、湿、热内郁所致。临床辨证中常见：肢体色呈潮红，抬高患肢减轻，下垂加重，肢体冷痛，气候变化遇冷加重，常感恶寒发热，四肢无力，若加苍术、黄柏、金银花、薏苡仁其效更佳，现举临床治验。

董某，男，27岁，于1977年1月25日入院治疗。

因腹部手术，合并大量静脉滴注，引起左下肢肿胀热痛，不能行走，经上级医院确诊为髋股静脉血栓形成，服抗生素和中药活血化瘀及清热解毒药物无效，经介绍入我院治疗。

症见：形体较胖，面色微黄，舌质淡，苔黄腻，左下肢全腿肿胀，色呈潮红，抬高患肢减轻，下垂严重，不能行走，凉痛，气候变化遇冷加重，身常觉恶寒，四肢无力，脉象滑数。

此乃寒湿热内郁。

治宜：温阳化湿，清热祛风。

处方：白芍、知母，防风各30克，白术、桂枝、防己、炮附子、黄柏各15克，麻黄、生姜、甘草各9克。

上方服10剂后疼痛减轻，温度好转，下肢肿胀减轻，但舌仍黄腻，脉滑数，此寒湿好转，热仍内郁，于上方加苍术15克、薏苡仁60克、金银花30克，服10剂后舌苔退，脉变缓涩，腿肿全消，已能行走，寒热俱减，改用活血化瘀，上方先后加桃仁、红花、苏木、刘寄奴、乳香、没药等药物调治而愈，现已参加工作，追访3年未复发。

按 此病由于术后静脉滴注而诱发，病由瘀血阻于脉络，营血受阻，水津外溢，聚而为湿，肿胀乃作，苔腻面黄，脉滑数者，湿热内郁，但肢肿而冷，身觉恶寒者，阳气衰也。尤以气候变冷加重是其辨证的关键，故用此方发散寒邪，温经散寒，表里之湿可去，知母、芍药清热和营，加黄柏、防己以清热利湿，使寒湿去而气血行，湿热除而肿胀消。寒湿热俱减，加化瘀药物疏通其瘀阻之经脉，故能取得较好的疗效。临床体会，脉搏的快慢是预卜其病进退的标准，脉搏快是阳热甚，慢则易使气血凝滞，快者重用清热解毒之剂，若脉搏慢者可重用附子、桂枝、麻黄。

己椒苈黄丸治疗肺源性心脏病水肿案

本方证所治之肺源性心脏病水肿乃脾肾阳虚，痰湿壅盛所致。临床辨证中常见：周身浮肿，腹满而喘，心悸，四肢厥冷，痰涎壅盛，舌紫苔薄黄，脉细促。肿甚者加茯苓、泽泻、大腹皮，喘甚加杏仁，痰涎壅盛加陈皮、半夏；腹满甚者加厚朴，若有四肢厥冷者加附子、干姜。现举临床治验。

马某，男，55岁，1981年1月2日诊治。

患肺源性心脏病十余年，长年咳喘、心悸。1980年入冬后心悸加重，周身浮肿，喘息难卧，因Ⅲ度心力衰竭而住院。

症见：面色青黑，周身浮肿，腹满而喘，心悸，不能平卧，唇口紫绀，痰涎壅盛，四肢厥冷，二便不利，舌质紫苔薄黄，脉细促，脉搏110次/分，血压90/50mmHg。

此属久病正虚，腑气不通，大虚之中有羸状。

治宜：肃肺降浊，兼以益气温阳。

处方：防己、炮附片各15克，椒目、葶苈子、大黄各5克，干姜、红参各10克，茯苓30克，嘱其浓煎频服。

服3剂后，便出脓样黏秽粪，小便通利，下肢转温。心悸喘促减轻。服10剂后肿消。能下床活动。继服24剂，症状基本消失，能做轻体力劳动。

五苓散治疗水肿（肾炎）案

本方证所治之水肿乃脾虚不健，水湿泛滥而成。临床辨证中常见：颜面及下肢水肿，小便短少，口黏不渴，或渴而不欲饮，脘腹痞闷，舌苔腻等。我们常以该方加减治疗急性肾炎、慢性肾盂肾炎、慢性肾小球肾炎、肾病综合征等多获良效，急性肾炎及慢性肾盂肾炎加土茯苓、金银花、车前子，以祛肾经风热；慢性肾小球肾炎、肾功能不全者加炮附子、黄芪。现举临床治验。

孙某，男，49岁，1983年12月23日诊治。

主诉：颜面及下肢水肿已半年，加重15日。

患者自述于半年前感觉眼睑浮肿，当时未予治疗，一个月前发现下肢及颜面水肿，按之凹陷，小便短少，并渐感胸脘痞闷，食欲不佳，口渴而不欲饮水。本地卫生院化验检查后，诊断为肾炎给予对症治疗，症状缓解，入冬后症状又发，额面及下肢水肿，近半月加重，遂求治于我院。

症见：精神委靡，面色萎黄，面目虚浮，下肢水肿，肢体发凉，按之凹陷，小便不利，脘腹满闷，食欲不振，口渴而不欲饮，舌质淡苔薄白，脉沉细。

化验检查：尿蛋白（+++）。

此为肾阳虚弱，气化不利。

治宜：温阳益气，化气行水。

处方：猪苓、茯苓、黄芪各30克，焦白术、枳壳、炒神曲、炮附片各15克，桂枝、泽泻各12克。

上方服2剂，下肢觉温，小便增多，继服上方5剂后，水肿减轻，遵上方共服15剂，颜面及下肢水肿消退，诸症均消失。

化验检查：尿蛋白（–）。临床治愈。

甘姜苓术汤治疗水肿案

赵某，男，14岁，学生，1999年7月16日初诊。

主诉：两眼睑持续浮肿10日。

现病史：患者2周前曾感冒发热、口干、咽部疼痛，在当地卫生所诊断为风热感冒，经服用对乙酰氨基酚、伤风胶囊，阿莫西林、北豆根、冬凌草药物治疗好转，10日来两眼睑持续浮肿，伴腰痛、小便带血。遂来我院诊治。伴见两眼睑浮肿如卧蚕状，纳呆，乏力，腰部酸痛，进行性少尿，小便黄，大便稀。

检查：舌质红、苔薄黄、脉沉无力。尿蛋白（+++），红细胞（+++），肾功能进行性损害。心肺（–），肝脾不肿大。

中医诊断：水肿（脾肾两虚型）。

西医诊断：急性肾小球肾炎。

治宜：健脾益气、补肾固精、清热利水。

处方：干姜、陈皮、云苓、木瓜、大腹皮、猪苓、菟丝子、金钱草、车前草、白芍、赤小豆各15克，山萸肉10克，白术18克，3剂。

医嘱：①避风，注意保暖。②低盐饮食，中药一日一剂，分两次水煎服。

二诊：7月19日，患者尿量增加，眼睑浮肿稍减轻，仍腰痛、乏力，舌质红、苔薄黄、脉沉弦。尿蛋白（+++），红细胞（+++），血压165/100mmHg。处方：陈皮、茯苓、泽泻、猪苓、菟丝子、杜仲、白芍、金钱草各15克，肉桂、木通各8克，赤小豆、蝉衣各10克，3剂。

三诊：7月22日，患者眼睑浮肿完全消退，腰痛消失，体力信增，精神转佳，二便转调；尿常规检查各项均正常，血压130/85mmHg。处方：黄芪、白芍各30克，防风、白术、茯苓、杜仲、川断、菟丝子、鸡内金、益母草、萆薢各15克，僵虫、蝉衣各10克，桂枝9克。续服4剂，巩固疗效。

四诊：7月30日，患者因感冒而诱发眼浮肿腰部隐痛，小便黄，大便稀；尿蛋白（++），红细胞（+），血压145/95mmHg。处方：生黄芪45克，桂枝、白芍、白术、赤小豆、菟丝子、杜仲、益母草各15克，白茅根30克，连翘、蝉衣各10克，10剂，临床痊愈。

按 急性肾小球肾炎表现为本虚标实、气虚及脾，脾肾两虚为本。本案因感受风邪、疮毒湿热诸邪，导致肺失宣降通调，脾失健运而成，病久脾肾亏虚，气化不利，病程较长。水肿的治疗，《素问·汤液醪醴液化气篇》提出“去菀陈痤”、“开鬼门”、“洁净府”3条基本原则。张仲景宗《内经》之意，在《金匮要略·水气病脉证并治》中提出“诸有水者，腰以下肿，当利小便；腰以上肿，当发汗乃愈”。故方中用桂枝、黄芪、猪苓等，“开鬼门”、“洁净府”以发汗利小便。恢复期主要为余邪未尽，正气虽有耗损，但临床表现虚证不明显，故治疗仍以祛邪为主。

麻杏石甘汤加减治疗水肿案

王某，男，13岁，1996年3月21日初诊。

病史：患者自述开始恶寒发热，身痛，自汗，颜面先肿，后及全身，小便短少涩赤。

检查：脉象浮数，舌苔薄白。颜面及全身水肿，肾俞穴处压痛明显。体温39°C，实验室检查：白细胞计数$15.2\times10^9/L$，中性粒细胞0.83。尿常规（++），脓细胞（+）。

诊断：风水（急性肾炎）。

辨证：风邪袭肺，肺气不宣，不能通调水道，膀胱气化失职。

治宜：宣肺，清热，利尿为主。

处方：麻黄9克，生石膏24克，甘草6克，桑皮12克，陈皮9克，大腹皮10克，茯苓皮9克，生地15克，黄芩6克，生姜4片，大枣3枚。3剂，水煎服。

二诊：服药后微汗出，大便一次量多，内热好转，水肿减轻。表征已解，脉相和缓，饮食增加，仍有轻度浮肿。继上方5剂。

三诊：发热已止，小便通利，全身水肿消失，饮食正常，脉象缓弱，舌苔略燥。实验室检查：白细胞计数$8.7\times10^9/L$，中性粒细胞0.7。尿常规：色黄，蛋白质微量，白细胞少许。上方去生地、黄芩，生石膏减半再进5剂。

四诊：服药后症状完全消失，精神饮食均正常，为巩固疗效，而用六味地黄丸调理。后随访至今未复发。

五苓散加减治疗水肿案

张某，女，46岁，农民，1996年8月24日初诊。

患者自述经常肠胃不好而患肠炎，用中西药物效果不佳，而来我院治疗。

症见：精神委靡，面色黯黄，腰以下水肿较重，按之没指，小便不利，四肢困重，下午腹胀较甚，食欲极差，泛恶。舌质淡、苔白腻，脉象濡缓。《内经》云：“诸湿肿满，皆属于脾。”故此证泄泻日久，损及脾胃，脾虚不运则水湿壅滞，溢于肌肤则生水肿。气化失司，故溲短，肿势益甚。遵“急则治其标，缓则治其本”，急当治水，方用五苓散加减。

处方：白术30克，茯苓20克，猪苓12克，泽泻12克，肉桂9克，沉香3克。3剂，水煎服。

二诊：服药后，小便、水肿明显减轻。继上方再服3剂。

三诊：水肿消退，精神好转，泄泻日久，气阴两亏，用人参养荣汤以善其后。后随访，病已痊愈，至今未复发。

按 本例患者脾虚失运，气化失司为本病症结所在，然利小便易，健脾通阳则难。但单用淡渗之品虽有淡渗利湿，但利尿作用较缓，故加沉香温阳化气，引湿下趋，可标本兼顾并加速利尿之能。《本草通玄》说：“沉香温而不燥，行而不泄，扶脾而运行不倦，达肾而导火归元，有降气之功，无破气之害，洵为良品。”方加沉香者，实为向导之术，与肉桂为伍，以增化气之功。人茯苓、泽泻等健脾渗利，起协同作用，故能收效。

附子汤加减治疗产后水肿案

吕某，女，34岁，农民，2003年4月3日初诊。

病史：患者产后3周，面色苍白，身浮肿，下肢尤甚，腹胀如鼓，倦怠乏力，饮食不佳，用中西药物治疗效果不佳而来我院治疗。

诊见：患者除上述症状外，舌淡、苔薄，脉沉细。

此乃脾不健运，肾不化气。

治宜：温肾健脾，化气行水。

处方：党参30克，白术15克，茯苓15克，甘草9克，薏苡仁15克，陈皮12克，木瓜9克，制附子9克，肉桂9克。5剂，水煎服。

服药后诸症减轻，但周身无力。上方加黄芪30克，5剂，肿消胀减，食欲增加。原方加当归、白芍、熟地等，调治而病愈。

按 本例患者产后多虚，全身浮肿，腹胀如鼓，此乃标实。“急则治标”，暂投淡渗利湿，若峻逐水邪，伤正气，至犯虚虚之戒。故选附子汤加减，以温肾健脾、行气利水，俾脾肾阳复，肿消病愈。

第二十五节　狂　　证

狂证以精神亢奋、狂躁不安、喧扰不宁、躁妄打骂、动而多怒为特征。

抵当汤治疗如狂、发狂案

“发狂”为乱说乱动、弃衣而走、登高而歌、逾墙越壁等狂妄表现，“如狂”则是指还没有达到“发狂”的程度，两者轻重不同而已。抵当汤证的如狂和发狂与阴阳离决之躁扰不安有着本质的区别。本汤证的发狂乃瘀血所引起，临床常兼见面色晦暗或红赤，舌苔黄而少津，舌质紫绛或有瘀斑，大便干或不畅，脉多沉涩等症。现举一临床治验。

程某，男，53岁，教师。1973年8月12日诊治。

患者有头痛眩晕病已十余年，血压经常持续在100～170/70～90mmHg，头痛恶热，得凉稍减。久服清热祛风、潜阳养阴之剂，病情时轻时重。因炎夏感受暑热，加之情志不舒而晕倒，昏不知人。住院服中西药治疗无效，邀唐诊治。

症见：形体肥胖，面色晦暗，昏不知人，骂詈不休。舌黄少津，质有瘀斑，少腹硬满，疼痛拒按，大便不通，脉象沉弦。血压：170/80mmHg。

此素有血行不畅，又值暑热内侵，加之情志不舒，遂入血分，热与血结，瘀血攻心，致使神识昏迷。

治宜：通瘀破结，泻热通便。

处方：酒大黄（后下）、桃仁、白芍各15克，水蛭12克，虻虫4.5克。

上方服后，泻下硬而黑晦如煤之便，腹痛减轻，神志清醒。续服2剂，又泻下4次，血压降至140/70mmHg，诸症好转，继以它药调治而愈。

麻子仁丸治疗烦躁案

此方证之烦躁，乃阴液耗伤，邪郁化热，大便不通所致。

临床辨证中常兼见：面色潮红，心烦口苦，甚则烦躁不安，胸满厌食，大便不通，舌质红，苔黄少津，脉细数等证。

我们常以该方加减治疗老年精神病，重用火麻仁、蜂蜜、白芍15~30克。治疗脑血栓形成后的大便不通，改以大黄为君，用量在9~15克，多能取效。

岳某，男，66岁，于1974年10月25日诊治。

久有心烦失眠之症，常觉头晕目眩，近一年来大便干结，小便频数，时昏不知人，骂詈不休。经上级医院诊断为老年性精神病，即予以清热泻火、安神之剂病情稍有减轻，旋即如故，经多方治疗，病仍不瘥，大便不通病即发作。

症见：大便干结已5日不通，口苦心烦，急躁易怒，时昏不知人，骂詈不休，胸胁痞闷，舌红少津，边有瘀斑，苔薄黄，脉弦细。

此乃津液不足，大肠干燥，肝胆失于条达，肺失宣降，瘀热上犯，上蒙清窍所致。

治宜：泻火逐瘀，润燥滑肠。

处方：大黄9克（后下），杏仁、白芍、火麻仁、枳实、厚朴各15克，蜂蜜60克（冲服）。

服上方3剂，泻下干硬，黑晦如煤之便，烦躁减轻，神识清楚，继服2剂，又泻3次，诸症好转，用上方改汤为丸，调治而愈。

大柴胡汤治疗狂证案

本方证所治之症乃阳明热盛，腑气不通所致。临床辨证中常兼见：面红目赤，腹满坚硬，大便不通，狂躁不安，骂詈不休，胡言乱语，舌质红苔黄腻，脉沉数。我们常以该方加龙骨、牡蛎、酸枣仁治疗精神病，疗效显著，现举临床治验。

马某，女，48岁，1976年10月23日诊治。

家属诉其狂躁不安，胡言乱语已3日。

患者身体素健，一周前突遇惊吓导致精神失常，初胡言乱语，继则昏不知人，狂躁不安，骂詈不休，服镇静之药仅能缓解一时，旋即如故，家属无奈，又不愿将其送入精神病院，故邀唐祖宣诊治。

症见：面红目赤，狂躁不安，胡言乱语，骂詈不休，在家人的劝说下配合诊断，按其腹满坚硬，问其大便已3日未行，舌质红苔黄腻，脉滑数。

证属阳明热结，腑气不通。

治宜：泻热通腑。

处方：柴胡、半夏、白芍各12克，黄芩、枳实、厚朴各15克，大黄（后下）、生姜各9克，龙骨、牡蛎（布包煎）各30克。

服1剂，大便通利，狂躁不安减，再服2剂，精神正常，继以酸枣仁汤合桂枝龙骨牡蛎汤以善其后。

生铁落饮治疗狂证案

刘某，男，25岁，1999年5月5日初诊。

主诉：精神失常已10年，近2个月因情志不遂而复发。

现病史：患者10年前因与家人生气致精神失常，时好时坏，1989年病情加重，在某精神病院诊为“精神分裂症”，用异丙嗪、氯丙嗪等中西药物效果不佳，而来我院治疗。

现症见：狂言乱语，奔走呼号，彻夜不眠，饮食无时，骂语不休，不避亲疏，口干喜饮，溲黄，大便数日未行，舌质红，苔黄燥，脉滑数。

中医诊断：狂证。

西医诊断：精神分裂症。

治宜：清肝泻火，涤痰醒神。

处方：铁落60克，胆南星9克，钩藤、贝母、橘红、茯苓、石菖蒲、远志、茯神各10克，朱砂1克（另包冲服），天冬、麦冬、玄参、连翘、丹参各15克，5剂。

医嘱：饮食宜清淡，保持安静，避免惊恐及情志过激，防止意外发生，中药每日一剂，分2次水煎服。

二诊：服上药5剂，每日泻下2~3次，泻物臭秽，随之狂躁减轻，效不更方继服10剂。

三诊：狂躁明显好转，言语有序，能辨六亲，唯心烦口渴，神疲乏力，精神抑郁，眠差梦多，舌质红，苔薄白，脉弦细数。证属余热扰心，阴伤痰蒙，治宜清热化痰为主，兼以养阴安神、活血化瘀。处方：栀子、胆南星各9克，麦冬、淡豆豉、丹参各15克，枳实、石菖蒲、生甘草各10克，郁金20克，茯苓、炒枣仁、生龙齿各30克，淡竹叶3克，上方加减15剂。

四诊：诸症消失，以后生脉散、逍遥散、丹参饮化裁，调理10余月恢复正常工作。

按　本案属狂病多由情志所伤或先天因素，导致痰火暴亢，闭塞心窍，神机失司，病在心脑，主要是心脑的功能失调，与肝胆脾关系密切。临床上以精神亢奋、狂躁不安、骂语毁物、动而多怒，甚至持刀杀人为特征。降火、豁痰、活血、开窍以治其标，调整阴阳、恢复神机以治其本为大法。同时移情易性，加强保健和护理工作，防止意外，实属重要，也是除药物治疗以外不可缺失的一环。本病主要分为痰火扰神、痰结血瘀、瘀血阻窍、火盛伤阴、心神失调5个证型，分别以清泻肝火、涤痰醒神、豁痰化瘀开窍、活血化瘀、通络开窍、滋阴降火、安神定志及育阴潜阳、交通心肾为主要治法。

桃核承气汤加减治疗狂证案

秦某，女，47岁。2006年8月27日初诊。

该患者平素抑郁寡欢，因受惊吓而夜卧不安，骂詈奔走。经治无效，而来我院治疗。

检查：面色潮红，双目直视，唇紫舌黯，气息短促，语无伦次，狂言伤人，时而手脚乱舞。问其家人，二便正常，脉弦滑。

此乃肝气郁结，下焦蓄血所致。

治宜：疏肝解郁。

处方：桃核承气汤加减。桃仁10克，大黄10克（另包后下），桂枝6克，柴胡12克，甘草6克，芒硝6克（冲服），水煎，日服一剂。服上方两剂后，大便数次，诸症明显减轻。以上方加减调理15剂而病愈。

按 患者平素情志不舒，气滞血瘀，郁而化火，卒成瘀热内结同·举痛论篇云：“恐则气下”，“惊则气乱”，患者受惊恐，使气机逆乩，肝肾受损，阴不敛阳而作狂。少腹唇紫舌黯，为瘀热蓄于下焦。符合“血在下如狂”之说。《伤寒论》云：“但少腹急结者，乃可攻之，宜桃仁承气汤。”方中桃仁逐瘀，桂枝行滞；配调胃承气汤攻遂瘀结；加柴胡、黄芩，意在舒肝解郁，标本兼治。如此狂证，获效卓著。

第二十六节 癫 病

癫病是以精神抑郁，表情淡漠，沉默痴呆，语无伦次，静而少动为特征。多由禀赋不足、七情内伤等因素导致脏腑功能失调，气滞痰结血瘀、蒙塞心神，神明失用而成。

茯苓四逆汤治疗癫病案

此方证所治之癫狂乃癫狂后期，病转虚寒，虚阳上浮所致。临床辨证中常见：沉默痴呆，语无伦次，头痛失眠，心悸易惊。四肢厥冷，舌白多津，脉沉微。若加龙骨、牡蛎其效更佳，现举临床治验。

李某，女，41 岁。

因和爱人争吵而发病，初起喧扰不宁，躁狂打骂，动而多怒，骂詈不休。经医用大剂大黄、芒硝泻下，转为沉默痴呆，舌白多津，语无伦次，心悸易惊，头痛失眠，时喜时悲，四肢厥冷，六脉沉微。

处方：茯苓、牡蛎各 30 克，党参、炮附子、干姜、龙骨各 15 克，甘草 12 克。

服 3 剂后，神志清醒，头痛止，四肢温，改用苓桂术甘汤加龙骨牡蛎，服 14 剂而愈。

镇惊安神治疗癫病案

周某，女，36 岁，工人，1999 年 9 月 26 日初诊。

患者因工作劳累过度长期精神紧张而发病。初头晕胸闷，表情淡漠，继而失眠多梦，精神过度紧张，饮食不佳，自言自语，曾多次住精神病院治疗效果不佳而来我院治疗。

症见：头晕心慌，恐惧，表情迟钝，失眠多梦，饮食不佳，自言自语，时悲伤、心烦，证属心脾两虚，气阴不足而发病。

治宜：健脾益气，镇惊安神为主。

处方：太子参 20 克，茯苓 15 克，五味子 12 克，炙甘草 10 克，白芍 15 克，麦冬 15 克，炒枣仁 30 克，柏子仁 15 克，夜交藤 30 克，合欢皮 30 克，远志 12 克，建曲 15 克，琥珀 6 克（另包），朱砂 4 克（另包）。

服药 6 剂，头晕、心慌减轻，睡眠好转，饮食增加。继服 12 剂，症状基本好转。守上方服 40 余剂，病情稳定。

按 患者因劳累过度，心脾虚损，失眠多梦而神不守舍，饮食不佳而脾虚。治当补益心脾。药用朱砂、琥珀，镇心安神；太子参、茯苓、五味子、甘草、建曲，益心脾；白芍、柏子仁、枣仁、麦冬、五味子，养心安神；茯苓、远志、建曲，健脾祛痰而病愈出院。

乌梅汤治疗癫痫案

彭某，男，36岁，工人，1989年11月23日初诊。

患者5日前突然感到难受，继而昏厥滚倒在地，口吐涎沫，牙关紧急，咬破口舌，四肢抽搐约20分钟，醒后仍觉得头晕，昏闷不舒。因1个月前曾类似发作过两次，经某医院诊为“癫痫”。服镇静安眠剂但症状仍复发，经人介绍来我院治疗。

现症：自述醒后精神郁闷，表情呆滞，困乏无力，面色无华，舌赤、苔薄白，脉弦滑。

辨证：此属痰浊阻滞清窍，而发病。

治宜：息风镇惊、豁痰开窍为主。

处方：乌梅汤加味。乌梅30克，黄连10克，干姜6克，黄柏12克，党参12克，当归12克，肉桂6克，细辛6克，附子6克，川椒12克，胆南星12克，僵蚕12克，天竺黄12克，石菖蒲12克。水煎服，5剂。

二诊：服上方5剂后，自觉症状减轻，但未在复发。

三诊：患者每日一剂服上方两个月余，自觉精神良好，至今未复发。

第二十七节　腰　　痛

腰痛是指由外感、内伤或外伤等致病因素，导致腰部经络气血运行不畅，或腰部失于精血濡养，使腰之一侧或两侧出现疼痛为主的病证。

桂枝芍药知母汤治疗腰痛案（坐骨神经痛）案

此方证所治之腰痛乃风寒外侵，湿热内蕴所致。临床辨证中常见：腰部冷痛重着，转侧不利，气候变化加重，舌红苔黄腻，脉滑数，方中加黄芪、黄柏、薏苡仁、苍术其效更佳，现举临床治验。

常某，男，45岁，1977年10月20日诊治。感受寒湿，内有郁热，湿寒稽留而诱发腰痛。

症见：形体消瘦，精神疲困，面色青黑，舌红苔腻，腰部冷痛重着，转侧不利，气候变化加重，痛向双下肢放射，腓肠肌时发抽痛，足背及趾端有麻木感，脉滑数。

此风寒外侵，湿热内蕴。

治宜：驱风散寒，清热祛湿。

处方：桂枝、麻黄、黄柏、白术、炮附子各15克，黄芪、薏苡仁各30克，白芍、知母、防风各24克，甘草、苍术各9克。

上方服10剂后，疼痛减轻，黄腻之苔去，但腰部仍酸软无力，脉象沉细，此湿热已去，肾阴阳俱虚，于原方去苍术、薏苡仁、麻黄、黄柏，合肾气汤加减服30余剂而愈。

按　寒湿之邪，侵袭腰部，留著经络，阴雨寒冷则寒湿更盛，故气候变化其痛更甚，素体湿热内盛，加之寒湿蕴积日久，郁而化热，故苔黄而脉滑数。寒湿热杂至，用此方温经散寒，清化湿热，湿热去后，肾中阴阳相继而虚，故用肾气汤以善后。临床中用此方治腰痛辨其湿热重者，重用知母，加苍术、黄柏、薏苡仁，寒湿重者，重用麻黄、桂枝、附子，有瘀者加桃仁、乳香、没药，若肾虚者，减麻黄之量；合肾气汤治之。

肾气丸治疗腰痛案

此方证所治之腰痛乃肾阳不足所致。临床辨证中常见：腰部疼痛，牵引少腹，遇寒加重，得暖稍减，舌质淡苔薄白，脉沉细，若气虚者加黄芪、人参，有瘀者加乳香、没药、桃仁、红花，湿重者加苍术、薏苡仁，现举临床治验。

周某，男，29岁，于1975年11月25日诊治。

患者素体虚弱，正值冬季，跌伤腰部，疼痛如刺，曾用针灸、哌替啶、跌打丸、当归注射液等治疗，疼痛稍减，但心烦欲呕，纳差，少腹结痛，并感腰痛缠绵不愈。

主证：面色㿠白，舌质紫黯，手足凉，腰部刺痛，牵引少腹，胀痛拘急，遇寒加剧，5日未大便，脉沉涩。

此属肾阳不足，瘀血内停。

治宜：温补肾阳，活血化瘀。

处方：熟地、大黄各24克，山萸肉、山药、桂枝、炮附子各12克，丹皮、茯苓、泽泻、乳香、没药各9克，桃仁、红花各15克。

服上方2剂，大便通利，便色黑暗，腰痛减轻，少腹痛已除，继服上方；去大黄加黄芪60克，5剂而愈。

黄芪桂枝五物汤治疗腰痛（坐骨神经痛）案

本方证所治之症乃寒湿痹阻，气血不通所致。临床辨证中常见：坐骨疼痛，连及腰背，腰背凉痛，肌肤不仁，舌质淡苔薄白，脉细数，方中加入炮附片、细辛、防风、麻黄、川芎，其效更著，现举临床治验。

王某，男，53岁，1980年11月28日诊治。

主诉：坐骨神经疼痛不能行走半月。

久有坐骨神经疼痛病史，常感恶寒身冷，腰背冷痛，向下肢延伸，肌肤不仁，有虫行皮中之感，多方治疗效果不显，遂求治于我院。

症见：形体消瘦，畏寒怕冷，腰背冷痛，向下肢延伸，觉肌肤麻木不仁，有虫行皮中之感，舌质淡薄白腻，脉沉细。化验检查：血沉8mm/h。

辨证为肾阳不足，遂处以金匮肾气合桂枝芍药知母汤4剂，腰背疼痛减轻。但仍畏寒怕冷，思仲景“血痹，阴阳俱微，寸口关上微，尺中小紧，外证身体不仁，如风痹状，黄芪桂枝五物汤主之”。

处方：黄芪45克，桂枝、炮附片、川芎各15克，细辛、麻黄、生姜各10克，大枣7枚。

服药1剂，微微汗出，自觉浑身轻松，畏寒怕冷，腰背疼痛均减，5剂后诸症消失，临床治愈，继以金匮肾气丸以善后。

桂附地黄丸加味治疗腰疼案

黑某，女，38岁，1997年4月6日就诊。

主诉：左侧腰部疼痛3年，加重一周。

现病史：患者3年以来自觉腰部左侧胀痛，每劳累或感冒以后加重，常服“天麻杜仲丸”、“壮腰健脾丸”仅获暂时疗效。一周前腰痛加剧，转侧不安，曾在其医院肌内注射哌替啶50mg后疼痛缓解，查双肾、输尿管、膀胱B超提示左肾集合系统分离，内有一液性暗区，直径约2cm，内可见0.8cm×0.9cm的强光回声，后伴声影，诊断结论为左侧肾结石伴肾盂积水。小便常规未发现异常。今日来我院就诊。

现症见：左侧腰部胀痛，小便频数不利，形寒肢冷，面色青暗，查左肾区叩击痛。

检查：体温36.2℃、脉搏86次/分、呼吸20次/分、血压120/80mmHg。左肾区叩击痛，B超提示：左侧肾结石伴肾盂积水。舌质淡白，苔白滑，脉沉弦无力，两尺脉较弱。

中医诊断：腰痛（肾阳不足，水湿停聚型）。

西医诊断：左侧肾结石伴肾盂积水。

治宜：温补肾阳，利湿排石。

处方：桂枝4克，熟地、黄芪各30克，山萸肉9克，海金砂（包煎）、附片、石韦、滑石各12克，山药、茯苓、金钱草、泽泻各15克，鸡内金、丹皮各10克，甘草6克。

医嘱：嘱患者每日在饮水以后倒立2～3次，每次20分钟。中药每日1剂，分2次水煎服。

用上方稍事加减，连服20余剂，腰痛明显减轻，但小便仍觉不利，自述某一日，排尿时突觉尿道刺痛，少腹胀满，2分钟后尿量猛增，感觉有一石块排出，以后两日小便发红，3日以后小便排泄正常，腰痛症状消失，经B超及泌尿系造影未见左肾结石，肾盂不再积水。

按　本案腰痛，是由肾脏本身疾病所引起。腰为肾之腑，肾虚腰髓不充故疼痛，肾与膀胱相表里，肾阳亏虚，气化不利而见小便频数不利，肾阳为人体阳气之根本，肾阳虚甚则形寒肢冷，面色青暗，其舌、脉二象亦为阳虚内寒之象。故其治疗以温补肾阳以治其本，利湿排石以治其标，从而达到命门火旺盛，蒸腾有力，水液代谢复常，加速溶石排石。在此基础之上，配合体位的改变，更有利结石的排出，从而使肾积水之症消失。

从方药组成上分析，肾阳不足，治宜温补肾阳。本方的立法依据是以《素问·三部九候论》“虚则补之、实则泻之”及《素问·阴阳应象大论》“少火生气”的理论为指导，其具体治则是“益火之源，益消阳翳”即通过温补肾阳，以消除阴寒之气，同时配合利湿排石之品以祛其结石，从而达到标本兼治的作用。方中的熟地甘温滋阴补肾为主药，《本草经疏》：“干地黄，乃补肾家之要药，益阴血之上品。”《神农本草经百种录》：“地黄，色与质皆类血，故入人身专为补血，血补则阴气得和，而无枯燥拘牵之疾矣。古方只有干地黄、生地黄，从无用熟地黄。熟地黄乃唐以后制法，以之加入温补肾经药中，颇为得宜。”辅以山萸肉、山药补肝益脾，以补充精血。山萸肉酸微温，补肝肾，涩精气。《药品化义》：“山茱萸滋阴益血。”《本草逢源》：“仲景八味丸用之，盖肾气受益，则封藏有度，肝阴得养，则疏泄无虞，乙葵同源也。”山药甘平健脾固肾益精。《本草正》：“山药，能健脾补虚，滋精固肾，治诸虚百损，疗五劳七伤。”李东垣：“仲景八味丸用干山药，以其凉能补也。”三药合用，补肾阴，养肝血，益脾阴。熟地用量较大，故合用之而达到补肾填精的目的，使精气得充，精能化气，肾精所化之气乃为“肾气”。再配以附片、桂枝，温肾助阳、化气行水。附子辛甘热，回阳补火、散寒除湿。《本草正义》：“附子，本是辛温大热其性善走，故为通行十二经纯阳之要药，外达皮毛而除表寒，里则达下元而温固冷，彻内彻外，凡三焦经络，诸脏诸腑，果有真寒，无不可治。”张元素：“益火之源，以消阴翳，则便溺有节，多附是也。”桂枝，《本经疏证》：“凡药须充其体用。桂枝能利关节，温经通脉，此其体也。”《素问·阴阳应象大论》曰：“味厚则泄，气厚则发热，辛以散结，甘可补虚。故能调和腠理，下气散逆，止痛除烦，此其用也。盖其用之之道有五：曰和营，曰利水，曰下气，曰行瘀，曰补中。”两药相须为用，以达温化肾气的目的。佐以泽泻通调水通，茯苓健脾渗湿，丹皮清泄肝火，三药合用，协调肾肝脾三脏。与熟地、山药、山萸肉相辅相成，补中有泻，以泻助补，如《医方集解》谓：“八味丸用泽泻，寇守奭谓其接引桂附，归就肾经。”李时珍曰：“非接引也。茯苓、泽泻皆取其泄膀胱之邪气也。古人用补药必兼泻邪，邪祛则补药得力。一阖一辟，此乃玄妙。后世不知此理，专一于补，内致偏胜之害矣。”在八味丸的基础之上，加黄芪益气，“三金二石”以助利湿排石，此乃本案方药之意也。

第二十八节　汗　病

汗病以全身或局部非正常出汗为主症。其中，时时汗出，动则尤甚者为自汗；睡中汗出，醒来自止者为盗汗；汗出色黄，染衣者为黄汗；大汗淋漓，如珠如油，肢冷息微者为绝汗；急性外感热病中，突然恶寒战栗而后汗出者为战汗。本病多因阴阳失调，营卫失和，以致腠理开阖失常，津液外泄而成。

四逆加人参汤治疗绝汗案

此方证之大汗出是由于真阳将绝，阴翳充斥，卫阳不固，浮阳外越所致。

临床辨证常兼见，“汗出发凉，四肢逆冷，皮肤苍白，指端紫绀，烦躁欲死或神识昏迷，舌淡少津，脉细弱或虚数等症”。

唐祖宣常以此方加味救治冠心病、高血压性心脏病、风湿性心脏病等循环系统疾病所致的休克期的冷汗淋漓多能获效。实践体会：参附汤抢救休克患者人所共知，但不如此方回阳止汗之速，此方有干姜之辛燥，炙甘草之甘温，比参附汤效速而持久，并有使血迅速回升之功能。但仍以参附重用，大量浓煎，频服，其效更捷。现举治验于下。

海某，女，41岁，于1968年10月16日诊治。

患者素有咳嗽病史，遇寒即发，并常感心悸，活动后加重，因天气骤然变冷又致咳嗽发作，心悸气短，经检查确诊为肺源性心脏病，服宣肺清热止咳药物治疗无效而出现大汗淋漓，四肢厥逆，喘息不得卧之症，病已垂危，急邀诊治。

症见：大汗淋漓，四肢厥逆，面色苍白，两目无神，气短息促，痰声漉漉，不能平卧，唇色青紫，苔薄白多津，脉细促。脉搏144次/分，血压80/40mmHg。

据证凭脉，属真阳欲脱，气阴两伤，大汗亡阳。

治宜：回阳救逆，益气固正。

处方：炮附子、干姜、炙甘草、红参各15克，嘱浓煎频服。服后汗止阳回，精神好转，血压90/60mmHg，脉搏108次/分，药既中鹄，乃守原意，继以上方服用12剂，血压升至110/80mmHg，脉搏72次/分，临床治愈，追访10年来健康如常。

桂枝加附子汤治疗汗出不止案

仲景于此证中运用了“漏汗不止”一词来形容汗出的程度，也就是我们临床中常见的汗出不止。

《素问·阴阳别论》中说“阳加于阴谓之汗”，若阳气亢盛，汗出必多，卫阳不固，汗出亦多。大汗不但亡阳，同时也能伤阴，此方证的汗出机转在于阳虚，由于发汗太过，阳气受伤，卫虚不固，汗液漏出不止。

仲景于论中运用了“自汗”、“盗汗”、“战汗”、“额汗”、“冷汗”、“絷絷汗出”、“汗出濈然”、“大汗出”等术语描述其汗出的程度部位和性质的不同，为我们临证鉴别诊断树立了典范，尤其是漏汗不止和大汗出，在程度上有其共同点，但是在病机上有着本质的区别，如阳盛津伤的大汗出，必兼有大烦渴、脉洪大、身大热等临床见证，此证之汗出不止是阳中之阳虚，不能摄汗，所以恶风不除，变证有四肢拘急之表、小便难之里，故用桂枝加附子汤以固太阳卫外之气。

临床中常见：面色㿠白或苍白，舌质淡多津，倦怠乏力，恶风寒，时颤栗，或小便困难而不畅，手足微有拘急，屈伸不自如，脉浮大或沉细迟等证。

此方附子加入桂枝汤中，使表阳密则漏汗自止，恶风自罢，津止阳回则小便自利，四肢自柔，妙在附子、桂枝同用，能止汗回阳，芍药敛津益荣，其汗自止。现举临床治验。

杨某，男，41岁，于1978年2月25日住院治疗。

1962年冬因寒冷刺激而诱发下肢发凉，跛行疼痛，经上级医院检查确诊为“血栓闭塞性脉管炎”，久治无效，由于患肢溃破，剧痛不能入眠而住院治疗。由于患病日久，阴阳气血津液耗伤，伤口久不能敛，合并外感，体温持续在39～40℃，经中西医治疗无效，于9月18日查房。

症见：面色青黑，精神疲惫，舌白多津，汗出不止，恶风颤抖，手足抽动，屈伸不自如，小便少而难，四肢厥冷，脉浮大无力，体温38.5℃。

此阳虚液伤，汗漏不止。

治宜：固表止汗，复阳敛液。

处方：炮附子、桂枝、生姜各15克，白芍、黄芪各30克，甘草、别直参各10克，大枣12枚，3剂。

上方服后，汗止足温，继服3剂后体温正常，小便通利，四肢抽动好转而愈。

按 久病正虚，阳气虚衰不能固摄则恶风寒，汗多伤津，则小便少而难，阳气既虚，阴液又伤，则四肢挛急，难以屈伸，四肢虽呈厥逆，尚未至亡阳之变，外有发热恶风，故用桂枝加附子汤加味以固表止汗，复阳敛液而愈。

仲景于论中说“太阳病发汗”而致的漏汗不止，临床体会，不能以发汗后作凭，凡阳虚正弱之外感，高龄体弱，汗出恶寒，四肢厥冷之证用之多效，临床中辨其汗出多凉，体温虽高，扪之体肤发凉，与蒸蒸发热有别，若加参芪，其止汗之力更著，妙在附子量小，宜10～15克，取其振阳之力，量大反有伤津之弊。

肾气丸治疗自汗案

此方证所治之自汗乃肾阴虚衰肾阳不固所致。临床辨证中常见：汗出淋漓，身倦无力，腰膝酸软，形寒肢冷，小便清长，舌质淡苔白，脉沉弱无力。若加龙骨、牡蛎、人参、黄芪，其止汗效力更著。现举临床治验。

海某，男，35岁，于1976年8月15日诊治。

因房事不节，常觉头晕，心悸，气短；4个月前，曾出现手足厥冷，大汗淋漓，神志昏迷之症，经抢救好转。继服温补气血之品无效，并常汗出淋漓，服用调节自主神经功能药物效果亦不佳。

症见：面色㿠白，腰膝酸软，身倦，常汗出淋漓，浸湿衣被，形寒肢冷，小便清长，舌淡苔薄白，脉沉弱无力。

此为肾阳虚衰，卫阳不固。

治宜：温补肾阳，固表止汗。

处方：熟地、山萸肉、山药、茯苓、黄芪各15克，肉桂4.5克，炮附子（先煎）、五味子各9克，龙骨、牡蛎各30克，红参6克。

服3剂后汗止，精神好转，症状减轻。上方继服5剂而愈。

血府逐瘀汤治疗盗汗案

魏某，女，40岁，农民，1996年4月12日就诊。

自诉多年盗汗。因雨淋受凉，致使周身疼痛，用发汗止痛之剂而渐愈。继则盗汗不止，不能安睡，面色苍白，语声低怯，精神疲倦。脉细涩无力。《医林改错》曰："醒后汗出名曰自汗，因出汗醒名曰盗汗。竟有用补气固表，滋阴降火服之不效而反加重者，不知血瘀以令人盗汗，用血府逐瘀汤一两付而汗止。"

处方：当归、生地、桃仁、红花、炒枳壳各9克，赤芍12克，柴胡6克，川牛膝12克，川芎、桔梗、甘草各9克，5剂，水煎服。

二诊：盗汗大减，全身舒适而能安睡。上方加生龙牡各30克，5剂，水煎服。

三诊：盗汗已止，诸症皆愈。守上方5剂，以巩固疗效。

后追访，身体健康，再无复发。

按 本病盗汗多为阴虚不能纳阳，阳气浮越于外，阴液随阳外泄。本例乃雨淋受凉，寒湿侵袭经络，血凝不通，阴阳失和而致。故用活血逐瘀之法。方中当归、生地、红花、川芎，养血活血、畅通血脉；柴胡、枳壳，和解表里、理营卫不顺；牛膝、桃仁、赤芍，破瘀通络、引瘀下行；桔梗开提肺气，为诸药舟楫，载药上浮；甘草补中而调和诸药；加龙骨、牡蛎，曾其敛汗之力。全方气血兼调，调中有补，升降适度。堪称辨证、立法、遣药得当，而病愈。

育阴潜阳治疗自汗案

陈某，男，26岁，工人，1989年4月8日就诊。

自述3周前，不明原因发热，以外感治之，用解表发汗之剂效果不佳，渐致夜梦，醒来大汗淋漓，衣被俱湿。昼间困乏无力，头晕心悸。近两日，白天亦自汗不止，恶风寒。舌质红、少苔，脉虚数。

此气阴两虚，营阴外泄。

治宜：益气固表，育阴潜阳为主。

方用自拟固表育阴汤。

处方：炙黄芪30克，黄精30克，当归12克，知母9克，生地12克，地骨皮10克，生龙骨、生牡蛎各30克，浮小麦30克，玄参10克，麦冬10克，炙甘草12克。5剂，水煎服。

二诊：服药后，汗出明显减轻，余症皆减，但仍神疲乏力、头晕心悸。上方去知母，减龙牡各10克。5剂，水煎服。

三诊：服药后，精神好转，诸症消失。

按 本案自汗、盗汗，临床亦属多见，如法治之，多可获效。唯两症并见者，概取前人之方，不与化裁，效果则差。根据临床，屡遇"阴损及阳"由盗汗渐致自汗，或阳虚自汗渐致盗汗两者并见，从气阴两伤立法，以黄芪、黄精、炙甘草，益气固表；生地、知母、玄参、地骨皮，育阴清热；龙骨、牡蛎、浮小麦，收涩止汗；当归补血益阴。共奏益气固表，敛阴止汗。凡属气阴两虚自汗、盗汗并见者，以此方为基础，阴虚重用知母、生地、麦冬、地骨皮；气虚重用黄芪、黄精。多获卓效。

三仁汤治疗汗出不止案

王某，女，26 岁，1994 年 3 月 16 日就诊。

患者因长期情绪不畅，两胁膜胀，食欲不振，月经差前错后，经量时多时少，曾服中西药物治疗，但每随情绪波动而时轻时重。近几年出现阵发性手汗增多，发作频繁，两手常汗出如水洗，手掌发凉。曾用西药面搓手，用后干燥难耐，过后仍然汗出不止，手掌发凉。曾服中药多剂效果不佳。

症见：舌质淡红、苔厚腻，脉濡。自觉肢体困重不爽，脘闷，纳呆。

证属脾失健运，湿邪内阻。

治宜：健脾利湿，和胃畅中为主。

方用三仁汤加减。

处方：杏仁 12 克，薏苡仁 30 克，白蔻 10 克，厚朴 12 克，通草 10 克，半夏 12 克，茯苓 15 克，猪苓 12 克，泽泻 12 克。5 剂，水煎服。

二诊：服药后，两手汗出减少，胃脘较前舒畅，知饥思食，体倦大减。舌苔白、微厚。守原方继服。

三诊：共服药 20 余剂，汗止，诸症悉除。

按 本例手足出汗，其病因多。不外乎阴虚、阳虚、气血俱虚。阴虚、血虚者，常伴有五心烦热；气虚、阳虚者常伴有短气乏力、手足不温，本例患者，湿重之象而无虚候，属湿阻中焦。治宜健脾利湿，和胃畅中。三仁汤为治疗湿重于热的湿温证，在遇湿阻中焦之证中，常用此方加减运用。本例患者热象不显，故去竹叶、滑石之寒；加茯苓健脾固中；加泽泻、猪苓，利水渗湿。使湿邪从小便而去，湿去中阳畅达，布达四末，水湿得以运化，故汗自止而病愈。

第二十九节 消 渴

消渴是因五脏禀赋脆弱，复加情志失调、饮食不节等诱因导致的脏腑阴虚燥热，气阴两虚，津液输布失常的一种疾病。临床以烦渴、多饮、多食、多尿、疲乏消瘦为特征，以中老年人居多，病情严重者可并发心痛、眩晕、中风、麻木、痈疽等病证。

竹叶石膏汤治疗消渴案

竹叶石膏汤既有清热除烦之力。又有益气生津之效。我们常以该方加减治疗消渴，多能取效。但应去甘草之甜，条参、麦冬需用至 20～30 克，以建津生热退之功。现举临床验案。

卢某，女，54 岁，于 1980 年 3 月 19 日诊治。

患糖尿病近 3 年，尿糖经常持续在（+++）～（++++），善饥多食，头晕心悸，大渴引饮，不分热冷，每日饮水约 5000ml 以上。常服降糖之类药物，病情时轻时重，不能控制，就诊于我院。

症见：形体消瘦，面色青黑，善饥多食、大渴引饮，心悸心烦，口苦失眠，低热绵绵，大便干结，小便多，尿中带白，舌红苔黄燥，脉细数，化验尿糖（++++）。

此为胃热亢盛，伤津耗气。

治宜：清热养胃，益气生津。

处方：竹叶、粳米各12克，半夏10克，石膏、黄精、麦冬各30克，条参20克。

上方服6剂后，低热渐退，善饥多食、烦渴等症较前为轻，每日饮水3000ml，守前方继服26剂，面色由青渐转红润，烦渴已除，食量稳定，化验尿糖（+），后以金匮肾气汤加减以善其后，已参加工作。

肾气丸加减治疗消渴案1

刘某，男，36岁，农民，1987年4月15日初诊。

患者口干、口渴喜饮，尿频量多。经当地某医院诊为“糖尿病”，服中西药治疗效果不佳而来我院治疗。

症见：口干咽燥，口唇干裂，尿频，小便清长，量多。伴有头晕，目赤，心烦，手足心热，舌苔薄白，脉沉。

此为肾阴亏虚，阴损及阳，阴阳俱虚，三焦气化失职，膀胱失约而致。

治宜：滋肾壮阳，调补阴阳。

方用金匮肾气丸加味。

处方：熟地24克，山药12克，山萸肉12克，茯苓9克，泽泻9克，丹皮9克，肉桂9克，附子12克，党参20克，陈皮12克，黑栀子12克，甘草6克。5剂，水煎服。

二诊：上方服5剂，口渴好转，余症也明显减轻，守原方继服5剂。

三诊：口渴减轻，尿频明显减少。继上方3周后而病愈出院。

按 患者素体肾阴亏虚，阴损及阳，阴阳俱虚，膀胱封藏失约，根源在于肺脾肾。方用六味地黄汤滋补肾阴，肉桂、附子，益火以温肾中之阳；党参、甘草，补脾肺；陈皮理气和中；黑栀子苦寒清三焦邪火。阴阳并补，脾肾之气恢复而病愈。

肾气丸加减治疗消渴案2

秦某，男，54岁，农民，1998年3月26日初诊。

患者因高热在某医院用中西药物治疗，用抗菌消炎等药物治疗发热好转，但发现口干渴，尿多等症。经检查确诊为“糖尿病”，给服格列本脲、消渴丸治疗，血糖稍降，余症同前。停药后，诸症加重。

症见：患者口渴，善食易饥，消瘦乏力，皮肤枯燥，双下肢剧痛，步履不能。彻夜不能眠，神疲。脉弦数，舌边红苔黄。

此乃肺、脾两脏气阴俱虚，肾阴不足，燥热内盛而成。

治宜：益气养阴，清热生津。

方用肾气丸加减。

处方：黄芪40克，太子参30克，山药30克，茯苓20克，花粉30克，石斛30克，杞果20克，当归15克，黄连10克，玄参15克，生地6克，山茱萸15克。5剂，水煎服。

按 本例患者以上、中二消为重。因脾主运化，脾虚失运，精微失布，则消瘦，肤燥，困乏，筋脉失养则腿痛步艰。邪热熏肺。故用太子参配黄芪、山药、茯苓，益肺健胃而不助燥，当归、生地、枸杞子、山萸肉，滋精血，补肝肾而养筋脉；余药养阴生津而除烦渴。

肾气丸治疗消渴案

此方证所治之消渴乃肾阴肾阳俱虚所致。临床辨证中常见：小便频数量多，形寒肢冷，形体消瘦，多饮多食，腹部冷痛，舌淡苔白，脉细无力等，若在方中加入补骨脂，其效更佳。现举临床治验。

李某，女，26岁，于1976年8月21日诊治。

素体虚弱，常感腰膝酸软，身倦无力，近日体重日渐减轻，月经错后，口渴多饮，小便频数量多，后脑疼痛。

症见：形体消瘦，面色黧黑，舌淡苔白，腹部冷痛，口渴喜饮，小便频数量多，尿有甜味，脉细无力。

此为肾阳不足。

治宜：益肾温阳。

处方：熟地24克，山萸肉、山药各12克，丹皮、茯苓、泽泻各9克，桂枝、附子、补骨脂各15克。

服2剂后阳虚之证减轻，继而头晕腰酸之阴虚证出现。仍以上方减桂枝、附子各为3克，服6剂后诸症减轻，能上班工作。

六味地黄汤加味治疗消渴案

张某，女，50岁，1998年2月3日初诊。

主诉：口渴喜饮，尿量增多伴神疲乏力1年，加重1周。

现病史：患者1997年2月出现口渴喜饮，尿量增多，在当地卫生院查尿糖（++++），诊为糖尿病。给予六味地黄丸、消渴丸等药治疗。病情未能控制，近1周因劳累后出现乏力，今来我院治疗，伴见精神不振、神疲、多汗，肢体酸软，手足心热，口干欲饮，小便量多。

检查：尿糖（++++），空腹血糖12.48mmol/L，舌质红，苔薄黄，六脉弦数无力。血压140/90mmHg，心率84次/分，律齐，心脏各瓣膜听诊区无病理性杂音，双肺呼吸音清。

中医诊断：消渴（属肾阴亏虚）。

西医诊断：糖尿病。

治宜：滋肾益气，养阴清热，生津止渴。

处方：生地、天花粉各30克，山药20克，山茱萸12克，泽泻、丹皮各6克，茯苓、潞参各10克，麦冬、知母、党参、玄参各15克，地骨皮、乌梅各9克，5剂。

医嘱：①注意生活调摄；②戒烟酒及浓茶；③畅情志，起居有节；④中药每日1剂，分2次水煎服。

二诊：2月8日，患者口渴减轻，空腹血糖降至7.38mmol/L，上方加杞果20克、阿胶15克、鸡子黄3个，10剂。

三诊：2月18日，患者口渴消失，乏力、神疲、多汗、肢体酸软、手足心热均消失，食量中等，血糖降至5.13mmol/L，唯觉下肢沉困，尿少色黄，大便溏，查舌质红，苔薄黄，脉沉微。治以益气清热、健脾补肾为治。处方：生黄芪30克，白术、山萸肉各10克，山药、黄精、鸡内金、杞果各15克，黄连、阿胶各9克，鸡子黄3个。10剂。药服完后，症状皆除，体重增加2kg。全身较前有力，小便较前清亮，血糖降至5.00mmol/L，尿糖转阴。

按　糖尿病以50岁以上年龄者为多见。此期，人们生理上处于“天癸竭”、“肾脏衰”的阶段，而肾为先天之本，主藏精，寓元阴元阳。肾为真阴之脏，为一身阴液之根本，“五脏之阴非此不能滋”。若肾阳虚衰，气化无力，津液不布，则多饮、多尿随之而起。此证肾气亏虚为本，伤津耗气为标，治以注重滋肾水、益真元、治其本。养阴生津润燥以治其标。

滋阴清热治疗消渴案

方某，46 岁，工人，1989 年 8 月 6 日初诊。

主诉：烦渴多饮已半月余。

现症：烦渴欲冷饮，一日夜饮水四暖瓶，口干舌燥，尿频量多，头晕，腰膝酸软，形体消瘦。面色无华，皮肤松弛，舌生芒刺，脉沉细数。尿糖（++）。

证属肺热津伤，肾阴亏虚。

治宜：滋阴清热，生津止渴，肾固为主。

处方：粉葛根 250 克，麦冬 120 克，乌梅 60 克，北沙参 90 克，丹皮 25 克，五味子 35 克，升麻 15 克，生黄芪 30 克，天花粉 25 克，知母肉 30 克，肉桂 12 克，附子 15 克，5 剂。

二诊：尿量减少，口渴明显好转，症状缓解，舌红少津，尿糖（++）。

处方：葛根 30 克，麦冬 15 克，乌梅 20 克，北沙参 20 克，知母 10 克，五味子 15 克，升麻 12 克，生黄芪 15 克，肉桂 12 克，附子 15 克，5 剂。水煎服，每日一剂。

三诊：诸症皆除，尿糖定性（-）。为巩固疗效，改服金匮肾气丸和六味地黄丸，并嘱咐注意饮食。

随访至今，未见复发。

按 本例患者消渴属燥热偏盛，阴津亏耗，阴虚为本，燥热为标，两者往往互为因果，燥热甚则阴越虚，阴越虚则燥热越甚。病在脏腑主要在肺、脾、肾。根据滋阴养液，用粉葛、麦冬、乌梅、沙参。药物用量，根据三消的症状差别很大。肾阴亏损，尿频量多，口渴引饮，尿甜时，葛根多达 250 克，麦冬 120 克，沙参 90 克，乌梅 60 克。在配伍清热滋阴和升提，量大力专，既能迅速控制症状。多食善饥，形体消瘦，则以清胃泻火为主，滋阴为辅，滋阴养液汤用量酌减，乌梅 15 克，麦冬 18 克，沙参 30 克。烦渴引饮，肺燥津伤，重用天花粉生津清热，黄连清热降火。临床使用该方，若能掌握药物用量，临床治疗效果满意。

养阴益气治疗消渴案

郑某，男，49 岁。

1984 年 6 月 14 日因高热在某医院诊治，经化验、透析诊为“肺炎”。用青霉素、红霉素等治疗发热渐退，同时发现口干渴，尿多等症。经检查：尿糖（+++），空腹血糖 20mmol/L，诊为“糖尿病”。给服甲苯磺丁脲、降糖药等，血糖稍降，余症同前。停药 3 日，诸症加重，后来我院治疗。

症见：患者口渴，善食易饥，消瘦乏力，皮肤枯燥，双下肢剧痛，步履不能。约 30 分钟尿一次，彻夜不能眠，神疲乏力。查空腹血糖 17mmol/L，尿糖（+++）。脉虚弦而数，舌边红苔黄。

综观诸症，乃肺、脾俱虚，肾阴不足，燥热而成。

治宜：益气养阴，清热生津。

处方：黄芪 45 克，太子参 30 克，山药 30 克，茯苓 15 克，天花粉 30 克，石斛 30 克，玄参 15 克，枸杞子 20 克，当归 12 克，黄连 10 克，生地 12 克，水煎服。

服药一周后，腿痛止，不寐、神疲明显好转。服药 4 周，查空腹血糖降至 9mmol/L，尿糖（+++），诸症减轻。本方共服八十余剂，诸症明显减轻，血糖正常，尿糖转阴，体重增加。追访至今工作如常，未见复发。

按 本例患者以上、中二消为重。因脾主运化，脾虚失运，精微失布，则消瘦、皮肤干燥、乏力，筋脉失养则腿痛。阴液亏乏，燥热遂生，邪热犯胃。故用太子参配黄芪、山药、茯苓，益肺健脾且不助燥；当归、生地、枸杞子、山萸肉，滋精血、补肝肾而荣筋脉；养阴生津而除烦渴。诸药相伍而病愈出院。

第三十节　痹　病

痹病是由于感受风、寒、湿、热之邪经络痹阻，气血运行不畅，导致以肌肉、筋骨、关节酸痛、麻木、重着，或关节肿胀、变形、屈伸不利，甚者内舍于五脏为主要表现的疾病。

大青龙汤治疗热痹病案

李某，男，26岁，于1980年7月23日入院治疗。

3个月前始感双下肢麻木，关节肿胀，经检查确诊为风湿性关节炎，给予消炎及激素类药物治疗，时轻时重，治疗无效。

症见：双下肢步履困难，关节发热疼痛，腿肚时觉挛急，髋以下肿胀，膝周较著，身热无汗，口渴烦躁，舌红苔黄，脉滑数。

化验：血沉88mm/h；白细胞计数18.4×10^9/L；中性粒细胞0.86；淋巴细胞0.14。

证属寒湿外侵，郁久化热，病称热痹。

治宜：清热宣痹，疏散风寒。

处方：麻黄、杏仁、甘草各10克，石膏、白术各30克，桂枝、生姜各12克，大枣7枚。

服药5剂，热退，关节疼痛逐步缓解（化验：血沉14mm/h，白细胞计数5.6×10^9/L，中性粒细胞0.70，淋巴细胞0.30）。渐能下床跛行，诸症好转，继则出现寒象，加炮附子30克，继服15剂而愈。

芍药甘草附子汤治疗痹症（血虚寒盛型）案

此方证所治之痹证乃营卫虚衰，寒邪内侵所致。临床辨证中常见：周身疼痛，关节尤重，四肢欠温，步履维艰，腰部酸楚，舌苔淡白，脉细无力等症。以该方加减治疗类风湿关节炎加防风、木瓜，坐骨神经痛加红花、川牛膝，肩关节周围炎加桂枝，骨质增生加乳香、没药。现举临床治验。

汤某，男，72岁，1981年4月12日诊治。

患风湿性关节炎已3年，症状时轻时重，近因气候变化，周身疼痛，关节尤重，步履维艰，四肢欠濇，形体消瘦，面色青黄，腰部酸楚，舌淡苔白，脉细无力。血沉：68 mm/h。

此属营卫虚衰，寒邪内侵。

治宜：温阳益气，和阴缓急，祛风除湿。

处方：炮附子（先煎）、白芍、黄芪各30克，甘草12克，防风、木瓜各15克。

服3剂后，疼痛消失，血沉降为12mm/h，治愈后追访4个月没复发。

桂枝加附子汤治疗着痹案

汗后阴阳俱伤，阳不能温煦，阴不能濡养而导致屈伸运动不自如的症状，实际包括了筋骨关节肌肉疼痛及不舒的症状，迫使肢体屈伸不利。仲景用词谨慎，我们对每一经文之许多证既要合看又要分看，每症悉俱用此方，而此方亦可治由此病机形成的不同的症。

桂枝加附子汤对于风寒外侵，或汗出当风，寒湿之邪侵于经络流注关节所致的肿胀疼痛、难于屈伸之症用之每能取效。

但临床中尚要辨：汗出恶寒，四肢不温，疼痛缠绵，昼轻夜重，遇冷不舒，小便清白，舌白多津，脉搏沉细或沉迟等证。

方中附子温经散寒，桂枝白芍祛风活血，生姜甘草疏散培土，使寒湿祛，血脉通，阳气回，疼痛止。四肢温，屈伸利。现举临床治验。

刘某，男，32岁，于1979年6月17日诊治。

汗出当风，卧于湿地，诱发四肢关节疼痛，先后服活血祛湿药物及激素类西药时轻时重，缠绵半年余。经介绍就诊于我院。

症见：四肢关节肿胀疼痛，屈伸疼甚，气候变化加重，四肢不温，得温稍舒，汗出恶寒，面色青黄，舌白多津，脉象沉迟，小便清白，血沉：40mm/h。

此伤于风寒，又感湿邪。

治宜：温经复阳，益气祛湿。

处方：炮附子30克，桂枝、甘草、生姜各15克，白芍20克，薏苡仁、黄芪各60克，大枣12枚。

上方服3剂后，疼痛减轻，继服6剂，关节屈伸自如，四肢转温，汗出止，血沉：10mm/h。继服10剂诸症消除，临床治愈。

按 腠理不密，风寒外侵，湿邪内郁、服活血祛湿药物不效的原因也就在于阳虚正衰，四肢关节肿胀疼痛，有其四肢不温、脉沉迟、小便清的阳虚见证，辨证的关键在汗出恶寒上，故用桂枝加附子汤以温经复阳、散寒止汗，故能获效。临床体会，对于屈伸不自如之症，用大剂附子，以行关节经络曲曲之处，量小则杯水车薪，药不胜病，每治风湿所致之关节屈伸不利之症用量在30克以上为宜，若怕附子量大有中毒之弊，可宽水久煎，大剂频服，亦无忧毒之患。

通脉四逆合芍药甘草汤治疗着痹案

本方证所治之类风湿乃肝肾不足，风寒内侵，邪客关节，经络阻滞所致。临床辨证中常见：周身关节发凉，疼痛，指、膝关节尤甚，屈伸不利，心悸气短，天气阴冷病情加重，舌质紫，苔薄黄，脉弦数，若加黄芪、金银花、薏苡仁其效更佳。现举临床治验。

李某，男，51岁，干部，1984年8月16日就诊。自述患关节肿痛3个月余。先后经地县医院检查确诊为类风湿关节炎，经多方调治疗效不佳。

症见：面色无华，常有心悸气短，周身关节凉痛，指膝关节肿痛，指关节尤甚，屈伸不利。对气候变化敏感，大便干，小便赤，舌质紫暗，舌苔黄腻而燥，脉弦数而滑。

此肝肾不足，风寒内侵，邪客关节，经络阻滞。

治宜：调补肝肾，祛风理湿，温经通络，调和气血。投通脉四逆汤合芍药甘草汤。

处方：炮附子35克，炙甘草、黄芪、薏苡仁、金银花各30克，干姜20克，白芍60克，葱白3枚。

服6剂，诸关节凉痛大减，指关节屈伸自如，余症亦轻。守方继服。治疗两个月，服药57剂而愈，至今无恙。

竹叶汤治疗痛痹案

此方证所治之痛痹乃风寒闭阻，气血运行不畅所致。临床辨证中多见：肢体关节疼痛，局部发凉，得温则舒，遇寒加重，舌质淡苔薄白，脉沉细；唐谓：竹叶汤中桂枝、防风祛风散寒，附子温阳止痛，风寒祛则血脉通畅，其痛可除，临床中，附子以大量运用，每用15～30克，酌加麻黄、细辛等品，其效更佳。现举临床治验。

王某，男，27岁，1981年12月23日诊治。

身体素弱，3年前因偶受风寒，医用发表之品而致汗出，经常感冒。一个月前因气候骤变感寒，遂感身痛项强，肢体关节疼痛尤甚，双手屈伸不利，得热痛减，遇寒加重，在本地卫生院诊为风湿性关节炎，服消炎止痛及激素药物无效。用解表散寒之中药效亦不显，求治于我院。

症见：形体消瘦，身体羸弱，面色萎黄，表情痛苦，常自汗出，身痛项强，肢体关节疼痛尤甚，得热痛减，遇寒加重，查体温37.3℃，舌质淡苔薄白，脉沉细数。

实验室检查：血白细胞计数6.7×10^9/L，中性粒细胞0.70，淋巴细胞0.30，红细胞计数4.50×10^{12}/L，血沉37mm/h，血小板计数210×10^9/L。

此为风寒内侵，血脉凝滞。

治宜：祛风解表，温经散寒。

处方：炮附片、防风、桂枝、潞参各15克，细辛、竹叶各6克，葛根45克，甘草12克，生姜、麻黄各10克，大枣7枚，黄芪30克。

服药1剂，疼痛大减，身体内有蚁行感，此为风寒欲去、血脉流畅之象，继用同上，共服10剂，疼痛消失，余症均减，复查全血、血沉、血小板均在正常范围内，临床治愈。

附子汤治疗痹证（痛痹）案

痛痹因寒邪较盛，多见骨节酸胀，发凉疼痛，固定不移，得暖则舒，遇寒加重，伸曲不便；步履困艰，甚则瘫痪，气短乏力，舌淡苔白，脉沉细无力。

我们常以此方加减治疗风湿性关节炎、类风湿关节炎之骨节疼痛，属阳虚寒盛者多能收效，上肢重加桂枝，湿重者加薏苡仁，重用白术30～60克，寒湿者重用炮附子30～45克，在治疗类风湿关节炎时，加黄芪、乳香、没药等益气化瘀之品。现举临床治验。

王某，女，32岁，1981年3月27日诊治。

阴雨连绵，又居湿地，遂感四肢骨节沉困疼痛，经诊为风湿性关节炎，服激素药物。病情时轻时重，又服散寒祛风除湿等中药，症仍不解，遂来我院门诊。

症见：面色青黄，四肢骨节沉困疼痛，步履艰难，遇寒尤重，气短乏力，舌质淡苔薄白，脉沉细无力。

此属阳气虚衰，寒湿凝滞。

治宜：益气温阳，除湿通痹。

处方：炮附子、潞参、白芍、白术、茯苓各30克，细辛15克，黄芪60克。

服上方4剂，凉痛减轻，可扶杖来诊，原方继服12剂，疼痛消失，可弃杖而行，能参加体力劳动。

血府逐瘀汤加减治疗痹病案

魏某，男，56岁，2004年10月18日初诊。

右臀部窜痛，常窜及右小腿及足趾，酸胀疼痛。时如锥刺，心烦意乱，睡卧不安，经检查，确诊为“顽固性坐骨神经痛”。用中西药物效果不佳而来我院治疗。

症见：患者表情痛苦，不能起坐，右侧腰部、下肢、关节窜痛，但外无异常形征。舌质略黯滞，脉沉涩。

证属久痛入络，瘀阻不通。

治宜：活络化瘀，畅痹止痛。

处方：血府逐瘀汤加减。当归 15 克，川芎 12 克，生地 30 克，柴胡 20 克，川牛膝 15 克，枳壳 12 克，桃仁 10 克，红花 10 克，土鳖虫 15 克，赤芍 10 克，甘草 6 克。5 剂，水煎服。

二诊：服药后疼痛明显好转，能转侧，已能坐起。能下床行走自如。患者年老病久，肝肾亏损，后以壮腰健肾丸，嘱服两周。巩固疗效。追访至今未复发。

按 患者痹病日久，势必兼瘀，脉涩，舌黯滞等皆瘀血之象。用王清任血府逐瘀汤活血，但原方为治胸中瘀阻，去桔梗加土鳖虫以其病在下肢故也。活血之剂正对瘀血之证。故效卓著。

四妙勇安汤加减治疗痹病案

刘某，女，21 岁，2001 年 6 月 17 日初诊。

病史：患者因受凉水刺激引起下肢肿胀，在某医院诊断为“下肢深部静脉炎”。经治无效，而来我院治疗。

现症：体热，双下肢与足部肿胀热痛，尤以股内侧较为明显，按之痛甚，局部皮肤紫黯，周身不适，倦怠乏力，行动不便，口干口苦。舌质红、苔薄黄，脉数。

辨证：寒湿侵犯，日久化热，热毒偏盛，气血凝滞，筋脉失养。

治宜：清热解毒，活血化瘀。

处方：四妙勇安汤加减。金银花 30 克，玄参 30 克，当归 40 克，丹皮 12 克，赤芍 15 克，连翘 30 克，紫草 15 克，桃仁 20 克，红花 20 克，郁金 12 克，鸡血藤 30 克，川牛膝 18 克，甘草 30 克。5 剂，水煎服。

二诊：下肢郁热肿胀减轻，其他症状明显好转。舌质红、苔薄黄，脉数。以上方稍有增减加：生地 30 克，黄芩 10 克，5 剂，水煎服。

三诊：诸症悉退，舌、脉正常。上方去黄芩，加生卷柏。调理两个月，临床治愈。嘱忌食辛辣等刺激性食物，至今情况良好未复发。

按 患者下肢深部静脉炎，由寒湿侵袭，气血凝滞，筋脉失养，寒湿化热，热毒偏盛，《素问·至真要大论》“逸者行之”之旨，采取清热解毒，活血化瘀。投以四妙勇安汤加味。方中金银花、连翘、紫草，清热解毒；玄参、丹皮，滋阴凉血；当归、赤芍、桃仁、红花、鸡血藤，活血化瘀；牛膝引诸药直达病所。诸药相伍，使血活，瘀祛，络通，肢肿热痛自愈。

第三十一节　淋　　证

淋病是指小便频急短涩，滴沥刺痛，小腹拘急，或痛引腰腹的疾病。

五苓散治疗小便不利（淋证）案

本方证所治之小便不利乃气不化水，水湿停聚所致。临床辨证中常见：小便不利，量少而短，小便时尿道灼热涩痛，口干不欲饮，干呕或呕吐清水，舌淡，脉细缓，我们常以该方加木通、金钱草等治疗淋证所致的小便不利多能取效，现举临床治验。

赵某，男，41岁，1992年10月23日诊治。

主诉：小便不利已半年余。

患者于半年前即感小便不利，逐渐感小便时尿道灼热涩痛，多次做血常规、尿常规检查均未发现异常，服多种抗生素效果不佳，服中药（药物不详）亦无明显效果，遂来我院求治。

症见：精神委靡，表情痛苦，面色萎黄，小便不利量少而短，尿时涩痛灼热，口干不欲饮，时时干呕，自感头目眩晕，舌淡，苔白腻，脉细数。

此为气不化水，水湿停聚。

治宜：温阳化气，健脾利水。

处方：猪苓、茯苓各30克，桂枝、木通各12克，焦白术、泽泻各15克，金钱草45克。

服药2剂，尿量增加，头晕目眩，口渴症状减轻，继服上方6剂，干呕和口渴症状消失，尿道灼热涩痛减轻，又服6剂后，尿量正常，余症均消失，临床治愈。

肾气丸加减治疗淋证案

刘某，男，36岁，1997年8月16日初诊。

患者自述：小便短少，下坠热痛，初混浊，后如米泔，时有白冻。在某医院诊为“肾炎”。治疗数月效果不佳而来我院治疗。

现症：溺下白浊，头晕沉重，腰腿酸痛，饮食不佳，口苦，不饮水，心烦失眠，舌质红，苔厚腻，脉数。

辨证：湿热蕴结，气化不利。

治宜：清利下焦湿热为主。

处方：山药30克，熟地30克，菟丝子30克，益智仁9克，金樱子15克，革薢30克，黄柏15克，海金沙30克（另包），瞿麦24克，滑石30克，甘草6克，石菖蒲12克，车前子15克。

服药6剂小便好转，白浊大减。患者以上方又服药2周，诸症消失。至今未复发。

按　此案属湿热蕴结气化不利为主。酌用补肾养阴之剂，重用清利湿热，使利而不伤正，补而不留邪，清热除湿，病自痊愈。

龙胆泻肝加减治疗淋证案

张某，男，36岁，农民，1996年11月18日初诊。

患者自觉小便不畅，尿频，尿急，尿痛，会阴部胀痛。在某医院检查，确诊为“前列腺炎”，医治效果不佳，近段症状加重。排尿不畅，会阴部不适，少腹两侧坠胀，尿频，尿痛。舌质红、苔黄腻，脉象弦细而数。

此系肾阴不足，湿热下注。

治宜：滋补肾阴，清利湿热。

处方：茯苓20克，知母15克，黄柏15克，女贞子20克，玄参20克，生地30克，龙胆草12克，当归12克，车前子15克（另包），萆薢12克，瞿麦30克，萹蓄30克，甘草10克，水煎服。

服药一周诸症大减，继服上方服2周巩固疗效。追访至今未复发。

理中汤合真武汤加减治疗淋证案

许某，男，62，农民，1998年4月5日初诊。

主诉：经常小便淋漓不尽。

主诉：小便淋漓多年，经常用中西药物治疗效果不佳。近来病情加重，排尿困难，多方医治不效，而来我院治疗。

现症：面色㿠白，排尿困难，头晕腰酸，小腹胀满，食少便溏，舌质淡，舌苔薄白，脉沉细无力。

辨证：脾肾阳虚，气化不利。

治宜：扶阳温中，温通肾阳。

处方：理中汤合真武汤加减。附子12克，干姜10克，白术15克，茯苓15克，薏苡仁20克，桂枝12克，白芍15克，甘草10克。5剂，水煎服。

二诊：服上药5剂，小腹胀满减轻，小便好转，但排尿仍感无力。上方加潞参15克，黄芪30克，5剂。

三诊：服药后，食欲增加，头晕腰酸减轻，小便通畅，脉沉。继服上方5剂。

四诊：服5剂后，面色红润，诸症消失。继上方5剂以巩固疗效。

按 本例患者属脾肾阳虚。由于脾肾阳虚，膀胱气化无力。用真武汤加桂枝以温化膀胱寒水。命门火衰，脾失温助，中气不足，脾阳不运，故配理中汤加黄芪、薏苡仁以补中温阳利水，肾阳巩固而水道自通。

芍药甘草汤加减治疗淋证案1

王某，女，36岁，农民，1987年6月初诊。

患者常溺后少腹及会阴部重坠两周约半小时。舌淡苔微黄，脉弦细。

证属肝肾阴虚，筋脉失养。

治宜：滋阴缓急。

处方：芍药甘草汤加味。白芍30克，甘草12克，柴胡12克，山萸肉12克。水煎服，日服1剂。

服上方5剂后症状消失，脉沉细，以六味地黄丸巩固疗效。

按 患者病位在小腹及会阴，重坠感，脉弦细乃属肝阴虚，筋脉失养。故用芍药甘草汤补肝缓急。肝阴不足，易乘脾土，故加柴胡协甘草疏肝：补脾以缓急。因肝肾同源，故加山萸肉配白芍同补肝肾。用六味地黄丸善后。《素问·藏气法时论篇》云："肝苦急，急食甘以缓之"、"肝欲散，急食辛以散之，用辛补之，酸泻之"。故用白芍、甘草酸甘化阴以缓急，用柴胡之辛以疏散，用白芍、山萸肉之酸以养阴。

芍药甘草汤加减治疗淋证案2

牛某，男，56岁，农民。

患者长期小便不利，每次排尿需用很大力气才能排出，尿后仍有尿意。1985年4月18日来我院治疗，症见舌质淡，脉弦细，小便正常，但尿道有疼感。

此为气虚无力兼夹瘀滞。

处方：黄芪甘草汤合芍药甘草汤加减。黄芪60克，白芍30克，牛膝15克，地龙15克，琥珀粉3克（另包），海金沙15克（另包），甘草10克。水煎服，5剂。

服药后症状好转，小便顺畅。但仍气短，乏力，上方加黄芪60克，10剂。

后追访，有时劳动后发作，服上方即愈。

按 “膀胱者，州都之官，津液出焉，气化则能出矣”。患者年老气虚，气血俱虚，水道失调，瘀而化热，故而泾溲不利，且有淋痛之象。此为虚中夹实之候。故以芍药甘草汤加黄芪补其气而益阴缓急，以治其本；牛膝、琥珀、地龙、海金沙，活血通络、利水化瘀、清化湿热。琥珀、牛膝、地龙治小便淋涩，而病愈。

芍药甘草汤治疗淋证案3

齐某，男，56岁，工人，1998年6月17日初诊。

患者自述小便不利多年，每次排尿需用很大力气才能排出，尿后有尿不净感。在某医院诊断为：前列腺炎。服药效果不佳，后来我院治疗。

诊见：饮食不佳，气短无力，尿道有疼痛感。

此为气虚兼夹瘀热。

处方：芍药甘草汤加味。黄芪45克，白芍20克，怀牛膝15克，地龙12克，琥珀粉3克（另包），海金沙12克（另包），甘草10克，水煎服。

上方服10剂，小便顺畅，但气短，继上方服6剂而痊愈。追访至今未再复发。

按 “膀胱者，州都之官，津液出焉，气化则能出矣”。患者年老气虚，气化无力，水道失调，蕴而化热，故而泾溲不利，且有淋痛之感。此为虚中夹实，用芍药甘草汤加味补其气而益阴，以治其本；牛膝、琥珀、地龙、海金沙，活血通络、利水化瘀、清化湿热。用琥珀、牛膝、地龙，治其小便淋涩，使效果更佳。

金匮肾气汤加减治疗淋证案

张某，男，25岁，农民，1998年7月13日初诊。

主诉：腰痛反复发作4年，加重6日。

现病史：4年来，经常腰痛，时轻时重，劳累后加重，在当地卫生院误诊为腰肌劳损，给予壮肾健肾丸、六味地黄丸等治疗。6日前患者无明显诱因，腰部疼痛急剧发作，剧痛难忍，持续1日，经用止痛剂逐渐缓解，未出现小便中断及肉眼血尿情况。遂来我院诊治。伴见精神差，睡眠欠佳，小便频数不利，肢软乏力。

检查：B超检查：右肾集合系统分离，内有一液性暗区。直径1.3cm，内可见1.0cm×0.9cm的强光团回声，其后伴声影。提示：右肾结石伴肾盂积水。脉沉弦缓，两尺弱，舌质红苔白。血压120/80mmHg，心率74次/分，律齐，心脏各瓣膜听诊区无病理性杂音，双肺呼吸音清。右侧肾区叩击痛明显。

中医诊断：淋证（肾气亏虚型）。

西医诊断：肾结石、肾积水。

治宜：益气温肾，利湿排石。

处方：炮附子9克，茯苓、炒山药、海金砂各15克，车前子20克（包煎），山萸肉、熟地各12克，肉桂3克，川牛膝、白术各10克，金钱草30克，4剂。

医嘱：①饮食宜清淡，忌肥腻辛辣酒醇之品。②多喝水，禁房事，注意休息，调畅情志，中药每日1剂，分2次水煎服。

二诊：7月17日，患者服4剂后，腰腹疼痛明显减轻，但仍小便不利。治法：益气温肾，利湿排石。处方：上方去茯苓，加猪苓、萹蓄、泽泻各15克。7剂。

三诊：7月24日，患者自述7月23日排尿时，先觉一阵刺痛，痛不可忍，突然尿量猛增，畅利无比，自觉诸症皆失。遂嘱其B超复查，经查：未见阳性结石影像。

按 泌尿系结石病，多属中医“淋证”范畴。其病理机制由于肾虚，气化无力，水液代谢失常，水湿停留，日久化热，尿液受煎，其杂质日渐沉积，形成结石。可见肾虚乃结石形成之本。该病属于本虚标实之症，标实在于石阻气机，本虚在于肾气虚衰，阳不化气。因此，对该病的治疗，一方面用大剂量清利之品，旨在利尿排石，治病之标；另一方面，必须适当注意温阳使命火旺盛，蒸腾有力，水液代谢自可复常。同时，注意避免久服清利苦寒之品，损阳伤正之弊。

在治疗该病的过程中，除重用清利之品以外，同时嘱患者大量饮用茶水，充分憋尿，尿前跳跃，排尿时憋气用力，以加速结石排出。

萆薢分清饮加减治疗淋证案

窦某，男，28岁，1999年9月4日就诊。

主诉：小便频数涩痛3个月。

现病史：患者两年以来，自觉会阴部胀痛不适，小便频数涩痛，尿后余淋白色精液，曾在某医院泌尿性病专科治疗，用药见效，停药如故。3个月以来上症加重，服龙胆泻肝丸、知柏地黄丸及静脉滴注头孢菌素类无效，同时伴性功能下降，今来我院就诊。

现症见：后骶部酸困、会阴部胀痛，小便频数涩痛、小便后带白色精液，性功能虽有，但阳事难举，勃而不坚，触阴即泄，无法圆满完成性交。

检查：体温36.7℃、脉搏82次/分、呼吸20次/分、血压110/70mmHg，经直肠指检发现前列腺明显增大，触之疼痛，其质不硬，表面无结节，取前列腺液化验：红细胞（+），白细胞（+++），脓细胞少量。舌质暗，苔薄白，脉弦滑。

中医诊断：淋证（浊淋）。

西医诊断：慢性前列腺炎。

治宜：温肾利湿，化浊分清。

处方：萆解18克，乌药片、石菖蒲、血参、王不留行各15克，桃仁10克，当归9克，赤芍、益智仁各12克。

医嘱：避寒凉，忌酒辛辣，注意下阴部卫生，中药每日一剂，分两次水煎服。

以上方加减变化共服60余剂，尿后不见白色黏液，会阴及后骶部疼痛消失，但阳事仍不能圆满完成，伴气短、乏力、神疲、舌质淡红、苔白、脉细数无力。标证已减，兼治其本，治宜清热利湿，兼以益气补肾。处方：萆解、益智仁、石菖蒲、淫羊藿各15克，黄芪30克，当归9克，知母、乌药各12克，黄柏10克，蜈蚣3条，水煎服。

以上方为宗，继服30余剂，诸症均除，性功能恢复正常，前列腺肛门指检不增大，无压痛，前列腺液化验正常。随访一年未见复发。

按 慢性前列腺炎属于中医遗精范围。但是该病有小便频数涩痛症状，故把其化分入

"淋证"范畴。临床上分为"细菌性前列腺炎"和"前列腺病"两种，前者前列腺培养有效病菌，后者培养无致病菌，前者按中医辨证多为实证，后者辨证多为虚证，前者治宜清泄，后者治宜固摄。两者均可加入活血化瘀的药物，其目的就是增进前列腺的血液循环，促使炎症的吸收和消退，从而取得较好的临床效果。结合本案，其治疗原则是攻补兼施，标本兼治。

中医认为，肾为先天之本，藏肾阴肾阳，其中肾阳又是人体阳气的根本，对各脏腑组织起着温煦、生化作用。肾主水，全赖肾的气化作用，肾的气化正常，则开阖有度，肾的功能失调，故开阖不利，就会引起水液代谢障碍，以致水寒内停，湿浊下注，进一步阻碍肾的气化功能，导致一系列病证。肾虚往往反应在两个方面，肾为封藏之本，肾气虚弱，一则不能分清泄浊以致小便白浊，混浊不清，状如凝白如油，稠土膏糊；二则肾与膀胱相表里，肾虚则气化失权，膀胱不能约束，小便频数等。李中梓云："白为肾虚有寒，因嗜欲而得……总之心动于欲，肾伤于色，或强行房事，或多服淫方，则精气流溢，乃为白浊。"巢氏《诸病源候论》云："白浊者，由劳伤肾，肾虚故也。"

程氏萆解分清饮主要为膏淋、白浊而设。其病在下焦，是由肾气虚，湿浊下浊所致。故治宜温肾利湿，分清祛浊之法。方中萆解，利湿分清化浊为主药。《药品化义》云："萆解性味淡薄。长于渗湿，带芳亦能降下，主治风寒湿痹，男子白浊。"《本草纲目》云："益智仁，能分清祛浊。"辅以益智仁温肾缩小便。《本草拾遗》云："益智仁，治遗精虚漏，小便余沥，益气安神，补不足，利三焦，调诸气。"两药合用，则使肾气恢复，增强分清祛浊之力。因肾虚水停，阻滞下焦，方中佐以乌药温肾行气，使气行则水亦行。石菖蒲平温化浊，又能通窍为使药。活血化瘀之当归、血参、王不留行、桃仁、赤芍等可增进前列腺的血液循环，起到促进炎症吸收和消退的目的。诸药合用，使清者清，浊者降，补泻结合，药投病机，故治疗可获速效。

第三十二节 积 聚

积聚是腹内结块，或胀或痛的病证。积者有形，积块固定不移，痛有定处，病多在血分，属于脏病；聚则无形，包块聚散无常，痛无定处，病在气分，是为腑病。因为积与聚关系密切，故统称为积聚。

逍遥散加减治疗积聚案

刁某，女，36岁，1998年11月18日就诊。

患者左上腹部刺痛拒按，触之有鸡蛋大之肿块，并伴有失眠多梦、性情急躁、食欲不振等症。再某医院超声波检查报告"可探到2cm左右液平反射，可能为囊性肿物"。经医院外科检查，提出肿物稍硬不浮动，并提示有肿块。胃钡餐检查，食管、胃及十二指肠均无异常发现。经介绍来我院治疗。

患者面部淡黄，体质瘦弱，左上腹可触及一肿块，大如鸡蛋，压痛明显，拒按。舌质暗红，舌苔较黄厚，脉弦数。

此属肝脾失调，气血凝滞。

治宜：疏肝健脾，软坚化瘀。

处方：逍遥散加减。当归、白芍、柴胡、茯苓、白术、枳壳各12克，川芎9克，生牡蛎30

克，青皮12克，三棱12克，莪术12克，丹参30克。

患者服药后，自感局部疼痛减轻，精神、饮食好转。继服上方25剂，自感肿块消失，上方再服10剂，以巩固疗效。

按 本例主要由于肝脾失调，气机不畅，气滞血瘀，积久而致。用逍遥散加破积软坚化瘀散结之牡蛎、三棱、莪术、青皮、芍药，而痊愈。

桃仁承气汤治疗积聚案

单某，男，54岁，工人，1984年9月20日初诊。

病史：患者因外伤感腹部隐痛，但未介意，仍坚持工作，两日后腹痛加剧，随到某医院求治，经检查及X线检查均未发现脏器异常，给哌替啶后腹痛缓解，但药力过后腹又痛。如此反复终未除根。两个月后到某医院检查为“脾肿大”，拟做脾脏切除术，患者惧怕开刀，后来我院治疗。

现症：查患者体质尚壮，精神亦佳，唯腹部胀满，疼痛拒按，腹部可触及一个肿块，由左胁下至脐，边缘清楚，质硬。饮食不佳，大便秘而不畅。舌质紫暗有瘀点，苔薄黄干，脉象沉数有力。

诊断：积聚。

辨证：跌仆血瘀，血瘀则气滞，形成肿块，瘀久化热。

治宜：破血化瘀，佐以清热行气为主。

处方：桃仁承气汤加减。桃仁20克，赤芍15克，桂枝9克，芒硝12克，延胡索12克，甘草9克。5剂，水煎服。

二诊：服药后，大便畅通，排黑色稀便，日三四次，腹痛大减，肿块明显消退，食欲改善，继服上方5剂。

三诊：大便稀溏，苔黄渐退，腹部仍有微痛，肿块以缩小到胁下，仍以前方增减续服。

处方：党参20克，白术15克，桃仁9克，大黄6克，芒硝6克，延胡索9克，甘草9克。5剂，水煎服。

四诊：痛止块消，饮食二便正常，唯舌质稍暗，临床痊愈出院。

按 本例患者外伤后，脾脏呈瘀血性肿大，肿块从左胁直抵脐部，疼痛较甚，颇类“肥气”证。《难经·五十六难》云：“肝之积，名曰肥气，在左胁下，如覆杯……。”患者形体尚壮，腹痛有块，拒按，便干，舌质暗有瘀点、苔黄，脉沉数有力，属瘀血实证无疑，且有瘀久化热，用桃仁承气汤加减治疗。方中桃仁为君；辅以大黄、赤芍，破瘀滞泻积热；佐芒硝清热以软坚；合桂枝通经散瘀；用延胡索行气止痛；甘草缓急和中。

附子汤加减治疗积聚案

刘某，男，26岁，工人，1989年8月16日初诊。

病史：患者因常食寒冷凉食而致使胃脘胀痛，泛酸恶心，食欲减退，形渐消瘦。

症见：面色萎黄，形体消瘦。舌质紫黯，苔薄白，脉沉弦。胃脘部可触及如桃样大的可移动的团状物，触痛明显。

纤维胃镜检查：胃底有局限性充血水肿及小片状出血。胃底部黏液糊，表面稍粗糙。

辨证：中州虚寒，宿食停积。

诊断：积聚。

治宜：温中化滞，消坚破积为主。

处方：槟榔 15 克，厚朴 15 克，枳壳 15 克，三棱 15 克，莪术 15 克，木香 12 克，陈皮 12 克，白芍 15 克，焦麦芽、焦山楂、焦神曲各 12 克，附子 9 克。3 剂，水煎服。

二诊：服药后便出若枣样大之硬块，胃脘痛胀好转。舌质淡红，苔薄白，脉缓弱。X 线报告：钡剂通过顺利，胃内未见明显异常，边缘完整，无小透亮区。继上方数剂后恢复正常。

按　患者多食寒凉食物，则损伤胃气，更益食后静卧，导致食结成积，停于胃中，故曰积聚。根据《内经》“坚者消之，留者攻之，结者散之，客者除之”之旨，择三棱、莪术破积止痛；槟榔、枳壳、厚朴，行气、消积、化滞；附子祛寒，温中；焦三仙消导宿积；木香、陈皮，理气和中；白芍缓急止痛。

第三十三节　发　　热

发热是临床一常见症状，以体表温度高于正常为表现。可单独出现，但多表现在其他病证的某一阶段，外感和内伤皆可出现发热症状。

大青龙汤治疗发热案

发热之症颇多。有“壮热”、“灼热”、“恶热”、“发热恶寒”、“寒热往来”等，描述其发热程度及性质的不同，此证之发热是风寒束其表，外寒未解入里化热。

临床辨证中常见：无汗烦躁，高热寒战，肢体困痛，舌红苔黄，脉浮数，或兼见呼吸增快，痰声漉漉，咳嗽喘憋。

我们常用此方加减治疗肺炎多取卓效，但石膏需 3 倍以上于麻黄、桂枝，方可制其辛温。现举临床治验。

彭某，男，13 岁，于 1978 年 3 月 25 日诊治。

身体素健，2 日前因感受风寒遂致高热寒战，躁扰不安，经治无效，来我院诊治。

症见：高热寒战，无汗烦躁，咳喘憋闷，痰声漉漉，呼吸增快，鼻翼煽动，舌红苔黄，脉沉数。化验：白细胞计数 16.0×10^9/L；中性粒细胞 0.80；淋巴细胞 0.20；体温 40.2℃。

此属寒邪袭表，肺热内郁。

治宜：清热宣肺，解表透邪。

处方：麻黄、杏仁、桂枝、生姜各 9 克，石膏 60 克，甘草、桔梗、黄芩、浙贝母各 12 克，大枣 3 枚。

服上方 2 剂后，汗出热减，体温 38℃，白细胞计数 11.0×10^9/L，中性粒细胞 0.74，淋巴细胞 0.26，继服上方 5 剂而愈。

麻黄细辛附子汤治疗阳虚发热案

六经皆有发热，杂病亦多常见。本证乃寒邪外侵，肾阳不足，寒客脉络，阴阳相争所引起的发热。

此方证之发热临床中常兼见：低热无汗，恶寒倦卧，面色㿠白，精神委靡，口淡不渴，苔白多津，四肢欠温，脉沉细或浮而无力等症。

我们常以此方加减治疗阳虚发热，尤对年老体弱，感受寒邪，用之多能取效。实践体会：病邪在表、内夹阳虚，麻桂柴胡之方不宜解其外：入里而不深，外兼表邪，真武四逆之法不能温其内，所以此方发表温经最为合适。附子、麻黄需用9~15克为宜，临床运用甚多，从没有出现过麻黄发汗亡阳之反应，服药仅为微汗出。现举临床治验。

李某，女，49岁，1978年6月15日诊治。

患者素体虚弱，近半年来右半身似有虫行皮中感，10日前突然晕倒，舌謇语拙，右半身偏瘫，初见喉中痰鸣，给予温胆汤加味治疗，症状改善，但余留低热不退，继处小柴胡、银翘散、藿香正气散等中药和西药治疗，发热仍未好转。

症见：低热无汗，形体消瘦，面色㿠白，精神委靡，右半身偏瘫，言语不利，吐字不清，恶寒无汗，四肢欠温，口淡不渴，苔白多津，舌体右斜，脉迟细无力，血压110/60mmHg，体温37.8℃。

此为肾阳虚衰，寒客脉络。盖全身气血的运行靠阳气的推动，由于素体阳虚，寒邪外侵，导致气血凝滞，痰湿内生，用化痰祛湿之剂其湿痰稍减，但阳虚仍不能鼓气血之行，寒湿之邪留滞经络，郁发低热，用清热和解、解热等药不效的原因也就在于外不能祛其寒；内不能壮其阳。观其脉证，思仲景“少阴病，始得之，反发热，脉沉者，麻黄细辛附子汤主之”，投此方试服。

处方：黄芪30克，炮附子12克，细辛4.5克，麻黄6克，当归15克，嘱其频服。

上方服2剂，身微汗出，体温正常，出人意料的语言清楚，能自述病情，继以上方加活血益气药物调治服30余剂，能弃杖行走，生活自理，参加劳动，2年后追访一如常人。

竹叶石膏汤治疗发热案

发热之症，有外感发热、阴虚发热、阳虚发热之别，本证乃热邪伤津，阴液不足，胃有燥热，虚气上逆，故见发热之象。仲景论中虽未提及发热一证，但以药测证，临床实践，发热诚属临床常兼之证。

仲景论中论述发热之证颇多，太阳病有发热恶寒，阳明病有发热谵语，身黄发热，少阳病有呕而发热，少阴病有手足厥冷反发热，厥阴病有发热而利，在程度上有其共同点，但在病机上则有本质的区别。本证乃热邪伤阴，胃失津液，余热未清而发热。

临床辨证中常兼见：面红目赤，低热绵绵，午后加重，头晕头痛，心烦失眠，口干喜饮，得凉则舒，舌红苔薄黄，脉细数。

我们常用该方加减治疗肺结核之发热，多能取效。临床体会：竹叶用量在15~20克为宜。应酌加贝母、桔梗共组成益气生津、清热除烦、宣肺止咳之剂，现举临床治验。

张某，女，33岁，于1975年3月8日诊治。

久有肺结核病史，经常低热不退，常服抗痨药物。半月前因感受风寒，高热口渴，痰涎壅盛，经服宣肺平喘药物合并肌内注射青霉素、链霉素，热势稍退，但仍持续在37~38.5℃，解表、宣肺、平喘、退热、西药消炎合并抗痨药物，均未能使热退症解，观前服之剂，处方几经变化，仍无转机，于3月8日再次诊治。

症见：形体消瘦，两颧发红，头痛头晕，骨蒸痨热，体温：38℃，午后加重，咳嗽气喘，痰涎壅盛，心烦失眠，口苦咽干，渴欲饮水，饮食不佳，舌红苔薄黄，脉细数。脉症合参，为热邪伤津，阴虚内热，前服之剂，均伤津耗气，致使热势持续不退，竹叶石膏汤中，有益气生津之品、清热除烦之药，试投此方，以观动静。

处方：竹叶18克，桔梗、粳米各15克，生石膏45克，半夏、贝母、潞参、甘草各12克，麦冬24克。

上方服3剂后，热势稍退，头痛减轻，余症均有好转，守前方继服，先后加减服32剂，热退咳止，体温正常，肺结核病亦随之好转。

小柴胡汤治疗午后潮热案

此方证所治之午后潮热乃肝胆抑郁浮火妄动所致。临床辨证中常见：面色潮红，口若咽干，胸胁苦满，头晕心悸，午后潮热，舌苔白腻，脉滑数或弦数，若加栀子、龙胆草其效更佳。现举临床治验。

刘某，女，24岁，1978年4月15日诊治。

平时情志不遂，常头晕目眩，心悸，月经提前，近日感午后潮热，体温在37.5℃左右，身疲无力，烦躁不安。

症见：面色潮红，胸胁胀满，口苦咽干，四肢酸困，手足心汗出，舌苔白腻，小便黄，脉数。

此属肝胆抑郁，浮火妄动。

治宜：舒肝解郁，清热泻火。

处方：柴胡、黄芩各15克，半夏、生姜、龙胆草、栀子各10克，当归、白芍、甘草各12克，党参6克，大枣10枚，以上方3剂而愈。

按 肝主疏泄，今患者平素情志不遂，以致肝胆抑郁，肝脉布两胁，肝郁克脾，故胸腹胀满，胆之经脉上循咽喉，故口苦、咽干，肝胆抑郁，郁久化热，午后潮热乃作，小便黄赤则是湿热之症，头晕目眩亦为胆肝之病，主以柴胡、龙胆草清泻肝胆之热，栀子、黄芩清肺与三焦之热，半夏、生姜散逆降气，恐疏泄太过，故用参、枣、草补气和中，调和营卫，当归、白芍柔肝、补血养营，肝木调达，郁滞消散，浮火自熄，午后潮热亦除，共奏舒肝解郁、清热泻火之功。

四逆汤治疗发热案

刘某，男，36岁，农民，1998年3月21日就诊。

患者感受风寒已多日，在当地用中西药物治疗效果不佳，经介绍来我院治疗。

症见：形体消瘦，四肢厥冷，并有发热，泄泻，饮食不佳，面赤口渴喜热饮，时而燥扰不宁，舌苔黑润，脉微。

此证乃阴寒内盛，阳气衰微，阴盛格阳。《伤寒论》“少阴病，下利清谷，里寒外热，手足厥冷，脉微欲绝，身反不恶寒，其人面色赤……通脉四逆汤主治”之旨，遂投四逆汤加味。

处方：附子30克（另包先煎），干姜10克，炙甘草10克，潞参12克。3剂，水煎服。

患者服药后，自述整体症状减轻，四肢厥冷、发热明显好转，烦躁消失，但自觉全身无力、时心悸气短，诊脉仍无力，原方潞参加至30克，继服3剂。

患者服药后，脉缓发热退，渴止，苔转灰白，复诊调治，病获痊愈。

按 患者寒热真假的关键在舌苔，若苔黑而润，为内寒；苔黑而燥属内热。本例患者虽见真热，面赤，躁扰不宁，然渴喜热饮，脉微，苔黑而润，故为真寒假热，阴寒内盛，格阳于外，回阳救逆，尚恐不及。

补中益气汤治疗发热案

彭某，男，46岁，农民，1998年3月10日就诊。

主诉：患者自述持续发热年余，时周身乏力、心悸气短。

症见：患者因劳累过度而引发低热，热势时高时低，最高体温达39℃，经常持续在37.8℃，劳累过度则加重。动则汗出不止，头目眩晕，倦怠乏力，食欲不振，食后腹胀，入暮胀甚，大便时硬时溏，身体日趋瘦弱，形寒怯冷，冬季尤甚，易于感冒。

检查：面色淡白，形体消瘦，面容憔悴，皮肤不泽，气短懒言。体温 37.8℃，血压 100/50mmHg。舌淡、浮胖、有齿痕，舌苔白、滑腻，六脉虚，按之极软无力。

诊断：气虚发热。

治宜：益气健脾，甘温除热为主。

处方：补中益气汤加减。黄芪 30 克，党参 20 克，白术 15 克，当归 10 克，柴胡 10 克，升麻 6 克，龙骨 15 克，牡蛎 30 克，甘草 10 克。

二诊：服上方 6 剂，汗出明显减少，发热已退，体温降至 37.5℃，余症同前。药已奏效，仍投原方加白薇 10 克、木香 10 克。嘱服 10 剂。

三诊：服药后，出汗已止精神好转，体温降至 37.2℃，心悸气短明显减轻，尚感眩晕，便溏，口淡，腹胀。此为脾阳未复，寒湿未化。依上方减当归、白薇，加干姜 10 克、附子 10 克，继服 10 剂。

四诊：食欲明显好转，大便已成形，心悸气短、眩晕消失，体温 37℃，血压 120/70mmHg。舌质淡红，苔薄白，六脉沉缓。病痊愈，嘱其停药。随访至今未复发。

按 “有热莫攻热”，因发热原因繁多，故欲治发热，必求其本。本例以劳伤气耗、虚阳浮越为病之本。午前热甚，劳倦则加重，为气虚发热之特征。且面、舌色皆淡，倦怠乏力，食少腹胀便溏，脉虚大等为脾虚气少之主证，故属气虚发热。根据“劳者温之”、“散者收之”的原则，故以益气摄阳、甘温除热之补中益气汤加龙骨、牡蛎施治，遂收气复阳固热除之效。

附子理中丸加减治疗发热案

王某，男，65 岁，工人，1997 年 12 月 10 日就诊。

发热咳嗽已两周，用抗生素等中西药治疗效果不佳。体温白天在 39°C，早上常高达 40℃。

症见：面色晦暗，形瘦神疲，发热，时咳嗽气短、吐黄痰，口苦，喜热饮，重衣厚被，食少便溏。实验室检查：白细胞计数 18.3×10^9/L，中性粒细胞 0.88，X 线检查确诊为“左下肺炎”。舌质淡，苔黄腻，脉细。

此乃脾肾阳虚，内寒外热之证。

治宜：温肾健脾，止咳化痰为主。

处方：党参 30 克，白术 15 克，陈皮 10 克，半夏 12 克，附子 25 克，干姜 9 克，肉桂 4 克，杏仁 12 克，炙款冬花 15 克，紫菀 12 克，百部 15 克，补骨脂 15 克，菟丝子 15 克，甘草 4 克。

二诊：服药 5 剂，体温降至 38℃，咳嗽气短明显减轻，精神好转，饮食增加，大便仍溏。继服 5 剂。

三诊：体温恢复正常，咳嗽气短止，饮食明显减轻。继上方再服 5 剂。

四诊：患者检查，胸部 X 线示肺部阴影消失。原方去杏仁、炙款冬花、百部，加焦山楂、焦麦芽、焦神曲、藿香、草蔻仁各 12 克，继服 5 剂，调理而病愈。

按 患者发热咳嗽已两周，发热而喜热饮，重衣厚被；脉缓细无力，神疲乏力，咳嗽气短，食少便溏；年老体弱，实属脾肾阳虚，命门火衰之内真寒假热之证。故投以温肾健脾之剂，佐以止咳化痰，而病愈。

生脉散加减治疗发热案

胡某，男，36岁，工人，1996年8月4日就诊。

患者多日低热，久治不愈。素体较弱，容易感冒。

症见：咳嗽气短，肌肤发热，体温37.5℃，日轻夜重，烦躁失眠，手足心热，口干，食少便溏，小便黄少。舌苔黄厚，脉象细数。

此属湿热内蕴，阳虚发热。

治宜：清热化湿，育阴退烧为主。

处方：太子参20克，玄参15克，生地15克，麦冬12克，知母12克，黄芩12克，丹皮12克，地骨皮9克，陈皮12克，茯苓12克，连翘15克，厚朴12克，甘草6克。水煎服。

二诊：服上方5剂，咳嗽气短明显减轻，舌苔黄厚减退，体温降至37.2℃。按原方继服5剂。

三诊：服药后诸症好转。上方去厚朴，加金银花15克、玉竹15克。再进5剂而病愈。

按　患者低热原因由外感、内伤之别。外感者，多由表邪不解，营卫失和所致；内伤者，多为阴、阳、气、血不足，或阳浮而发热，或由气滞，或由血瘀，或由痰浊内蕴而至。其临床表现初多隐而不显，易被忽视，待到难耐之时，方来求医，若询其原因，则多不能言明。遂致辨证不清，治疗难合法度，徒使病迁延不愈。

小柴胡加生石膏治疗发热案

孙某，男，35岁，2004年12月20日诊治。

患者6日前受凉后出现发热体温39℃、恶寒等症状。在附近诊所诊治，给予退热抗感染等对症治疗后，发热减轻，但体温降至37.8℃不再下降，口干渴咽痛。加服银翘解毒丸等药，发热不减，特来求诊。

症见：口干渴咽痛，偶咳黄痰，晨起刷牙时干呕，不恶寒，口苦纳差，大小便正常舌质淡红，舌苔薄白，脉弦细数。

证属外感病邪不解，传入半表半里，兼以里热。

治宜：和解少阳兼清里热。

处方：柴胡18克，黄芩12克，清半夏12克，党参9克，炙甘草6克，生石膏30克，桔梗12克，山豆根9克，生姜5片，大枣2枚。

患者服用2剂后发热症状消失，咽痛亦明显减轻，又服用1剂，诸症消失。

第三十四节　血　　证

血液不循经而行，溢出于经脉之外而出现的异常出血情况，称为血证。据出血部位的不同可分为咯血、吐血、便血、衄血等。

桃花汤治疗血证（吐血）案

此方证之吐血乃中阳虚衰，阴寒内盛，统摄无权，血不循轨所致。

临床辨证中常见：呕吐频作，血色暗淡，胸腹发凉，得暖则舒，大便溏薄，精神委靡，舌淡苔白多津，口淡不渴，脉沉迟无力等证。

我们常以该方加减治疗胃溃疡和食管静脉出血，病机属中焦虚寒者多能收效，干姜，以15～30克为宜，酌加三七参，呕甚加半夏，正虚加人参。现举临床治验。

刘某，男，65岁，1981年5月11日诊治。

素有胃溃疡病史，常胃中嘈杂吐酸，腹痛隐隐，饱轻饥重，大便溏薄，每日五七行，患者素喜饮酒，咳痰清冷，服西药病情时轻时重，泻痢时作时止，曾在我院服中药乌梅汤、补中益气等方均未见效，5日前饮酒后致胃痛突然发作，泄泻清稀，吐血不止，色呈暗淡，面色苍白，经静脉滴注抢救后泻泄稍减，但吐血仍不止，邀唐祖宣诊治。

症见：面色苍白，精神委靡，泄泻清稀，日3～5行，阵发性吐血，色呈暗淡，腹痛绵绵，胃中觉冷，不欲饮食，舌淡苔白多津，口淡不渴，脉沉细无力。

此属中焦虚寒，统摄无权，血不循轨，上溢而吐血。

治宜：温肾健脾，涩肠止血。

处方：赤石脂、黄芪各30克，干姜15克，粳米60克，潞参20克，三七参15克（冲服）。

上方服1剂，吐血量减少，腹痛减轻，3剂时吐血止，上方去三七参加白术15克、半夏12克，6剂后吐泻止，继以益气健脾之剂调治而愈。

黄土汤治疗吐血案

此方证之吐血乃肾虚失纳，脾不统摄所致。

临床辨证中常见，面色萎黄，四肢欠温，吐血暗紫，舌质淡苔薄白，脉沉细迟等症。

我们常以该方加减治疗溃疡病出血、食管静脉破裂出血、慢性肥厚胃炎吐血。气虚加黄芪、潞参，色呈紫暗加三七参、大黄，干姜每用6～12克，多能取效。现举临床治验。

张某，男，45岁，1979年4月2日诊治。

有胃溃疡史已3年，经常吐血。今晨患者起床后即感恶心，胃痛不舒，旋即吐血约500ml，急用卡巴克络、苯巴比妥、维生素K肌内注射，内服三七参、云南白药，两小时后又吐血100ml，急邀诊治。

症见：面色苍白，四肢不温，胃中嘈杂，体倦神疲，头晕目眩，吐血色呈咖啡样，舌质淡苔薄白，脉沉细无力。

证属脾肾阳虚，不能摄血。

治宜：温肾健脾，养血止血。

处方：灶中黄土30克（先煎澄清，用其水煎药），阿胶（烊化）、生地各15克，白术、附子各12克，黄芩、白芍各9克，三七参（冲服）、甘草各3克，嘱其少量频服。

当时服药后又吐血数口，嘱其继续服用，次日再诊，吐血减轻，又服3剂，吐血止，后以调理脾胃之剂以善后，追访至今未复发。

黄土汤治疗皮下瘀斑案

此方证之皮下瘀斑乃脾肾阳虚，摄纳无权，溢于肌肤所致。

临床辨证中常见：面黄体瘦，四肢欠温，皮下瘀斑，色呈紫暗，舌淡苔白或有瘀斑，脉沉弱无力。

常以该方加减治疗过敏性紫癜、血小板减少性紫癜、红细胞增多症后期皮下瘀斑，血虚加当归，增地黄、阿胶之量；气虚加黄芪、潞参；兼瘀者加三七参以止血活血。现举临床治验。

屈某，男，58岁，1981年1月1日诊治。

1980年11月因高热不退住院治疗，经治好转，因年老体弱，病情反复，体温持续在37.5～38.5℃，身出瘀血斑点，就诊于我院。

症见：面黄体瘦，舌质淡，苔白多津，头痛眩晕，恶寒身倦，周身疼痛，四肢欠温，少腹疼痛，大便溏薄，色呈暗紫，肩、臂、胸、腋下、腰、髋部有大片皮下瘀血紫斑，脉象缓，体温：37.5℃，血压180/120mmHg。实验室检查：血红蛋白100g/L，红细胞计数3.8×10^{12}/L，白细胞计数11.0×10^{9}/L，中性粒细胞0.74，淋巴细胞0.26，血小板计数72×10^{9}/L。

此阳气不足，脾失统摄。

治宜：温阳健脾，益气养血。

处方：灶中黄土（先煎澄清，用其水煎药）、白术、生地、阿胶（烊化）、黄芪各15克，黄芩、炮附片各10克，炙甘草3克。上方服5剂，体温转向正常，皮下瘀斑吸收，沉着发黄，诸症均减轻。

上方加减继服10剂后，大便正常，瘀斑完全消失。复查：血红蛋白130g/L，血红细胞计数4.80×10^{12}/L，白细胞计数9.0×10^{9}/L，中性粒细胞0.78，淋巴细胞0.22，血小板计数138×10^{9}/L，临床治愈。

黄土汤治疗便血案

此方证之大便下血乃阳气不足，脾气虚弱，统摄无权所致。

临床辨证中常见：面黄体瘦，口唇淡白，四肢厥冷，大便下血，缠绵不愈，舌淡多津，脉沉弱等症。

我们常以该方加减治疗消化道出血之便血，痔疮下血。若肠道出血者去黄芩，加大黄、干姜。现举临床治验。

陈某，男，45岁，1980年7月10日住院治疗。

幼年因患痢疾经久不愈，1957年夏因工作劳累又致脱肛。3年前由于神目滞呆，记忆减退，满面皱纹，化验血脂胆固醇高达12.41mmol/L。经常大便下血，严重脱肛，入院治疗。

症见：面色苍白，满面皱纹，神情呆滞，舌淡苔白，舌质裂皱，四肢发凉，大便下血，腹部冷痛，脱肛，脉沉弱无力。血红细胞计数5.20×10^{12}/L，白细胞计数6.2×10^{9}/L，中性粒细胞0.76，淋巴细胞0.24，血小板计数96.0×10^{9}/L，胆固醇12mmol/L。

此属脾肾阳衰，血虚不固。

治宜：温阳健脾，养血止血。

处方：生地24克，阿胶15克（烊化），白术、甘草、黄芩各12克，炮附片10克，灶心黄土60克（先煎澄清，用其水煎药）。

上方服5剂，大便下血好转，10剂后，便血完全消失，脱肛明显减轻。经查：血红蛋白135g/L，血红细胞计数5.40×10^{12}/L，白细胞计数7.8×10^{9}/L，中性粒细胞0.74，淋巴细胞0.26，血小板计数120×10^{9}/L，胆固醇3.88mmol/L，继服原方60剂，脱肛治愈，胆固醇保持在正常范围内。

四逆汤治疗痔血案

此方证所治之痔血乃肝肾亏虚，阳气不振，血不归经，游溢脉外所致。临床辨证中常见：下血不止，大便不畅，膝腰酸软，心悸自汗，苔白无华，舌淡苔薄白，脉沉细无力，若加金银花炭、黑地黄、丹参等，其效更佳。现举临床治验。

刘某，男，28岁，1986年9月16日就诊。

自述其患痔疮3年，经多方治疗，未获效果。此次探亲回里，受某乡医盲目手术，致使痔疮出血不止，险些送命，后送医院抢救而脱险。但仍下血淋漓不止。

症见：面色㿠白无泽，形体消瘦，眩晕，腰膝酸软，心悸自汗，纳差食少，大便不畅，下血不止，小便利，舌淡瘦、苔薄白，脉沉细无力。

此乃肝虚肾亏，阳气不振。而致血难归经，游溢脉外。

治宜：养肝固肾，壮阳益气，引血归经。

投四逆汤加味。

处方：炮附片（另包先煎）、金银花炭、干姜各30克。炙甘草、黑地黄各15克，丹参9克。服方2剂，下血即止，余症亦轻。药切病机，不予更方，上方续服3剂告愈。3个月后随访良好。

己椒苈黄丸治疗咯血案

本方证所治之风湿性心脏病咯血乃腑气不通，肺失宣降，水留邪郁寒热错杂所致之咯血。临床辨证中常见：咳喘气急，咯吐鲜血，心悸，口舌干燥，小便短赤，舌苔黄腻，脉促无力。咯血者重用大黄，兼气虚者加潞参，兼阳虚者加附子、干姜。现举临床治验。

吕某，女，70岁，1975年3月20日诊治。

心悸，喘息气急，咳嗽咯血8年余，痰中常带血丝，若劳累复感寒邪后，触发咳喘加重，多咯吐鲜血。

症见：面色苍白虚浮，咳喘气急，咯吐鲜血，心悸，口舌干燥，小便短赤，大便秘结5日未行，舌苔黄腻，脉促无力。

此乃肠道腑气不通，肺失宣降，水留邪郁，久咳伤络则咯血。属寒热错杂之证。

治宜：清热通腑，回阳固正，兼以止血化痰。

处方：防己9克，干姜、炙甘草、炮附片各12克，葶苈子、椒目、大黄各6克，三七3克（冲服），茯苓30克。

上药浓煎频服，第2日咯血减轻，唯痰中仍带血丝，余症均减，上方又服4剂咯血止，咳喘亦减，后以益气养血之品以善其后，喘咳咯血均愈。

第三十五节　厥　　病

厥病是由于阴阳失调，气机逆乱所引起的突然昏仆，不省人事，或伴颜面苍白、汗出、四肢逆冷为主要表现的疾病。轻者在发病后一般短时间内苏醒，醒后无偏瘫、失语和口眼歪斜等后遗症，但病情严重者，则昏厥时间较长，甚至死亡。

四逆加人参汤治疗厥病

四肢厥逆者，四肢冰冷过肘膝之症也。伤寒论中论述此症病因颇多，有寒厥热厥之分。热厥者，阳气独亢，热邪深伏，阳气郁结，不得通达于四肢，虽四肢厥逆，而胸腰灼热，烦躁不眠，甚则神昏谵语，或恶热日渴，舌干苔燥，脉沉实有力等症。本证四肢厥逆乃阳气衰微，阴液内竭，不能通达四肢所致。

临床辨证常兼见：四肢厥逆，无热恶寒，精神委靡，渴喜热饮，脉沉迟或微细欲绝等症。

我们于临床以此方加减治疗心脏疾病和血栓闭塞性脉管炎、动脉栓塞、雷诺病等外周血管疾病所致的四肢厥逆，服后多能四肢转温，用附子15～30克、干姜9～15克为宜。

赵某，男，51岁，于1974年8月12日诊治。

久有头晕、心悸、心前区闷痛病史，因情志不舒和气候变化频繁发作，多次晕倒，多次输氧以缓解症状，常用右旋糖酐40和能量合剂治疗，并必常随身携带亚硝酸甘油等药物以缓解心绞痛症状，半年前并发下肢麻木、厥逆、疼痛、色苍白、动脉搏动消失，经中山医学院检查确诊为冠状动脉粥样硬化性心脏病和血栓闭塞性脉管炎。经介绍入我院住院治疗。入院后先后服益气温阳、活血化瘀药物，症状缓解，由于情志不舒加之因骤然降雨，气温降低，突然晕倒。

症见：四肢厥逆，面色苍白，舌淡苔白，呼吸微弱，精神委靡，两目乏神，冷汗淋漓，血压：80/50mmHg，脉细数无力，130次/分。

此属阳亡津脱。

治宜：回阳救逆，益气生津。

处方：炮附子、干姜、炙甘草、红参各15克，五味子12克。

上方急煎，浓汁频服，半小时后四肢转温，汗止阳回，血压90/60mmHg，休克纠正，继用上方加黄芪30克，25剂后下肢温度明显上升，心前区疼痛减轻，亚硝酸甘油、双嘧达莫已停服，又以上方加减服用32剂，心前区、双下肢疼痛消失，四肢温度正常，双下肢胫后动脉微能触及，血压恢复到110/70mmHg，临床治愈出院。

常以此方加味治疗循环系统疾病，辨其病机为阳衰阴竭所致的脉沉、脉微、脉沉微，脉微欲绝或脉细数无力之证可投此方治之，尤其血栓闭塞性脉管炎、雷诺病、急性动脉栓塞等疾病所致的脉搏消失或变细，投之多能获效。现举临床治验。

毕某，男，45岁，于1979年8月11日诊治。

原有心悸慌跳，关节疼痛病史，经地区医院检查确诊为风湿性心脏病，因盛暑劳动，汗出过多，突发左脐腹部疼痛，胸闷气短，双下肢剧烈疼痛，发凉，下肢紫绀苍白间见，当时护送我院就诊。

症见：面色苍白，剧痛眉皱，舌质淡多津，心悸慌跳，四肢逆冷，脉促无力，110次/分，血压90/60mmHg。

双下肢苍白、发凉、剧痛不能行走，双足背、胫后、腘动脉搏动消失，股动脉搏动微弱，下肢血压测不到。

诊断：脱疽（心源性动脉栓塞）。

此心阳衰微，瘀阻脉络。

治宜：回阳救逆，益气活络。

处方：炮附子、干姜、炙甘草，红花各15克，潞参、黄芪、桂枝各30克。

二诊：8月25日，服上方10剂，下肢疼痛明显减轻，温度上升，夜能入眠，心悸慌跳已得改善，汗止阳回，肤色红润，血压随之上升，100/60mmHg。

共服药26剂，下肢痛基本消失，已无心慌气短，双下肢腘动脉能触及，胫后足背动脉仍无，趾端仍有缺血体征，已能参加轻体力劳动。

按　此案由于就诊及时，用药对证，使腘动脉恢复，血液循环好转，避免了肢体坏死，一年后追访，参加体力劳动。

乌梅丸治疗蛔厥案

本方证所治之蛔厥乃阴邪化寒之证。临床辨证中常见：心中痛热，呕吐酸水，四肢厥冷，冷汗淋漓，疼痛发作有时，舌淡多津，脉沉细数。现举临床治验。

张某，女，37岁，于1976年9月14日诊治。

右上腹疼痛十余日，恶心呕吐，发作有时，误以脾胃虚寒论治，投以温中散寒之品，其病不减，疼痛更甚，冷汗淋漓，四肢欠温，又吐蛔一条，就诊于唐祖宣。

症见：形体消瘦，面色青黄，右上腹痛如刀绞，休作有时，呕吐酸苦水，心中痛热，舌苔黑有津，冷汗淋漓，四肢厥冷，脉沉细数。

此乃厥阴阴邪化寒，蛔厥之证。

治宜：温脏安蛔。

处方：乌梅24克，细辛、蜀椒各4.5克，黄连、干姜各9克，炮附子、桂枝、潞参、黄柏、当归各6克，槟榔15克，2剂。

上方频服，呕吐止，腹痛减，汗止，四肢转温，但大便不畅，继服上方去黄柏，加大黄9克，服后大便畅通，3剂而愈。

按 蛔厥之证，由于脏寒不利蛔之生存，蛔性喜温，避下寒而就上热，蛔上入膈腰胃受扰，痛呕并作，阳气衰微，故汗出逆冷，津血耗伤则脉沉而数，心中痛热，此寒热错杂之证，但总源于蛔上扰膈所致，用乌梅酸可制蛔，细辛、蜀椒辛可驱蛔，黄连、黄柏苦可下蛔，使蛔得酸则静，得辛则伏，得苦则下，共成温脏驱蛔，补虚扶正，上火得清，下寒得温，故能获效。临床应用时由于大便不畅，加大黄以通其腑实，使入膈之蛔泻之于下。故能取效。临床中若厥逆烦躁重者，重用附子、干姜、人参。呕吐重者重用黄连、干姜。

阿胶鸡子黄汤加减治疗痉厥案

刘某，女，26岁，工人。患者1997年因长期患病医治无效而来我院治疗。

症见：形体消瘦，面容憔悴，心境愁忧，夜头晕目眩，梦多。时发昏仆，时片刻苏醒。昏倒时，四肢抽搐，手足逆冷，口无涎沫，醒后，头汗淋漓，周身不适。食欲不佳，口渴喜饮。月经经常数月一次，经来点滴。舌质红、少苔，脉象细数。

诊其病症，此乃营血亏虚痉厥为患。

治宜：养肝宁神潜阳为主。

处方：熟地24克，麦冬12克，阿胶12克，炙甘草8克，茯神12克，龙眼肉12克，小麦12克，鸡子黄3枚，木瓜15克，白芍12克，牡蛎20克，女贞子12克。3剂，水煎服。

患者服药后，自觉症状明显好转，以后用本方调理3个月而病愈。

按 患者常忧郁感伤而发，屡发昏仆，实属抑郁不解，营血暗耗为患，心营虚弱则神气浮越，肝血内亏而风阳冒动。按“厚味填之，甘味补之，酸以收之，咸以潜之”。方中生地、麦冬、阿胶、炙甘草，以滋养营血；茯神、龙眼肉、小麦、鸡子黄，以宁心安神；木瓜、白芍、牡蛎、女贞子，用以柔肝潜阳。且患者又能谨遵医嘱宽其胸怀，怡其情志，本病得以病愈。

第三十六节　疟　疾

疟疾是由于疟邪侵入人体，伏于少阳，出于营卫，正邪交争所致的疾病。临床以寒战壮热、头痛、烦渴、汗出热退、休作有时为主要临床表现。

小柴胡汤治疗疟疾案

本方所治之证乃恶寒发热，发作有时，胸胁苦满，不欲饮食，肢体酸困疼痛，舌黄多津，脉滑数。为邪在半表半里之少阳证：治疟疾者加常山、草果其效更佳。现举临床治验。

祁某，男，38岁，1977年8月15日诊治。

涉雨工作，感受寒湿，继而恶寒发热，恶心呕吐，服藿香正气丸略有好转：时交秋令，天气骤然转凉，复感风寒之邪，即恶寒发热，休作有时，每日午后发作，恶寒时浑身发抖，加被不温，继则发热汗出，口苦，咽干。

症见：面赤，发热恶寒，身汗出则热退，四肢酸困疼痛，胸胁满闷，不思饮食，亏苔黄腻但多津，脉滑数。

此病在半表半里，邪入少阳之证，内夹痰湿之邪。

治宜：和解少阳，除痰截疟。

处方：柴胡24克，半夏、黄芩、党参各15克，生姜、甘草、大枣各12克，常山6克，草果9克。

上方服后少倾即吐，胸闷减轻，恶寒发热止，但觉身疲无力，继服上方去常山、草果，加竹叶9克、石膏15克，3剂而愈。

按 涉雨工作，湿邪内侵，伏于半表半里，以藿香正气丸仅能奏效一时，正交秋令，复感风邪，与内伏之湿邪相合，疟疾乃作。本证以寒热往来，休作有时，口苦咽干为其主症。遵仲景“口苦、咽干、目眩”，“往来寒热……小柴胡汤主之”之训，法古人“无痰不成疟”之说，以小柴胡汤解少阳半表半里之邪，常山破积除痰，草果温脾化痰，共组成和解少阳、除痰截疟之方，故一剂疟除。后见余热未除，以清热之品而获效。

茯苓四逆汤治疗三阴疟疾案

本方证所治之三阴疟疾乃阳虚欲脱所致。临床辨证中常见：四肢厥逆，六脉沉微，牙关紧闭，不能言语等，此为阳虚欲脱之重症，需急煎频服，若下利重加赤石脂其效更佳，现举临床治验。

马某，女，82岁。

久患疟疾，触邪而发，六脉沉弦，寒热往来，发作有时，发则高热谵语，胸满闷而痛。曾用大柴胡汤治疗，服后下利虚脱，急请抢救。

症见：虚脱，倒卧于地，面色脱落，下利黑粪满身，牙关紧闭，不能言语，仅有微息，六脉沉微欲绝，四肢厥逆。

处方：茯苓30克，炮附子24克，炮干姜、人参、甘草各15克。

上方急煎服之，1剂泻止足温，能言气壮，六脉来复，继服3剂，其症亦随之而愈。

第三十七节 虚　　劳

虚劳是多种原因所致的久虚不复的一种慢性虚弱性疾病的总称。以脏腑及气血阴阳亏损为主要病机。

竹叶石膏汤治疗虚羸少气案

虚羸少气者，虚弱消瘦，少气不足以息之象也。

汗吐下后，胃阴受损，久病失治，邪留肺胃，高龄之人，误治延治，皆可导致虚羸少气之证。

临床中虚羸少气病症颇多，胃阴不足，脾胃虚弱，肝阴不足，肾阳虚衰，心悸自汗等证，都可出现身体瘦弱，少气不足以息。如脾胃虚弱的虚羸少气必兼有身困乏力，食纳欠佳，舌淡苔白，脉沉细等一系列脾阳虚弱之象。此病虽呈虚弱消瘦之体，但必以阴虚为本。

临床此方证之虚羸少气常兼见：头痛发热，两颧发红，渴欲饮水，发热汗出，心烦少气，饮食欠佳，舌红无苔，小便短黄，脉细数或虚数等症。

此方益气生津、清热养阴，临床体会：潞参用量需15～20克，以增强益气之力，石膏须3倍以上于半夏，方可制其辛燥，现举临床治验。

朱某，男，68岁。1980年2月18日诊治。体质素虚，4日前天气变化衣着不慎而致感冒、头痛、发热，经服解热镇痛药物汗出热退，症状缓解，次日发热又作，服药后汗出热退，似此反复发作3次，体温持续在38.5℃上下。

症见：形体消瘦，气短乏力，低热绵绵，午后加重，胸满而喘，心悸自汗，口苦咽干，不思饮食，两颧发红，舌红无苔，脉细数。

此属热邪伤津。

治宜：益气清热，和胃宽胸。

处方：竹叶、半夏、潞参各15克，麦冬30克，甘草、枳壳各12克，粳米20克，生石膏60克（布包先煎）。

上方服4剂后，热势稍减，查体温37.5℃，知饥索食，口苦咽干亦减。继服上方3剂，体温降至36.5℃，临床治愈。

大黄䗪虫丸治疗虚劳案1

牛某，男，26岁，1986年7月4日上午就诊。

患者自述两个月前发热，出血。经某医院骨髓穿刺，骨髓血常规符合再生障碍性贫血。曾输血、中西药物治疗，病情日趋严重。每日午后高热40℃，寒战，咯血，鼻出血，尿血，大便出血。检查：患者面色苍白，舌质淡，全舌溃烂出血，四肢、胸腹部均有瘀血斑。脉细弦数。体温38.5℃。查周围血常规：血红蛋白25g/L，红细胞计数0.82×10^{12}/L，白细胞计数0.4×10^{9}/L，血小板计数15×10^{9}/L，网织红细胞0.024。

诊断：虚劳。

辨证：热毒入营血。

治宜：祛瘀生新，清热凉血解毒为主。

处方：大黄䗪虫丸合清瘟败毒饮加减。生石膏60克，知母12克，生地24克，黄芩10克，黄连6克，连翘12克，栀子9克，大黄3克，土鳖虫15克，丹皮10克，赤芍15克，玄参10克，重楼15克，淡竹叶10克，桔梗12克，犀角3克（锉末，另煎）。每日一剂，分4次服。

服上方5剂后，热退，血止，随症加减续服。4个月后复查周围血常规：血红蛋白130g/L，红细胞计数38×10^{12}/L，白细胞计数5.7×10^{9}/L，血小板计数120×10^{9}/L。患者到外地多家医院检查，一切正常临床治愈。随访至今，一切正常。

大黄䗪虫丸加减治疗虚劳案 2

刘某，男，14 岁，2002 年 6 月 17 日初诊。

患者两个月前发热，出血。在某医院骨髓穿刺，诊断为再生障碍性贫血。曾用输血、中西药物治疗，病情日趋严重。每日午后高热 39.5℃，寒战，咯血，鼻出血，尿血，大便出血。检查：患者面色苍白，舌质淡、全舌溃烂出血，四肢、胸腹部均有瘀血斑。脉细弦数。体温 39.5℃。查周围血常规：血红蛋白 25g/L，红细胞计数 8.2×10^{12}/L，白细胞计数 0.3×10^{9}/L，血小板计数 15×10^{9}/L，网织红细胞 0.024。

诊断：虚劳。

辨证：热毒入营血。

治宜：祛瘀生新，清热凉血解毒为主。

处方：大黄䗪虫丸加减。生石膏 60 克，知母 12 克，生地 24 克，黄芩 10 克，黄连 5 克，连翘 12 克，栀子 9 克，大黄 4 克，土元 12 克，丹皮 10 克，赤芍 10 克，玄参 10 克，淡竹叶 12 克，桔梗 3 克，犀角 3 克（另煎）。每日 1 剂，水煎服。

按　服上方 5 剂后，热退，血止。小其量，随症加减续服。数月后复查血常规：血红蛋白 130g/L，红细胞计数 38×10^{12}/L，白细胞数 5.7×10^{9}/L，血小板计数 120×10^{9}/L。临床治愈，随访至今，一切正常。

肾气丸加减治疗虚劳案

闻某，女 18 岁，学生，1992 年 4 月 16 日初诊。

症见：面色萎黄，身热心烦，手足发热，时有鼻衄，舌红、少津，脉细数。经某医院检查诊断为“再生障碍贫血”。服中西药效果不佳，来我院治疗。

诊断：虚劳。

辨证：阴虚内热，血热妄行。

治宜：滋阴清热，凉血止血。

处方：生地 15 克，丹皮 12 克，白茅根 30 克，紫草 6 克，仙鹤草 20 克，山药 15 克，山茱萸 10 克，茯苓 12 克，黄芪 30 克，水煎服。

服药 20 剂，鼻血止，继服上方 3 个月后随访，精神好转，面色红润，检查血常规：各方面都基本恢复正常，追访至今未复发。

按　本病属阴虚内热、阴液亏损，故身热心烦，手足发热，鼻出血。根据“急则治标，缓则治本”的原则，生地、丹皮、白茅根、紫草、仙鹤草，滋阴清热，凉血止血；山药、山茱萸、茯苓、黄芪，补肾益气，久服数月，滋阴补肾，养阴生津，阴液补而病愈。

麦门冬汤加减治疗虚劳案

赵某，男，52 岁，工人，1989 年 11 月 26 日初诊。

患者因两次外伤大出血而身体虚弱，在某医院治疗效果不佳而来我院治疗。

症见：精神委靡，视物昏花，呼吸微弱，形体消瘦，下肢浮肿。几日来饮食不佳，大便难，小便短少。舌质红、苔白无津，脉细弱。

患者气阴两伤，元气虚弱。

治宜：益气生津养阴复脉为主。

处方：西洋参12克（先煎），麦冬20克，五味子12克，黄芪20克，金银花30克，蒲公英30克，郁金12克，石斛20克，当归12克，陈皮6克，水煎服。

二诊：上方服5剂，神志清，精神好转，饮食稍有改善，继服上方5剂。

三诊：饮食渐增，大便已解，小便好转，下肢微浮肿，舌质红润，脉象虚弱。患者服药后，元气虽补，但余邪未清，当以养阴益气活血化瘀为主，上方加丹皮、赤芍各10克，继服。

四诊：上方服10剂后，下肢浮肿消失，小便通利，但口舌咽干，舌红润、苔少，脉细弱，治宜益气养阴，调理善后，痊愈出院。

按 本病精神委靡，呼吸衰微，脉虚大，系元气虚弱；舌红无津，为阴液亏损不能上呈；以扶正养阴，用生脉加金银花、蒲公英以清热养阴解毒，乃元气恢复，用益气活血，使正气补，阴液得充而病愈出院。

桃仁四物汤加减治疗虚劳案

王某，女，39岁，工人，1986年9月12日就诊。

患者因产后失血过多导致眩晕，心悸，失眠多梦，健忘，少腹疼痛，闭经，带下。并伴见毛发脱落，恶心呕吐，食欲不振，畏寒肢冷，精神委靡。在当地用中西药物治疗效果不佳，病情时轻时重，经介绍来我院治疗。舌质黯淡、苔薄白，脉沉细。

证属心、肝、肾阴精亏虚，虚中兼血瘀。

治宜：滋阴养血化瘀为主。

处方：生地、熟地各25克，生首乌、熟首乌各25克，当归、赤芍、香附、旱莲草、玄参各15克，桃仁、红花、柴胡各10克，夏枯草25克，藿香12克，水煎服。

二诊：服上药5剂，腹痛明显减轻，带下减少，食欲增加，唯口干。舌质黯，苔薄白，脉沉细。肝气已舒，仍阴虚血瘀。上方去柴胡、夏枯草，加玄参至25克，麦冬15克以滋阴养液；加红花至15克，凤仙草30克，鸡血藤30克，以助活血。

三诊：患者服上方20剂后，以上症状明显好转，自述月经以来，毛发渐生，余症恢复正常。

按 本病属中医虚痨之范畴，其因颇多。本例患者因产后失血过多，导致心、肝、肾三脏精血亏损，血虚血瘀，症现毛发失荣、闭经、眩晕失眠、多梦等症。发为血余，心主血，肝藏血，肾藏精；精足则血旺，毛发润泽。患者精血大亏，血虚而瘀，毛发失荣而落。用地黄、首乌、旱莲草、玄参，大补肝肾以生精血；柴胡、香附、夏枯草，疏肝理气；当归尾、赤芍、桃仁、红花、凤仙草、鸡血藤，活血化瘀而生新血。精充血旺，气血调和，毛发荣泽，月经复来，而病痊愈。

龙胆泻肝汤加减治疗虚劳案

周某，男，34岁，1996年4月8日初诊。

患者因感染住某医院，诊断为“再生障碍性贫血及肾炎”。两年来虽经连续输血，用中西药物治疗效果不佳而来我院治疗。检查周围血常规：血红蛋白30g/L，红细胞计数0.84×10^{12}/L，白细胞计数2×10^{9}/L，中性粒细胞0.28，淋巴细胞0.7，单核细胞0.02，血小板计数10×10^{9}/L，网织红细胞0.006。检查：患者颜面苍白，眼睑淡白。面部及口腔有多处溃疡，牙龈出血，四肢紫斑，唇舌无华，舌苔黄腻，脉弦数，体温37.5℃。患者经常头晕头痛，口苦咽干，纳呆不思饮，全身沉困乏力，失眠，盗汗，腰痛，遗精，大便灼肛，小便色褐如浓茶。

诊断：虚劳。

辨证：虚中夹实，肝胆湿热。

治宜：祛瘀生新，清热解毒利湿为主。

处方：龙胆草12克，柴胡10克，黄芩15克，连翘15克，大黄6克，栀子10克，丹参15克，生地10克，丹皮10克，土鳖虫15克，桃仁10克，车前子12克，木通10克，山楂炭30克，甘草10克。每日一剂，分二次煎服。

上方随症加减，未在输血。复查周围血常规：血红蛋白110g/L，红细胞3.2×10^{12}/L，白细胞计数6×10^{9}/L，血小板190×10^{9}/L。尿检正常。临床症状缓解。追访至今，体力精神良好。

第三十八节　癃　　闭

癃闭是由于肾与膀胱功能失调，三焦气化不利导致的以排尿困难，小便量少，点滴而出，甚则闭塞不通为主症的疾病。

猪苓汤治疗癃闭案

此方证所治之癃闭乃阴虚于内，膀胱积热所致。临床辨证中常见：小便量少，淋漓疼痛，少腹胀满，痛连腹背，口干燥，满口流水，口渴不欲饮，舌红苔薄黄，脉细微，该方加金钱草、黄柏其效更佳，现举临床治验。

陈某，男，37岁，于1978年6月26日诊治。

阴虚之体，房事不节，肾气受损，病发小便短赤，少腹急痛，上牵腰背，服养阴益肾之剂无效，继服西药消炎药物病仍不减，来我院就诊。

症见：面色潮红，精神困疲，舌质红绛，唇口干燥，但满口流水，小便量少，淋漓疼痛，少腹胀满，痛连腰背，口渴不欲饮，脉象细微。

此阴虚于内，膀胱积热。

治宜：清热利湿，养阴通便。

处方：猪苓、泽泻、滑石、阿胶（烊化）各15克，金钱草90克，茯苓30克，黄柏、栀子各9克。

上方服用3剂后，小便通利，痛热稍减，继服上方14剂而愈。

按　癃者，小便点滴短少，其势较缓，闭者，欲解不得，胀急难通，病势较急。此病阴虚之体，郁热于内，养阴者正治之法，但热无出路，闭邪于内，故病不减，若投清热之剂，湿邪不除亦难向愈，此病的辨证关键在于唇口虽干，而满口有水，渴而不欲饮，此热郁于内，湿无出路，舌绛脉细，阴虚也，淋漓疼痛者，热盛矣。故投以猪苓汤滋阴利水，加清热利湿之品，使水利而湿除，阴充热去，故取得较好的疗效。用猪苓汤加减治疗现代医学所谓的膀胱炎和尿路炎症都取得较好的效果。

桂枝附子汤治疗小便难案

仲景在论中巧妙的运用了小便难一词，细审小便难的“难”字包括范围颇广，临床中有小便不利、频数、余沥、短黄、不通、刺痛等症状，统可称为“难”。以药测证，此方剂不是专为治小便难而设，而是在一定的病理情况下诱发一个病的综合征中的一个症状。亦即小便不通畅的意思。盖肾有调节人体水液代谢的功能，今肾阳不足，气化失常，水液代谢障碍而导致小便不利。所以阴液不足仅是小便难的一个方面，而关键在阳不足以温水化气上。

此方证中的小便难多兼见：面色青黑，舌淡多津，手足不温，脉搏沉细，小便虽难而清，或兼见外有微热、心烦不渴等症。

柯韵伯说“此离中阳虚不能摄水，当用桂枝以补心阳，阳密则漏汗自止矣，坎中阳虚不能行水，必加附子以回肾阳，阳归则小便自利矣”。其解颇得要领，现举临床治验。

杨某，男，64岁，于1978年8月21日诊治。

既往患心悸气喘已十余年，因感受风寒，发热恶寒，体温持续在38～39℃，服解表中药藿香正气汤、小柴胡汤及西药无效，经西医检查确诊为风湿性心脏病，要求服中药治疗。

症见：面色青黄，精神疲惫，心悸气喘，发热汗出，恶风寒，咳喘不能平卧，四肢发凉，小便少而不畅，每日约200ml，脉促，120次/分，体温38.9℃。

处方：桂枝、白芍、生姜、炮附子、大腹皮各15克，甘草10克，大枣12枚，五味子、麦冬各12克，红参6克。

上方服2剂后，发热减轻，汗出恶风止，小便通利，咳喘减轻，继服3剂，四肢转温，发热止，小便正常，脉搏90次/分，临床治愈。

按 此病小便难，既不是热盛，亦不是津亏，源于心阳衰微，不能温阳化气所致的小便难。此方固表驱风，复阳敛液，今表固汗止，阳气来复，气化恢复，小便自通，唐每于患风湿性心脏病、冠心病合并外感发热，汗出恶风，小便难者服之多效，每合生脉散于内，其效更著。

肾气丸加减治疗癃闭案

闻某，男，70岁。

1994年6月突然因小便困难，在某市医院就诊。由该院外科诊为“前列腺肥大”，遂住该院，告知患者准备手术。术前特邀会诊，诊时已闭尿一周，每日需导尿。观舌质淡、苔白，脉沉细无力。

此属年老气体弱气血不足，肾虚亏损。

治宜：补气养血，温肾壮阳，化气行水为主。

处方：当归15克，黄芪60克，熟地24克，山药18克，山萸肉12克，泽泻12克，丹皮9克，茯苓9克，肉桂9克，车前子15克（布包），党参15克，甘草6克。

二诊：上药服5剂，拔去导尿管，小便可点滴而下。继服上方10剂，小便恢复正常。

按 患者因年老体弱，气血两虚，肾阳亏损，命门不足，不能化气行水。用六味地黄汤以壮肾中之水；肉桂补水中之火，仅用少量温肾药于滋阴药中，取“少火生气”之义，鼓舞肾元；当归、黄芪、党参，温补气血以扶正气。使肾元充盛，气化复常，小便则通利。

第三十九节　遗　　精

遗精是由于肾虚不固或邪扰精室，导致的不因性生活而精液排泄的病证。有梦而遗精者名为梦遗；无梦而遗精者，甚则清醒时精液流出者名为滑精。

肾气丸治疗遗精案

此方证之遗精乃肾阴肾阳俱虚所致。临床辨证中常见：四肢厥冷，夜眠多梦，身疲遗精，腰膝酸软，腹部冷痛，舌淡苔白，脉沉细，若于方中加入龙骨、牡蛎其效更佳。现举临床治验。

兰某，男，36岁，于1978年8月15日诊治。

患者素体亏虚，夜眠多梦，遗精。以往多服滋阴降火之剂，初服病情稍轻，继服则病情如故，更添身疲无力，四肢厥冷等症。

主证：面黄少华，舌淡苔白，腰膝酸软，腹凉，四肢厥冷，夜眠多梦，遗精，脉沉细。

此属阴阳俱虚。

治宜：温肾壮阳，涩精益肾。

处方：熟地24克，山萸肉、山药各12克，丹皮、茯苓、泽泻、甘草各9克，桂枝、炮附子各6克，龙骨、牡蛎各15克。

上方服4剂后，诸症减轻，继服5剂，遗精亦愈，随访两年没复发。

肾气丸加减治疗遗精案

刘某，男，29岁，农民，1996年6月4日初诊。

病史：患者遗精，伴心悸心烦，精神委靡，四肢无力，头目昏眩，失眠多梦，多遇淫梦而遗，手足心热，咽干，溺黄而小便不适，大便干。

症见：形体消瘦，面色憔悴无华。舌质红、苔薄微黄，脉沉细而数。脉证合参，此为肾水不足，虚热上扰。

治宜：滋补肾阴，清热养阴。

处方：熟地15克，山药12克，山萸肉12克，枸杞子12克，锁阳12克，煅龙骨、煅牡蛎各20克，黄芩10克，莲子10克，莲须12克，泽泻12克，黄柏12克，知母12克，滑石16克，木通10克，甘草3克。5剂，水煎服。

二诊：服上方5剂，心悸心烦减轻，舌质红、苔薄，脉沉细。上方去黄芩、滑石、甘草，5剂。

三诊：服上方5剂后，遗精症状基本消失，舌质红、苔薄，脉沉细。继上方5剂而痊愈。

按　本例患者证属阴虚火旺，治当滋补肾阴，清热止遗。方中熟地、山药、山萸肉、枸杞，滋补肾阴；加入锁阳以助肾阳，取阳生阴之意；煅龙骨、煅牡蛎、莲子、莲须，清心安神，固精止遗；其他药物皆能清除虚热，使热自下而去，又有引火归原之意。后采用知柏地黄丸和金锁固精丸巩固治疗。

地黄丸加减治疗遗精案

何某，男，26岁，已婚，1997年10月初诊。

病史：近日来连续遗精，精神恐惧，前来我院就诊。有烟酒嗜好，喜食辛辣，头身重着，神疲体倦，口苦，口干而黏，小便微黄，大便溏薄。面色黄，舌质红赤、苔黄腻，脉滑数。

治宜：清利湿热，固精止遗。

处方：熟地20克，枸杞12克，莲子12克，滑石16克，黄柏12克，白术12克，车前子10克，泽泻12克，煅龙骨、煅牡蛎各20克，锁阳12克，甘草4克。5剂，水煎服。

医嘱：禁食辛辣、醇酒厚味之品，以防助湿生热。

二诊：患者精神尚可，口苦、口干而黏，小便微黄好转。湿热之邪，缠绵难去，未能速解，故用上方继服5剂。

三诊：患者共服上方10剂后，病情好转，舌质红、苔薄白，脉沉细而数。

处方：熟地15克，山药15克，山萸肉12克，枸杞12克，锁阳12克，黄柏12克，知母12克，莲子10克，煅龙骨、煅牡蛎各20克，泽泻12克，车前子10克，炙甘草5克。5剂，水煎服。

四诊：服药5剂后，患者自觉诸症已去，原方再服5剂巩固疗效。

按 本病属湿热下注，《医学入门》指出："饮酒厚味，乃湿热内郁，故遗而滑也。"患者喜食辛辣，醇酒厚味，湿热留着，蕴结肝脾，湿热扰动精室，封藏失职而遗精。故以清利下焦湿热，固精止遗。方中黄柏、泽泻、车前子、滑石，清利下焦湿热，清利小便，使热自小便而出；熟地、枸杞、锁阳，补阴助阳；煅牡蛎、莲子、莲须，具有固精止遗，而且有镇心安神之效；甘草调和诸药；用熟地、枸杞，滋阴补精血；入锁阳防其补而腻，三药共用具有调和阴阳作用。此方化裁于革薢分清饮和金锁固精丸。当清湿热之邪，症状好转后，改用知柏地黄丸和金锁固精丸加减治疗，有清利下焦湿热和补益肾阳之作用，兼能固精止遗，镇心安神。

右归丸加减治疗遗精案

张某，男，29岁，工人，1989年10月初诊。

病史：患遗精阳痿，腰膝冷痛，四肢不温，头晕目眩，耳鸣。

诊见面色皖白，舌质淡、苔薄白，脉沉细无力。

辨证：命门火衰，精关不固。

治宜：补肾兴阳，固涩止遗为主。

处方：熟地15克，龟板胶15克，枸杞12克，肉苁蓉12克，肉桂12克，菟丝子15克，阳起石12克，锁阳12克，海狗肾2条，杜仲12克，桑螵蛸10克，煅龙骨、煅牡蛎各30克。5剂，水煎服。

二诊：服上方5剂较平和，舌、脉同上。继服上方5剂，水煎服。

三诊：服前方10剂，阴虚畏寒之症仍较明显，故上方加入附子10克，5剂，水煎服。

四诊：患者身冷之症均有减轻，头目眩晕好转，面色微泛红光。仍阳物不举，无遗精。阴冷减轻。方用右归饮加减：附子10克，肉桂10克，菟丝子15克，熟地15克，杜仲6克，锁阳9克，阳起石15克，龟板胶9克，淫羊藿9克。5剂，水煎服。

五诊：余症减轻，阴冷仍在，舌质淡红、苔白，脉沉细。上方附子、肉桂量均加至15克，5剂，水煎服。

六诊：诸症明显好转，自述阴冷不甚明显，舌脉同上，继服上方15剂，而病愈。

按 患者肾精不足，命门火衰，以补肾兴阳，固涩止遗。病程日久，体虚身弱，以温补为主。方中熟地、龟板、枸杞、肉苁蓉，填补阴血；肉桂、菟丝子、阳起石、锁阳、海狗肾、杜仲、桑螵蛸，温补肾阳；煅龙骨、煅牡蛎固精止遗；阴寒甚则重用附子、肉桂。阴寒渐退，它症轻时，阳事不举，改用右归饮加减，温补肾阳。患者病程日久，难以速效，配合金匮肾气丸而调之。

黄连阿胶汤治疗遗精案

此方证所治之遗精乃肾阴受灼，精关不固所致。临床辨证中常见：头晕目眩，心烦易怒，口干欲饮，阳事易举，阴精易泄，舌质红少苔，脉细数或弦细，若加生地、知母、麦冬，其效更佳，现举临床治验。

王某，22岁，1984年6月17日诊治。

主诉：头晕目眩，阴精易泄半年。

患者于半年前事不遂心，生气后自觉头晕目眩，夜多遗精，心烦易怒，阳强易举，因羞于开口，一直未予治疗，两个月前遗精加重，并感腰膝酸软。遂在家人陪同下来我院诊治。

症见：形体消瘦，精神困惫，自诉头晕目眩，心烦易怒，阳事易举，遗精每日一次以上，口干舌腻，睡眠不实，舌质红边有齿印，苔薄白，脉细数。

此证乃阴亏火旺之证。

治宜：滋阴清热，养血固精。

处方：川黄连、黄芩各12克，阿胶20克（烊化），麦门冬、生地、知母、白芍各15克，甘草10克，鸡子黄2枚。

服上方4剂，仅服药第一日、第二日遗精两次，第三日、第四日均未出现遗精，其余症状均减轻，遵上方继服10剂，仅遗精两次，上方加芡实15克，服20剂后，未出现遗精，其余症状均显著减轻。后以黄连阿胶汤原方调治，又服10剂，其余症状均消失，临床治愈。

第四十节 阳 痿

血府逐瘀汤治疗阳痿案

夏某，男37岁，1985年7月21日就诊。

主诉：性功能低下已年余。

现病史：患者两年前不慎从高处跌扑，伤及腰部，但未伤及骨质，经用中西药物调理两个月而愈。一年来出现性功能下降，虽时有性欲，但勃起无力。经用多方滋阴壮阳之品无效，遂到我院诊治。

现症见：阴部劳累后刺痛，每因气候寒凉或潮湿而加重，阳举不起，饮食尚可，二便正常，舌质暗紫，局部有瘀斑，苔白，脉沉涩无力。

中医诊断：阳痿（瘀血停滞）。

西医诊断：性功能障碍。

治宜：活血化瘀，兼以益气行血为主。

处方：当归、川芎各12克，桃仁10克，牛膝24克，黄芪、川断、淫羊藿各30克，赤芍、红花、杜仲、巴戟天、狗脊、焦术、茯苓各15克，甘草6克。

医嘱：勿劳累，慎起居，中药每日1剂，早晚分2次水煎服。

本例患者守上方加减用药，共服120剂，性功能恢复正常。

按 血府逐瘀汤为清代医家王清任所创，其本以为治胸中血瘀，血行不畅所致的胸痛、头痛日久不愈，痛如针刺而有定处，或呃逆日久不止，或内热烦闷、心悸失眠、急躁易怒、入暮渐热等症，但是我们在此应用本方，即用其痛有定处、痛如针刺之意，故气滞血瘀引起的阳痿病，可用本方治疗。

阳痿，《内经》称为“阴痿”（《灵枢·邪气脏腑病形》），“阴器不用”（灵枢《经筋》），或“守筋驰纵”（《素问·痿证》）。《内经》把阳痿的成因，归之于“气衰而不起不用”（《素问·五常政大论》)，“热则筋驰纵不收，阳痿不用。”(《灵枢·经筋篇》)，认识到虚衰和邪热均可引起本病。现代中医对阳痿病的成因归纳为命门火衰，心脾受损，恐惧伤肾，湿热下注，唯独没有提及气滞血瘀，通过本例患者的治验，是否可以作为一个新的证型，尚得进一步研究。

方中当归、川芎、赤芍、桃仁、红花、牛膝具有活血化瘀、疏通血脉、祛瘀血而下行之功，为方中的主要组成部分；黄芪和当归为当归补血汤，具有养血功能；川断、杜仲、淫羊藿、巴戟天、狗脊为补肾壮阳之品，气血通，阳气旺，则气血畅顺，纵筋得荣；焦术、茯苓健脾益壮后天而补先天。诸药合用，气血通，脾肾壮，宗筋得以营养，其阳痿自安而痊愈。

加味逍遥散治疗阳痿案

吴某，男，30岁，1982年4月3日就诊。

主诉：近两个月性功能低下。

现病史：平素夫妻生活和谐，两个月前因欲夫妻做爱，遭妻拒绝，当时因说起有外遇遭妻斥骂，盛怒之下，两人厮打，其妻当晚返回娘家，于是终日生气，闷闷不乐，后经家人规劝和好，但因此而成阳痿，遂到我院诊治。

症见：精神委靡，乏力，阳事不成，心烦易怒，善太息，二便自调。

检查：体温36.3℃，脉搏78次/分，呼吸18次/分，血压110/70mmHg，心肺(-)，身体健壮，面色红润，性器官发育良好，舌质红，苔厚黄，脉弦数。

中医诊断：阳痿(肝失疏泄)。

西医诊断：性功能障碍。

治宜：疏肝调气。

处方：当归、炒栀子、柴胡各12克，白术、白芍各15克，丹皮10克，茯神30克，蜈蚣3条，甘草6克，5剂。

医嘱：勿劳累，慎起居，中药每日1剂，分2次水煎服。

二诊：自述服药期间，在性刺激下能勃起，但不持久，守上方10剂，同时嘱其夫妻感情交流。

上方持续服用30剂，性欲恢复，勃而有力，坚而持久，自此夫妻生活恢复正常。

按 加味逍遥饮乃《审视瑶函》所卷之方，其治疗主要是怒气伤肝、脾虚血少而致的目暗不明、头目涩痛、妇人经水不调等症。该方在此的应用，迎合了我们辨证求因、辨证论治的指导思想。由于该病起因是由恼怒伤肝引起的肝郁化火，脾虚血亏，故方中丹皮、栀子泻肝经实火；柴胡舒肝而使肝气得以条达；茯神、白术健脾以助气血生化，又能宁心安神，从而使君相调和；蜈蚣入肝经，其走窜力最速，内而脏腑，外而经络，凡气血凝聚之处，皆能开之，以开肝经之气血郁闭，使肝气条达，疏泄正常，经络畅通，气血得行；更佐白芍、当归养血活血，补肝柔肝，荣养宗筋，既养血益精、调和阴阳，又能治蜈蚣辛温走窜伤阴之弊；甘草赔补中土。诸药同用，肝气条达，郁火得泻，气血兼顾，有补有通，寓通于补之中，其阳痿一病安有不愈乎？

芍药甘草汤加减治疗阳痿案1

刘某，男，36岁，工人，1981年4月初诊。

患者多年患阳痿，夫妇失睦，曾以壮肾扶阳，用温补命门治疗效果不佳。舌质红，苔薄白，脉弦而细数。面色潮红，目布血丝，口烟干燥，尿黄便干，夜难寐，性急易怒，周身困倦乏力。

证属阴虚火旺。

治宜：滋阴清热，活络舒筋为主。

处方：杭芍16克，甘草6克，当归15克，蜈蚣1条，鸡血藤25克，生地10克，麦冬15克，枸杞子15克，知母10克，黄柏12克。5剂，水煎服。

患者服药后，自述病情减轻，继上方再服5剂。

服药后自觉症状减轻，精神好转，饮食正常，但夜晚睡眠恢复正常，继上方10余剂巩固疗效。

芍药甘草汤加减治疗阳痿案2

王某，男，30岁，1994年4月初诊。

患者患阳痿已3年，曾用多种壮阳补肾之品无效。症见患者素体瘦弱，颜面黧黑，头晕目昏，夜卧不宁。舌红、苔白，脉弦细而数。患者素体羸弱，加之劳累过度，后天营养不调而发病。

治宜：滋补肝肾，调理脏腑，疏通经络为主。

处方：杭芍16克，甘草6克，当归10克，鸡血藤25克，黄精15克，山萸肉13克，枸杞子15克，知母10克，黄柏12克，蜈蚣1条，地龙20克，7剂。

服药后，诸症明显减轻，精力充沛。继上方服三十余剂而病愈。

按 阳痿病属肾阳亏虚，动辄投以阳起石、海狗肾、淫羊藿之类，效难尽攻，且有留弊。患者多本虚过劳，精血亏甚。先天之精生于肾，后天之精化于血，乙癸同源，精血互生。《灵枢·经筋篇》曰："足厥阴之筋……其病……阴器不用，伤于内则不起。"故用芍药、甘草酸甘养阴缓急之法，调节经络；当归、鸡血藤、黄精、枸杞子、山萸肉等，滋养肝肾，补血益精；地龙、蜈蚣，疏通经络；知母、黄柏，清肾中燥热。诸药合用而病愈。

第四十一节　郁　　病

郁病是以性情抑郁，多愁善感、易怒欲哭、心疑恐惧及失眠，胸胁闷或痛，咽中如有异物梗塞等表现为特征的一类疾病。由于七情所伤，或素体虚弱致肝失疏泄，脾失运化，心失所养，五脏气机失和，渐致脏腑气血阴阳失调而形成的。

大承气汤加减治疗郁病案

章某，男，30岁，干部。

1989年因受家务刺激而精神痴呆。1991年8月至9月期间，在多处治疗，未见好转，家属诉说：痴呆表现一般以两周或一周，清醒时精神正常，两天后又渐痴迷。发作时默默不语，二便不避亲疏，但饮食正常。患者痴迷但面色红润，肌肉丰满，脉搏滑而有力。

患者属气滞痰郁所致。

治宜：清热涤痰为主。

处方：酒大黄15克（后下），炒枳实12克，清半夏12克，广陈皮10克，远志10克，石菖蒲12克，生甘草6克，竹沥适量（为引）。

二诊：服药6剂后诸症大减。以前方去大黄，继服8剂而愈。

按 该病属精神郁证，患者素体肥胖，痰郁气滞。《临症指南医案》上说："郁则气滞，久必化热，热郁则津液耗而不流，升降之机失度，初伤气分，久伤血分，而为郁劳沉疴。"所以该病与气滞痰郁所致有关。久郁易成痰热。故用该方重在化痰清热。方中枳实、陈皮、半夏，理气祛痰，远志、石菖蒲，宁心开窍，重用大黄（后下），软坚逐饮，诸药合用，数剂而愈。

当归芍药散加减治疗郁病案

冯某，男，24岁，农民。

自述胁痛，按之痛甚，头晕目胀，精神疲惫，四肢乏力，少寐，纳呆，小便黄。舌苔薄黄腻，脉弦细数。肝功能检查：血清胆红素21μmol/L，麝香草酚浊度试验15U，谷丙转氨酶560U/L。

此属肝脾不调，气郁有热。

治宜：和肝清热，行气健脾为主。

处方：当归15克，川芎12克，炒白芍20克，厚朴15克，知母12克，黄柏6克，黄芩10克，金银花20克，决明子30克，生地6克，沉香6克，麦冬20克，花粉15克，大枣7枚，上方共服8剂。

二诊：两胁胀痛减轻，少寐，每日上午头晕，手指震颤，下肢疼痛无力。舌红、少苔，脉弦细。此属肝肾阴虚，津液不能上呈，筋脉失养，虚阳外浮，以滋补阴阳，清热泻火，滋肝益肾，镇心安神。上方加煅龙牡各20克，炒枣仁30克，珍珠母30克，以上方服数剂而愈。

自觉症状消除，肝功能复查：血清胆红素5μmol/L，凡登白试验：直接反应（-），间接反应（±），谷丙转氨酶16U/L，麝香草酚浊度试验4U。

按 患者素体虚弱，阳气不足，邪从寒化，热郁化热。本案属肝气郁结，邪从热化，治宜镇肝清热。二诊，见肝阳浮动，此乃“诸风掉眩，皆属于肝”，治用滋阴潜阳，安神定心。

患者多次化验，均高于正常范围。此乃肝失疏泄，郁而化热，湿热交蒸发为黄疸。以清热解毒，用知母、黄柏、黄芩、金银花等，对降低血清胆红素、谷丙转氨酶正常为佳。

沙参麦门冬汤加减治疗郁病案

刘某，女，42岁，1989年4月7日就诊。

自觉从右胁有一气块，其状如枣，下行至少腹，左转上行，至左胁，复右行，潜于右胁中，在运行中，听到有节律之钟声，胀痛随气块运转，一夜约数十次。伴有头眩欲呕，夜不入眠，手足心热，口渴不欲饮，饮食减少，腰膝酸软，大便首硬末溏，小便时黄等症。在某医院确诊为“神经症”，经治疗效果不佳。

症见：消瘦无力，语声低微。舌红、无苔、津少，脉弦细数。

此系肝肾阴虚，气失调达，滞而为聚。

治宜：滋养阴液，疏肝理气为主。

处方：沙参15克，枸杞子20克，麦冬15克，生地9克，当归12克，川楝子15克，醋青皮15克，醋香附15克，地骨皮15克，炒麦芽15克，炒枣仁30克，生龙骨30克，生牡蛎30克。5剂，水煎服。

二诊：气块、钟声、胀痛、便干已除。头眩欲呕缓解。手足心热，腰膝酸软均明显减轻，夜能入睡。舌质转润，舌苔有欲生之征，脉细沉。此阴液来复，肝气畅通。拟以六味地黄丸和十全大补丸交替服用。

三诊：诸症消失，食量增加。精神好转，舌苔、舌质均正常，脉和缓有力，病愈停药。

按 肝为厥阴，以肾水以滋养。肾阴不足，肝失所养，疏泄失司，滞而为聚。气为阳邪，动而少静，循经走窜不定。本案以沙参、枸杞子、麦冬、生地、地骨皮、当归，滋养肝肾阴液；川楝子、青皮、香附，疏肝理气。使肝木得养，气机条达，而诸症自愈。

半夏厚朴汤治疗郁病案

闻某，女，34岁，2010年4月11日诊。

患者数年来，因家事不睦，多愁善郁，渐觉胸脘满闷，叹息不止。时感咽喉部如有绳索所勒，胸闷气急痰多并不受控制想哭。曾诊为脏躁服甘麦大枣汤罔效。经朋友介绍特来诊治。

症见：肤胖，面滑多垢，表情淡漠，舌质红，苔白浊腻，脉沉滑。

证属：气郁痰阻。

治宜：行气开郁，化痰散结。

处方：半夏12克，厚朴15克，茯苓20克，紫苏12克，郁金12克，菖蒲12克，远志12克，广木香6克，服3剂。

服药后诸症减轻，效不更方继服上方9剂，愁闷痰多等症皆除。随访至今未再复发。

第二章　妇科常用经方的应用

第一节　月　经　病

小柴胡汤治疗月经病案

唐某，女，36岁，2004年5月17日就诊。

患者近半年来每月月经到来前10日左右，即开始心烦容易发脾气，每每与家人甚至是单位同事争吵，遇事就想发火不能自控，月经量少色暗。

症见：脉象弦细，舌淡苔白，口苦咽干，失眠纳差。

证属少阳枢机不利，血虚郁热。

治宜：和解少阳，养血清热。

处方：柴胡12克，黄芩9克，甘草6克，半夏9克，太子参12克，生地12克，熟地9克，白芍12克，当归6克，炒枣仁12克，神曲12克，大枣2枚。

上方每月月经到来前10日开始服用，吃到月经结束停药。连用3个月，症状消失，一切正常。

抵当汤治疗痛经案

郭某，女，37岁。1963年8月14日诊治。

症见：患者有痛经病10余年。经前腹痛，连及腰背，经色紫暗，夹有瘀块，淋漓不畅，少腹硬满，脉象弦数，诊为气血瘀滞。

治以调气活血、行瘀止痛，投血腑逐瘀汤，但未能见效。处方几经变化，病情仍无转机，请周老师指教。周老师辨其面垢唇黑，苔黄少津，质有瘀斑，小腹部硬满拒按，认为此瘀血重证，草木之属难以胜任。仲景谓“妇人经水不利下，抵当汤主之”。

嘱处：水蛭、大黄、桃仁（各）15克，虻虫4.5克。

上方服后，下瘀紫之血，少腹硬满疼痛减轻，继服4剂，诸症好转，此后行经疼痛治愈。

小柴胡汤治疗痛经案

此方证所治之痛经乃肝气郁结，气机不畅所致。临床辨证中常见：少腹胀痛，经行不畅，恶寒发热，食欲不振，头晕恶心，舌淡苔薄白，脉弦数，以此方加玄胡、川楝子、香附等其效更佳。现举临床治验。

郑某，女，26岁，1978年2月21日诊治。

素体虚弱，加之情志郁闷，每次月经来潮少腹胀痛，经行不畅，服止痛之西药仅能取效一时，近日月经来潮少腹胀痛更甚，并寒热往来，服活血之品和止痛之西药，亦无好转。

症见：形体较胖，面色潮红，舌淡苔薄白边尖红，恶寒发热，食欲不振，少腹结痛，头晕恶心，脉弦数。

此属肝气郁结，气机不畅。

治宜：疏肝利胆，活血调经。

处方：柴胡、半夏、香附各15克，黄芩、延胡索、川楝子各12克，甘草、生姜、党参各10克，大枣6枚。

上方服3剂后，腹痛减轻，复以上方服5剂，诸症消除，恐其病情反复，嘱以每次行经前一周，服用此方，连服3个月而愈。

按　痛经为妇科常见之病，有虚实之异，今患者情志郁闷，气郁伤肝，肝胆疏泄失司。“气滞则血凝”，瘀血结于少腹，故月经来潮腹痛则甚。寒热往来，食欲不振，头晕恶心，少阳证显见，故主以小柴胡汤，疏肝利胆、解表清里、调和营卫、益气和中、降逆止呕，以香附、延胡索、川楝子行气止痛、活血调经，治投病机，故能获效。

当归四逆汤治疗痛经案

本方证所治之痛经乃寒凝经脉，营血内虚所致。临床辨证中多兼见，身冷恶寒，小腹冷痛，或四肢酸困无力，白带多而清稀，舌质淡苔薄白，脉沉细迟等。若加炮附子，其效更佳。现举临床治验。

刘某，女，24岁，1981年12月1日诊治。经行腹痛已有两年之久，曾服温经散寒、益气活血之温经汤、四物汤等中药，收效甚微，患者常觉身冷恶寒，四肢发凉，身困乏力，小腹冷痛，白带多而清稀，每逢经期，则小腹疼痛更甚，舌质紫淡，苔薄白，脉沉细迟。

证属寒凝脉络，气滞血瘀。

治宜：温经散寒，活血祛瘀。

处方：当归、桂枝、炮附片各15克，红花、川芎、木通各10克，生姜、白芍各12克，细辛6克，大枣18克，嘱在经期前5日服用。

一个月后复诊，患者述服药后当月腹痛即减轻，嘱其照原方每月经前5日服用，坚持半年，半年后患者告之，用药第4个月，疼痛已消失，诸症悉除，月经已转正常。

桂枝茯苓丸和当归芍药散治疗痛经案

王某，女，21岁，1999年3月诊治。

患者半年前因受雨淋后，即开始出现痛经，每逢经前2日，开始疼痛，拒按，渐次转剧。行经当天疼痛最甚，痛时面色苍白恶心，难以忍耐。经至时量少，色黑，有块，每于下血块后腹痛稍减，每月如此，十分痛苦。

症见：舌质紫暗，并有瘀斑，苔白腻，脉实而迟，

证属寒湿内停，瘀血阻滞，经血不得畅通，不通则痛。

治宜：散寒除湿，化瘀通经。

处方：桂枝6克，炙甘草6克，茯苓25克，泽泻9克，当归9克，赤芍9克，白术12克，川芎6克，大枣4枚，生姜5克。

服用3剂后，正值经期，自诉经至时疼痛较前几次大为减轻，不用止痛药也能忍耐。继用上

方，两日一剂，前后共服本方9剂，痛经基本痊愈。仅每次经至前一日少腹稍有不适，不足为患。后又以养血温经之法，继服数剂，以固疗效。

第二节　妊娠腹痛

附子汤治疗妊娠腹痛案

仲景在《金匮要略》中有“妇人怀娠六七月，脉弦发热，其胎愈胀，腹痛恶寒者，少腹如扇……当以附子汤温其藏”治疗腹痛的论述，病机为阳气虚衰、阴寒内盛、不能透达所致。方中附子辛热有毒，坠胎为百药长，多畏而弃之。老中医周连三先生生前常以本方加减治疗妇人胎胀腹痛，尝谓：“此方为温阳峻剂，附子又为有毒之品，辨证要点为：腹痛发冷，入夜痛甚，喜按喜暖，小便清长，恶寒身倦，胎胀脉弦，舌淡苔白多津等症，皆可以本方加减施治，附子乃扶阳止痛之佳品，有故无殒也。”周先生1957年治一孕妇，妊娠4个月，腹中冷痛，消炎药对症治疗，病情未能控制，患者腹痛难忍，弃而不治。师观患者四肢厥冷，少腹冷痛，处附子汤重用芍药，服后泻下脓液碗余，腹痛遂减，后加减调治而愈，后顺产一女婴。本方能治妊娠腹痛，不限于少腹，对腹中痛、上腹部痛，辨证属阳虚寒盛者多能收效。如西医诊为胃痉挛疼痛者加干姜；下利重用白芍，兼带红白夹杂者酌加黄连、黄柏；泻泄滑脱不止去芍药，加赤石脂。现举临床治验。

木某，女，28岁。1963年10月12日诊治。

患者身体素健，妊娠6个月，感腹部冷痛，恶寒身重，先后服当归芍药散等方剂，腹痛仍未好转。

症见：面色青黄，小腹冷痛，恶寒身倦，入夜加重，胎胀脉弦，大便溏薄，舌淡苔白，并发低热。

此属里气虚寒，阴寒内盛所致。

治宜：温脏回阳，益气健脾。

处方：炮附片、白术各24克，白芍、潞参各15克，茯苓、黄芪各30克。

患者家属以此方内有附子其辛热有毒，坠胎为百药之长，遂弃之不用，仅服余药2剂，诸症不解，二诊，余告之曰：“附子为温阳散寒之佳品，本方之主也，弃而不用，焉能收效？遂以原方，服药4剂，诸症消失，后足月顺产一男婴，健康如常。”

第三节　产　后　病

竹叶汤治疗产后发热案

此方证之发热乃正气虚衰，复感风寒，卫表不固所致。临床辨证中常见：发热恶寒，头项强痛，大汗淋漓，面赤气喘，口淡不渴，脉象虚浮，舌淡苔薄白或微黄，唐常用此方治疗产后发热、习惯性感冒发热，收效颇佳，临床中面赤重用竹叶，口渴重用桔梗，项强者重用葛根，大汗淋漓加黄芪，重用附子、人参。现举临床治验。

张某，女，27岁，1974年12月18日诊治。产后5日，不慎感寒发热，头项强痛，大汗淋漓，医用荆防之品治之无效，急邀唐祖宣诊治。

症见：发热面赤，气喘声促，大汗淋漓，头项强痛，食欲不振，舌体肥大，质淡苔薄黄，脉虚浮，体温39.2℃。

此乃产后正虚，复感外邪，形成正虚邪实之证。

治宜：温阳益气，解表散寒。

处方：竹叶、甘草各9克，葛根24克，防风、桔梗各15克，桂枝、潞党参、炮附子各12克，生姜18克，大枣12枚。

此病属正虚邪实之疾，纯用攻表，则虚阳易脱，单用扶正之品，易助邪为患，攻补兼施，才能切合病机，竹叶、附子一寒一热相互为用，可收表里兼治之效。患者共服药2剂，病情告愈。

小柴胡汤治疗产后发热案

此方证之发热乃风寒之邪乘虚入里所致。临床辨证中常见：寒热往来，胸胁若满，干呕心烦，舌红苔黄，脉弦数等。现举临床治验。

马某，女，32岁，1974年9月21日诊治。

产后半月余，感受风寒，突发高热，体温39～40℃，头晕目眩，寒热往来，汗出，心烦，喜呕，不欲食，便秘，以解热之西药和抗生素治疗无效，用中药调补气血之品亦无好转，日趋严重。

症见：面赤心烦，寒热往来，胸腹胀满，呕吐，舌红苔黄燥少津，脉弦数。

此属产后体虚，风寒之邪乘虚而入。

治宜：和解少阳，泻热通便。

处方：柴胡15克，黄芩、半夏、生姜、大枣、党参、甘草各9克，黑大黄12克（后煎）。本方服3剂，大便通利，寒热往来消退，临床治愈。

按 产后之人，体质素虚，今患者感受风寒，寒热往来发作，乃正邪相争之候。邪犯少阳，则出现心烦、喜呕、不欲食之症，此小柴胡汤证俱备也。患者复有便秘之疾，为津液不足，热结肠道的阳明证也，脉症合参，此为少阳、阳明合病，故主以小柴胡汤，妇人产后，用生大黄恐伤其正，故以黑大黄导热下行，但实邪内结，亦可攻之。于是少阳之邪解，大便通利，邪去则正安，诸症自愈。

小青龙汤加减治疗产后水肿案

秦某，女，36岁，1994年6月初诊。

患者自述产后劳累过度，遍身浮肿，咳嗽，小便少，在当地医院用中西药物治疗，效果不佳。

症见：舌淡、苔白，脉沉紧，有胸闷，身沉重，四肢无力。

证属产后气血俱虚，感受风寒外袭，肺失宣降，水饮内停。

治宜：疏风宣肺，温化水湿。

处方：小青龙汤加减。麻黄6克，芍药12克，细辛4克，干姜9克，炙甘草6克，桂枝9克，五味子12克，半夏9克。4剂，水煎服。

服药后咳喘明显好转，仍遍身浮肿。用五苓散合五皮饮加减，以健脾行气利湿。猪苓12克，泽泻12克，白术15克，茯苓皮15克，桂枝9克，大腹皮12克，陈皮12克，桑白皮12克，炙甘草6克，生姜皮4克。服药一周后，症状明显好转，继上方再服5剂而病愈。

按 本例属《金匮要略》："腰以上肿，当发其汗，腰以下肿，当利小便。"产后气血虚弱，卫阳不固，复受风寒之邪，壅滞于肺，肺失宣降，气机不利而咳喘，用宣肺降逆，温化水气。方中麻黄宣肺平喘止咳；桂枝配麻黄温经通脉以驱邪外出；芍药敛阴和营，扶正鼓邪外出；细辛、干姜、半夏，温中以散内寒；五味子摄纳肾气，镇摄上浮之气。表解邪去故咳喘大减。《内经》云："诸湿肿满，皆属于脾脾。"产后脾虚，不能制水，水湿泛于肌肤而肿甚，施以健脾祛湿、行气利水之法。方中五皮饮健脾化湿，理气消肿；五苓散益脾和中，化气利水；添甘草温养心脾。本例其标在肺，其本在脾。二方合用，健脾益气，温阳利水，标本兼施，则水肿自消而病愈。

第四节　崩　　漏

黄土汤治疗崩漏案

此方证所治之崩漏的病机乃脾肾阳虚，冲任不固，统摄失司所致。

临床辨证中常见：面色苍白，气短乏力，四肢发凉，月经量多，腹部冷痛，舌质淡多津，脉沉弱无力等症。

我们常以该方加减治疗功能性子宫出血，阳虚甚加干姜10～15克，四肢发凉加桂枝，气虚加黄芪。现举临床治验。

宋某，女，42岁，1979年5月12日诊治。

月经不调，流血过多，已逾3年，多时顺腿流，此次因劳累后，月经量更多，出血持续30余日，曾服中药多剂无效。

症见：形体消瘦，面色苍白，气短乏力，月经量多，流湿衣裤，四肢不温，腹痛喜按，舌淡，脉沉细无力。

此属脾阳虚衰，摄纳无权。

治宜：温补脾阳，养血止血。

处方：灶中黄土60克（先煎澄清、用其水煎药），黄芪30克，阿胶（烊化）、附片、生地各15克，黄芩12克，炙甘草、黑姜各9克。

服药3剂时，出血明显减少，继服原方6剂，四肢转温，出血止，临床治愈。

第五节　不孕不育症

四逆汤治疗宫寒不孕案

此方证所治之不孕乃心肾阳虚，肝血不足，胞宫虚寒，督任失养所致。临床辨证中常见：面色萎黄，腰膝酸软，四肢厥冷，心悸自汗，带下清稀，舌质淡苔薄白，脉沉迟，若加黄芪、当归、丹参其效更佳。现举临床治验。

孙某，女，28岁，1984年10月21日就诊。

自述婚后6年不孕。夫妇双检，未见生理异常。经多方医治，均未获效。

症见：面色萎黄，形体消瘦；腰膝酸软，手足逆冷，心悸自汗，食欲不佳，便溏溲淋，带下清稀，舌瘦淡、舌薄白，脉沉迟，脉症相参。

唐祖宣认为：此乃心肾阳虚，肝血不足，胞宫虚寒，督任失养。

治宜：温补心肾，益气养肝，固补督任，温宫祛寒。投四逆汤加味。

处方：炮附片45克（先煎），甘草15克，干姜30克，黄芪、当归各25克，丹参12克，大枣7枚。服方6剂，白带减少，自汗止，腰膝酸软消失。药症相合，继以前方加减续服。如此调服月余而孕，如期顺产一男婴。一年后随访良好。

通脉四逆合芍药甘草汤治疗不育症案

此方证所治之不育症乃肝肾不足，冲任失养，阴阳不济，经脉阻滞所致。临床辨证中常见：腰酸腹痛，赤白带下，月经错后，量少色暗，心烦易怒，舌质紫苔薄腻，脉沉细，若在方中加入丹参、女贞子、当归等，其效更佳，现举临床治验。

李某，女，30岁，1985年3月21日就诊。自述婚后4年不孕，夫妇双检无生理异常，经多方调治无效。

症见：面色晦暗，头目眩晕，心烦易怒，腰酸腹痛，赤白带下，经来错后，量少色暗，舌质淡有瘀点，苔薄腻，脉沉细而滑，唐祖宣认为此乃肝肾不足，冲任失养，阴阳不济，经脉阻滞。

治宜：调补肝肾，以固冲任，交通阴阳，通经和瘀，濡养胞宫。

拟通脉四逆汤合芍药甘草汤加减。

处方：炮附片（先煎）、干姜、炙甘草、当归、丹参、女贞子各30克，白芍45克，葱白3枚，服方4剂，腰酸腹痛减轻。加炙黄芪24克继服4剂，腰酸腹痛消失，带止。余症皆轻。症药相投，加减调治45日，先后服药36剂受孕，如期顺产一男婴。

第六节　梅　核　气

半夏厚朴汤治疗梅核气（慢性咽炎）案

此方证所治之慢性咽炎乃痰湿郁结，肝气不舒所致。临床辨证中常见：喉中如有物梗塞，咳之不出，咽之不下，胸脘满闷，舌质红苔薄黄或白腻，脉弦滑。我们常以该方加川黄连、郁金、木香、川楝子、川贝母，其效更佳。现举临床治验。

刘某，女，36岁，1982年9月1日诊治。

主诉：喉中如物梗阻，吐之不出，咽之不下一周。

平素性情急躁，一周前突觉咽中如有物梗塞，吐之不出，咽之不下，疑有咽部息肉，检查后未见异常，遂求治于我院。

症见：形体稍胖，表情痛苦，咽中如有物梗塞，吐之不出，咽之不下，胸脘痞闷，善太息，心烦易怒，干呕不欲食，舌质淡苔白腻，脉弦滑，做X线透视及化验均未见异常。观其脉证，此症当属“咽中如有炙脔”。

此为肝郁气滞，痰湿郁结。

治宜：舒肝理气，化痰散结。

处方：半夏、茯苓各15克，厚朴、郁金、川楝子各12克，紫苏叶、川贝母、木香各6克，川黄连10克。

上方服4剂，能爽快吐出喉中之痰，胸闷太息症状减轻，继服上方12剂，诸症消失，临床治愈。

第三章　周围血管病常用经方的应用

第一节　中风脱疽（瘀滞性坏疽）

中风脱疽多因中风病之后半身偏废，血菀于上或瘀血阻滞经络，日久肝木横逆，脾失健运，痰浊内生，瘀阻血脉，气血不能到达，肌肉失濡而发此病。

生脉散加减治疗中风脱疽案

申某，女，68岁，农民，1993年6月15日初诊。

主诉：右侧半身不遂两年，右下肢发凉、麻木一年，加重一个月。

病史：患者于1991年6月11日18时，突然心慌，头晕倒地，被扶起时，发现右侧肢体完全不能活动，语言謇涩，神志尚清，即急送本市某医院。自诉以“中风”住院治疗近一年，留下右侧肢体发凉、麻木、酸困，皮肤干燥，脱屑，足部色泽苔白，活动后症状加重。又间断静脉滴注脉络宁注射液、内服中药（不详）治疗，效果不理想。今年5月13日夜，右下肢出现挛急性疼痛，麻木、酸困明显，足部昼夜不温，呈尸体色泽。5月28日由家人陪送来我院就诊，查右足背及胫后动脉不能触及，诊为“中风脱疽”，发病以来，神志清楚，精神倦怠。食少、小便短、便溏。

检查：体温36.5℃，呼吸23次/分，脉搏83次/分，血压110/80mmHg。营养中等，发育正常，右下肢发凉、麻木、酸困，皮肤干燥脱屑，趾甲生长缓慢，趺阳及太溪脉不能触及。血常规：血红蛋白125g/L，白细胞11.0×10^9/L，中性粒细胞0.77，淋巴细胞0.26。尿常规、大便常规正常。

甲皱微循环检查示：管袢排列紊乱，血流速度缓慢，血液流态呈虚线状，血色淡红。

中医诊断：中风脱疽（心脾气虚，痰浊内阻，气滞血瘀）。

西医诊断：①瘀添滞性坏疽；②脑血栓形成后遗症。

治宜：益气、化痰、活瘀。

处方：黄芪60克，竹茹、枳实、陈皮、半夏、当归、白术、五味子各15克，桃仁、红花、潞参、生姜、甘草各10克，茯苓30克，麦冬20克，大枣5枚。

医嘱：低糖低脂饮食，畅情志，禁烟酒，忌外伤。中药每日1剂，水煎，日服3次。

二诊：6月25日，近日患者精神较好，无明显不适，诸症无明显改善，治法同前，继观疗效。

三诊：6月30日，患者精神较好，昨日因活动时扭伤膝关节软组织，疼痛不止，给抗炎、活血化瘀之品内服外擦，中药汤剂，仍以前方为主，佐以阴柔养肝、养血活血行气之品。

四诊：7月15日，患者精神良好，纳食尚可，膝关节处无疼痛，治以原方治疗为主，重用黄芪、当归，以温养益气，化痰通脉。

五诊：7月28日，患者精神良好，天气突变，下肢仍觉酸困无力，发凉明显，病情似有加重，夜眠不佳，纳食尚可，治宜上法，重用益气固正之品。

六诊：8月15日，近日来精神良好，饮食正常，肢体活动自觉有力，足部夜能回温，余症同上，治宜按原方案。注意调情志，尽量多休息。

七诊：8月22日，肢体触及温度较前改善，皮肤脱屑减轻，足背动脉、胫后动脉仍不能触及。趾甲未见生长，小腿肚酸困、麻木感缓解，精神良好，夜眠尚可，二便自调，舌质淡，苔腻，脉弦缓有力。

八诊：9月6日，患者自述双足部困胀不舒，活动后加重，伴有轻度疼痛，夜眠差，头昏口渴但不欲饮，纳差，治守上法，给西药感冒胶囊口服。

九诊：10月1日，今日患者不慎受凉，胸闷，头昏，纳食不下，舌质暗红，苔白腻，脉浮弦，肢体症状同前有所加重，治宜原方加柴胡、川朴、砂仁各10克，薏仁20克，滑石、杏仁各12克。

十诊：10月24日，患肢症状同前好转，肤色及温度与健侧相近，肢体麻木酸困感已消失，但活动后仍觉不舒，足背动脉及胫后动脉仍未触及，治当守方守法。

十一诊：11月20日，患肢症状稳定，温度及肤色基本正常，休息时无自觉症状，活动后无不适感，临床治疗好转。

按　此患者有中风病史三年，中风病例多有不同程度后遗症，但无缺血体征，现主要症状为右下肢发凉、麻木，酸困，肤色苔白，足背动脉及胫后动脉消失等肢体缺乏营养现象，因此可以诊断为中风诱发下肢脱疽，属中医脱疽范畴。

老年之人，发病较缓，因于疲劳及情志过极，诱发中风，加之素体痰盛，脉络痹阻，日久气滞血瘀，新血不生，脉道空虚，肌肉不得濡养，发为此病，故治以益气化痰、活血通脉。治疗的关键在于“痰”、“气”、“瘀”诸方面，只有痰化、气复、瘀祛，其症自然缓解。辨证是治疗的关键，治程中如有它症，应随时调整用药。

第二节　老年脱疽（动脉硬化闭塞症）

老年脱疽多因饮食失节，损伤脾胃，使湿浊内生，痰瘀互结，阻塞经脉，或因气血亏虚，运行无力，气血不能达于四末而成脱疽。

四逆汤加减治疗老年脱疽案1

李某，男，67岁，退休工人。2002年3月1日就诊。

主诉：双下肢麻木、发凉、剧烈疼痛3个月。

病史：2002年年初，患者病因不明出现双下肢发凉、麻木、酸困，疼痛，活动后加重，继而足趾端青紫，遂入某医院住院治疗，症状时轻时重。后被诊断为“下肢动脉硬化闭塞症”，内服活血化瘀药物等治疗无效。有40年吸烟史。2002年3月1日来我院就诊。

检查：形体消瘦，面色黧黑，表情痛苦。双下肢发凉、麻木，疼痛，遇冷加重，间歇性跛行。双足背、胫后动脉搏动消失，皮肤枯槁，肌肉萎缩，趾甲不长，汗毛脱落，患肢无汗，扪之冰冷。舌质淡、苔薄白，脉沉细。心率：80次/min，血压130/80mmHg，血白细胞计数$11.2\times10^9/L$，中性粒细胞0.85，淋巴细胞0.13，单核细胞0.02。血小板计数$86\times10^9/L$，血沉8mm/h。总胆固醇8.2 mmol/L，三酰甘油3.1mmol/L。

彩色超声多普勒检查：动脉内壁可见大小不等、形态各异的强回声结节，管腔与正常值比较有狭窄。

心电图检查：窦性心律、心房肥大。

中医诊断：老年脱疽（阳虚瘀阻）。

西医诊断：下肢动脉硬化闭塞症。

治宜：温阳益气，活血化瘀。

处方：炮附子15克，黄芪、党参、麦冬、当归、丹参各30克，细辛6克，水蛭、干姜、炙甘草各10克。

医嘱：清淡饮食，勿过劳，禁烟酒、长距行走和久站立。中药每日1剂，水煎，日服3次。

二诊：3月12日，双下肢发凉、麻木、疼痛等诸症减轻。但双下肢仍无力，上方加怀牛膝15克，其他方药及用量不变。

三诊：3月26日，患肢发凉、麻木症状较前有所减轻，患肢虽有疼痛，但疼痛程度轻，皮肤温度回升。

四诊至五诊：4月10日，诸症好转。4月20日，疼痛消失，麻木发凉已明显好转，汗毛、趾甲开始生长，但足背胫后动脉仍不能触及。实验室检查：血白细胞计数7.4×10^9/L，中性粒细胞0.72，淋巴细胞0.26，单核细胞0.01，嗜酸粒细胞0.01，血小板计数102×10^9/L，血沉15mm/h；总胆固醇5.0mmol/L，三酰甘油1.7mmol/L。血压120/80mmHg。彩色超声多普勒检查示：动脉彩色血流充盈良好，边缘整齐。心电图检查仍为“左心室肥大”。

按 “老年脱疽”是一种老年下肢动脉硬化闭塞性疾病，由于肢体缺血缺氧而易发生下肢坏疽，因此病易和其他周围血管病相混淆，容易误诊，为了严格鉴别诊断，故提出“老年脱疽”这一病名。

温阳益气、活血化瘀是治疗该病的基本法则之一。在本案治疗中，突出了“温阳”和“化瘀”这样两个关键点。该病本虚标实，气虚、阳虚是本，寒凝、血瘀是标，根据中医学“温则消而去之”、“气行则血行”、“瘀者化之”的理论，治宜标本兼治，即温阳益气，活血化瘀。在具体治疗中，我们视病情的不同阶段采用了相应的治疗方法。如四肢麻木疼痛，重者选用活血化瘀益气温阳之品，如桃仁、红花、炮附子、当归、黄芪、丹参、赤芍；郁久化热溃破者酌用清热解毒之品，如金银花、玄参、板蓝根等；四肢发凉、苍白紫绀者以温阳益气为主，以达强心通脉、活血化瘀之功，但必须根据治病求本的原则，加用三七、丹参、赤芍、川芎等活血化瘀之品，以祛除血管中之沉渣。

四逆汤加减治疗老年脱疽案2

许某，男，78岁，2004年3月9日初诊。

主诉：右足趾发凉、麻木疼痛一个月。

病史：患者一个月前足部受寒冷刺激后出现右足趾疼痛、发凉、麻木，长距离活动后即感右下肢酸困、胀痛，休息后可缓解，遇冷患足疼痛加重。曾在当地医院以“风湿病”治疗，服用中西药物半个月而无明显疗效。后到当地按摩医院理疗按摩一周亦无效。现右足趾疼痛剧烈，遇冷加重，得温稍减，间歇性跛行。症见夜不得安眠，纳食减，大便稀溏，小便清长。有长期吸烟史，有高脂饮食习惯，患高血压病15年。

检查：形体肥胖，精神不振，表情痛苦，全身畏寒怕冷。右足皮色苍白，干燥，趾甲肥厚不长，右足背、胫后动脉搏动消失。舌质淡有瘀点，苔薄白，脉弦紧。血压170/100mmHg。血糖5.2mmol/L，尿糖（-），总胆固醇7.5mmol/L，三酰甘油2.59mmol/L。

血液流变学检查：血细胞比容0.68，全血黏度7.82，血浆黏度2.98，红细胞电泳时间25.5s。

多普勒超声：出现双角及低平波，提示血管弹性差，周围阻力高，有肢体供血不足。

下肢血流图显示：双下肢及双足呈低平波，弹性波消失，流量显著偏低。

中医诊断：老年脱疽（阳虚瘀阻型）。

西医诊断：下肢动脉硬化闭塞症。

治宜：温阳益气，活血化瘀。

处方：细辛6克，黄芪、党参、玄参、当归、丹参各30克，怀牛膝、炮附子各15克，水蛭、干姜、炙甘草各10克。

医嘱：清淡饮食，禁烟酒，忌外伤及寒冷刺激。中药每日1剂，水煎，日服3次。

二诊：3月17日，右足趾疼痛、麻木明显减轻，夜能安眠，纳食增加，精神好转，继续服用，嘱高蛋白饮食。

三诊：4月3日，右足温度较前回升，触之无发凉感，患趾仍有疼痛，但疼痛程度较轻，患部皮肤色泽好转，舌脉同前。

四诊：4月17日，患趾疼痛、麻木基本消失，患足皮肤淡红，温度基本正常。多普勒超声：提示血管弹性较前好转，肢体供血基本正常。

五诊：4月30日，右足趾疼痛消失，右足发凉、麻木等症状亦消失，皮肤色泽及温度恢复正常，患者精神佳，饮食可，二便调。舌质淡，苔薄白，脉弦细。测血压130/80mmHg，血糖5.0mmol/L，尿糖（-），总胆固醇5.8mmol/L，三酰甘油1.8mmol/L。血液流变学检查：血细胞比容0.48，全血黏度5.8，血浆黏度1.78，红细胞电泳时间16.5s。多普勒超声及下肢血流图无异常。随访半年无复发。

按 患者症状比较典型，如患足疼痛、发凉、麻木，跛行，有营养障碍表现，且有高血压、高血脂病史，血液流变学检查、多普勒超声、下肢血流图检查均提示血管弹性差，肢体供血不足，因此临床上不难诊断。因其具有全身畏寒怕冷，舌质淡，苔薄白，脉弦紧等一派寒象，故中医辨证属阳虚瘀阻，药用温阳益气、活血化瘀之剂而取效。

患者由于呈高龄正虚之体，故我们始终采用“补”的原则，在服用益气药物的基础上，嘱给予高蛋白饮食，它们都直接或间接的作用于机体，抑制症状，消除病因，使机体的偏倾得到顺势的纠正而取效。

我们通过临床观察，认为寒冷刺激为此病的发病诱因，该病多发于冬季，患者对气候变化敏感，耐寒力减退，遇冷病情加重，由于寒湿外侵，“寒气入经而稽迟，泣而不行”导致血管收缩，管腔狭窄。高龄正虚，禀赋不足为此病发生之根本，初诊时大多呈面色苍白、心悸乏力等正虚病容，大多数患者在膳食方面达不到营养学标准。导致正气虚弱，元气失守，气血耗伤而不能御邪。治疗中，我们首先提高患者膳食，鼓励患者多食高蛋白食物，促使了病情向愈。

四逆汤加减治疗老年脱疽案3

王某，女，65岁，工人，1993年8月9日初诊。

主诉：右下肢发凉、酸困，疼痛3年，本次发病半个月。

病史：患者曾于1990年、1992年先后两次在我院以“老年脱疽”住院，经服用温阳活瘀之品治疗，临床治愈，能够胜任工作。今年7月下旬，因过度劳累，右下肢症状再次发作，出现酸困、麻木，小腿肚挛急性疼痛，足部色泽潮红，在本单位职工医院，静脉滴注脉络宁注射液一周，未效，趾部疼痛明显，于今日再次来我科治疗。现症见纳呆，夜眠差，大便不成形，小便短。平素身体健康，无心脏、肾脏、血液、内分泌及神经系统疾病，无传染病史可记录。

检查：神志清，精神差，营养良好，发育正常，查体合作。右下肢发凉、麻木、酸困，小腿肚挛急，趾部呈针刺样疼痛，活动后症状加重，色泽潮红，足背胫后动脉不能触及，跛行。血常规：血红蛋白 110g/L，白细胞 8.4×10^9/L，中性粒细胞 0.74，淋巴细胞 0.25，嗜酸粒细胞 0.01。尿常规：淡黄透明，蛋白（-），镜检（-）。大便常规：黄色软便，镜检（-）。

甲皱微循环示：微动脉血管痉挛，血管弹性差，畸形管袢增多迂曲，扭绞，微血流时快时慢，血色暗红，排列紊乱，血流流态呈絮状流。

中医诊断：老年脱疽（寒凝脉络，气滞血瘀）。

西医诊断：下肢动脉硬化闭塞症。

治宜：温阳益气活瘀。

处方：附片、当归、水蛭、丹参、白芍、白术、川牛膝各 30 克，干姜、桂枝、潞参、麦冬、赤芍各 15 克，黄芪 45 克，桃仁，红花各 10 克，五味子 12 克。

医嘱：肢体保暖，忌外伤，禁烟酒、长距离行走和久站立。中药每日 1 剂，水煎，日服 3 次。

二诊：8 月 16 日，近日来守服上药，患者精神好转，右下肢麻木、酸困症状仍同前，趾部疼痛发作次数减少，小腿肚挛急减轻，足部昼夜仍不温，夜眠 3 ~ 4 小时，饮食仍不多，大便不成形，继续原方案治疗。

三诊：9 月 1 日，近日来由于天气变化，自觉下肢发凉，麻木酸困明显，趾部疼痛仍同前，夜眠不佳，足部色泽仍潮红，精神尚可，纳食同前，治宜温阳益气活瘀。治疗方案同上。

四诊：9 月 20 日，下肢麻木酸困症状减轻，温度较前升高，皮肤色泽潮红，趾部疼痛已减轻，夜能眠。患者精神良好，二便自调，舌质紫，苔白腻，脉象沉缓而有力，足背胫后动脉仍不能触及，治疗方案同上。

五诊：10 月 5 日，近日患者自觉麻木酸困症状较前减轻，趾部夜晚疼痛已基本消失，小腿肚肌肉触及泽性仍差，温度改善，色泽淡红，纳食夜眠尚可，舌质淡紫，苔白腻，脉象沉而有力，治宜上方。

六诊：10 月 22 日，近几日来，天气变化，下肢症状稳定，未见明显阳性体征，精神良好，夜能眠，二便自调，治宜温阳益气活瘀。效不更方，但应重用益气之品。

七诊：11 月 6 日，趾部疼痛发做次数减少，足部夜能回温，色泽淡红，夜能眠，精神良好，饮食增多，二便自调，舌质淡，苔薄白，脉象缓有力。临床近期治疗显著好转。

按 患者原有老年脱疽病史，此次患病以右下肢发凉、麻木、酸困，跛行疼痛为特点，乃气血亏虚，不能充养所致，仍属老年脱疽范畴。患者得病日久，反复发作，正气亏损，精血亏耗，加之年过六旬，肾气不足，气血阴阳俱虚，肾阳虚不能温煦脾阳，脾阳虚不能培补肾阳，以致脾肾阳虚，阴寒内盛，寒性凝滞主收引，故导致气滞血瘀，不通则痛。舌质紫，苔白腻，脉象沉迟均为阳虚寒凝、血瘀气滞之象。

当归芍药散加减治疗老年脱疽案

肖某，男，70 岁，农民，2000 年 3 月 27 日就诊。

主诉：右下肢发凉、麻木、酸困疼痛一年，坏疽两个月。

病史：患者于 1999 年 3 月出现右下肢发凉、麻木、酸困，活动及劳累后加重，足部变色苍白。因未及时治疗而逐渐加重，出现足趾部疼痛，入夜加重，跛行明显。虽屡经治疗，一直未见好转。两个月前因涉冰雪，症状再次加重，右足第二趾呈湿性坏疽，在当地卫生院行趾骨清除术，伤口未愈合（具体药物治疗情况不详）。一个月前右足大踇趾颜色渐变并溃烂，呈湿性坏疽，足背肿胀，彻夜疼痛，难以入眠。发病以来，患者精神不振，情绪低落，眠差纳呆，大便干，小便短赤。嗜烟，好辛辣，于今日来我院就诊。

检查：形体消瘦，表情痛苦，面色黧黑，肌肤无华。右下肢发凉、麻木、酸困，肌肤不温，趾甲肥厚不长，汗毛稀疏。右足第二趾疮口未愈，仍有脓液流出。右足大踇趾趾端湿性坏疽，呈暗黑色，灼胀疼痛，足前部色泽潮红，足背浮肿，活动受限。舌质红，苔黄腻，边尖有瘀斑，脉弦滑。

血液流变学检查：血细胞比容0.8，全血黏度8.1，全血还原黏度18.9，血浆黏度3.4，红细胞电泳时间25.5s。

心电图示：窦性心律。

超声多普勒检查：右股动脉狭窄，血流不通，右下肢动脉硬化明显。

中医诊断：老年脱疽（湿热毒盛型）。

西医诊断：下肢动脉硬化闭塞症（Ⅲ期Ⅰ级）。

治宜：清热解毒，化瘀除湿。

处方：金银花、黄芪各45克，当归、玄参、薏苡仁、白芍各30克，苍术、黄柏、桃仁、红花、山药、甘草各15克。

医嘱：清淡饮食，禁烟酒、长距离行走和久站立。中药每日1剂，水煎，日服3次。

外科处理：用0.1%雷夫奴尔溶液清洁湿敷疮面，每日换药1次。

二诊：4月5日，患肢疼痛等诸症减轻，但坏疽未见明显好转，拟择期进行“咬骨术”。治疗方案不变。

三诊：4月12日，患者精神好转，纳可，右趾坏疽界限分明，分泌物减少，触之有活动感，疼痛。手术时机成熟，于当日行“咬骨术”，手术情况良好，坏疽完全分离，无残留死骨。加用抗生素以预防感染。中药继服原方。

四诊：4月22日，右足背不浮肿，色泽不潮红，伤口长势良好，无分泌物，基本无灼痛，舌质紫，苔黄，脉弦，右足趺阳太溪搏动消失。停用抗生素，中药继续服用原方。

五诊：5月15日，伤口愈合，无分泌物，右足背不浮肿，无潮红，舌质淡，苔薄黄，脉弦。血液流变学检查：血细胞比容0.5，全血黏度6.1，全血还原黏度13.9，血浆黏度1.64，红细胞电泳时间17.5s。彩色超声多普勒检查：动脉彩色血流充盈良好，边缘整齐，色彩呈单一色。

按 患者由于素体阳虚寒生，寒凝血瘀，瘀久化热，湿热瘀结，瘀、湿、热三邪俱至，腐肉蚀骨，故发为脱疽，症见肢端溃疡、坏疽，局部红肿热痛；瘀血湿热蕴蒸肌肤而有肢体瘀肿、紫红；湿热郁闭气机而有发热或低热。舌质红绛，苔黄腻，脉滑数均为湿热内盛之象。此型多属Ⅲ期1级下肢动脉硬化闭塞症，发生肢体坏疽感染，或肢体瘀斑感染。故用清热解毒、化瘀除湿之品屡可收效。

本案由于重视了中西医结合辨证论治整体治疗、内治和外治疗法相结合，故取得显著疗效。实践证明，早期中西医结合辨证论治整体治疗，可有效防止或减缓动脉硬化的发展，达到软化血管、促进粥样斑块消退、防止血栓形成和肢体发生坏疽的目的。

该病的治疗在早期未溃时应以清热活血为主。根据气行则血行，气滞则血瘀的理论，在应用活血化瘀疗法时，适当加入益气、行气之品可提高疗效。实验证明活血化瘀药能扩张血管，改善血液循环和微循环，并可降低血脂，防止和减轻动脉粥样硬化的形成与发展。

芍药甘草汤加减治疗老年脱疽案

张某，男，75岁，干部，1996年6月17日初诊。

主诉：左下肢发凉，麻木，酸困，跛行6个月，灼胀痛10日。

病史：患者去年12月下旬，发现左下肢发凉酸困，足部皮肤色泽潮红，继之趾部凉痛彻骨，遇冷及夜晚痛剧不得眠，先在住地诊所治疗，未明确诊断，口服中西药物（不明），效果不佳，病情日渐加重，跛行严重，不能做家务。10日前，足前出现灼胀疼痛，色泽紫暗，浮肿，虽经积极治疗无效，于今日来我科治疗。患者精神不振，发育正常，营养一般，神清。纳差，夜眠差，大便干结，小便短赤。患高血压病多年，经常口服降压药物。

检查：左下肢发凉麻木酸困，跛行，足部灼热胀痛，色泽紫红，浮肿，肢体肌肉萎缩，皮肤粗糙，趾甲增厚干燥不长，足背胫后动脉不能触及。舌质淡紫，苔厚腻，脉弦。血压140/80mmHg。血常规：血红蛋白120g/L，白细胞$11.6\times10^9/L$，单核细胞0.82，淋巴细胞0.18。尿便常规均正常。

甲皱微循环示：微动脉血管痉挛，血管弹性差，畸形管袢增多，迂曲、扭绞，血色暗红，排列紊乱，血流时快时慢。

中医诊断：老年脱疽（湿热内蕴，气滞血瘀）。

中医诊断：下肢动脉硬化闭塞症。

治宜：清热除湿，活血化瘀。

处方：金银花45克，玄参、当归、蒲公英、薏苡仁、水蛭、白芍、丹参各30克，黄柏12克，赤芍20克，乳香、没药各10克，苍术、甘草各15克。

医嘱：卧床休息，忌外伤，禁烟酒、长距离行走和久站立。中药每日1剂，水煎，日服3次。

二诊：6月22日，患者精神较前改善，足部肿胀好转，剧痛缓解，大便通，饮食仍差，舌质紫红，苔黄厚腻，脉象弦滑。

三诊：6月27日，患者神清，精神好转，纳食增多，大便稀，小便不常。夜能眠3小时左右，足部浮肿消退，灼胀疼痛明显缓解，局部色泽改善，舌质紫，苔厚腻，脉象弦滑，病情好转。

四诊：7月2日，患者精神良好，夜能眠，足部疼痛缓解，触及温度尚可，肢体活动有力，皮肤色泽仍差，足背胫后动脉仍不能触及，饮食增加，大便稍稀，舌质淡紫，苔腻，脉象弦。

五诊：7月7日，患者精神好，肢体活动有力，趾部色泽差，潮红，疼痛明显减轻，能够下床少量活动，舌质淡紫，苔白腻脉象弦滑。临床治疗显著好转。

按 患者年高体衰，气血不足，真阴真阳虚弱，不能充养濡滋四末，故出现上述诸症，中医属“老年脱疽”范畴。辨证为气滞血瘀，又因感受水湿之邪，入里化热，湿热交结，蕴阻脉络，故湿热内蕴，气滞血瘀为主要病机。病位在脉、在内，患者虽年事已高，但属实证。故治疗宜清热除湿、活血化瘀为主，俟症情改善后，再依据脏腑或气血阴阳之盛衰，损其有余，补其不足，但须坚持服药，方能改善。

当归补血汤加减治疗老年脱疽案1

张某，男，61岁，退休干部，1998年4月10日初诊。

主诉：双足发凉、麻木五个月，剧烈疼痛一个月。

病史：患者于1997年3月因“脑血栓形成”住院治疗，两个月后好转出院。1997年12月双足出现发凉、麻木，怕冷，遇热时症状略减，受凉后加重，感觉迟钝，曾服用三七片、复方丹参片等活血化瘀药物及消炎止痛西药，疗效不佳。以后虽不间断治疗，但一直未取得满意疗效。一个月前，出现双足剧烈疼痛，间歇性跛行，跛行距离为100米。无其他特殊病史。

检查：形体肥胖，精神不振，表情痛苦，胸闷气短。双足疼痛，入夜加重，彻夜难眠。间歇性跛行。足部皮肤有紫褐斑，皮温较低，双小腿肌肉萎缩，汗毛稀疏，皮肤干燥，双足趾甲增厚、干燥，小腿皮肤温度低，足部发凉，双足背动脉搏动消失。舌质淡紫，边有瘀点，脉沉细。

白细胞计数 10.8×10^9/L。血沉 3mm/h。总胆固醇 7.2mmol/L，三酰甘油 2.9mmol/L。

血液流变学检查：血细胞比容 0.72，全血黏度 8.82，血浆黏度 2.9，红细胞电泳时间 28.5s。

甲皱微循环检查：管袢轮廓模糊不清，排列紊乱不规则，管袢总数 6 根，其中正常管袢 2 根，异形管袢 4 根，血色暗红，血液流态呈断线状，血管运动计数 7 次/s。

中医诊断：老年脱疽（气虚血瘀型）。

西医诊断：下肢动脉硬化闭塞症。

治宜：活血化瘀，益气通络。

处方：黄芪 60 克，当归、潞参、川牛膝、丹参各 30 克，赤芍、麦冬、红花、地龙、水蛭各 15 克，甘草 10 克。

医嘱：低糖低脂饮食，禁烟酒。中药每日 1 剂，水煎，日服 3 次。

二诊：4 月 17 日，服上方后，患足症状略有好转，但效果不明显，因患者血脂较高，故配合应用活血化瘀通络之丹参注射液、腹蛇抗栓酶交替静脉滴注，每日一次。

三诊：4 月 28 日，症状显著减轻，小腿开始转温，疼痛减轻，足部紫褐斑减少，跛行距离延长，精神状态较佳，夜间睡眠良好。停用丹参注射液和腹蛇抗栓酶。

四诊：5 月 10 日，双足疼痛、麻木症状消失，足部紫褐斑消失，下肢皮肤温度恢复正常，肌肉弹性好，有光泽，趾甲开始生长。白细胞计数 9.8×10^9/L，血沉 10mm/h。血液流变学检查：血细胞比容 0.52，全血黏度 6.10，血浆黏度 1.68，红细胞电泳时间 17.5s。甲皱微循环检查：管袢轮廓清晰，排列较前规则，管袢总数 8 根，其中正常管袢 6 根，异形管袢 2 根，血色淡红，血管运动计数 10 次/s。

按　本案治疗以化瘀中药为主，兼以益气、养阴，并根据血液流变学检查结果，患者血液呈高凝状态，故在首诊服用中药疗效不明显的情况下，我们应用丹参注射液、腹蛇抗栓酶等药物静脉滴注，以降低血液黏度，扩张血管，解除血管痉挛，起到了迅速改善患肢血液循环，提高疗效、缩短疗程的作用。

当归补血汤加减治疗老年脱疽案 2

孙某，女，67 岁，农民，2000 年 3 月 19 日就诊。

主诉：左下肢发凉、麻木、疼痛两个月，加重 3 日。

病史：两个月前患者自觉左下肢发凉，麻木酸困，活动后加重。足趾部色泽苍白，继之趾端出现针刺样疼痛，入夜疼痛加重，影响休息，先后在当地辗转治疗（未明确诊断），内服中药（不详），并服用祛痛片，静脉注射丹参注射液，病情有增无减，于 3 日前趾端关节疼痛加剧，变色紫暗，活动受限，夜不得眠。患病以来患者精神不振，胃脘隐痛，呕不思食，大便不成形，小便短。既往有胃脘痛病史 5 年。

检查：表情痛苦，面色萎黄，形体消瘦，肌肤干燥，目珠不黄，眼睑微浮，声音低沉，神疲乏力。左下肢发凉，麻木酸困，左足趾端皮肤色泽紫暗，疼痛剧烈，尤以夜间为甚，肢体肌肉弹性差，皮肤干燥脱屑，趾甲肥厚，干燥不长，活动受限，左足背有一硬币大小瘀斑。足背、胫后动脉搏动减弱。舌质暗淡，苔薄白，舌底脉络色暗，脉细弱。眼底视网膜动脉硬化。体温 36.4℃，血压 130/80mmHg，脉搏 80 次/分，呼吸 18 次/分。

白细胞 12.3×10^9/L，血红蛋白 125g/L。总胆固醇 6.9mmol/L，三酰甘油 2.6mmol/L。

心电图检查无异常。

超声多普勒检查：左股动脉狭窄，血流不通，左下肢动脉硬化明显。

中医诊断：老年脱疽（气虚血瘀）。

西医诊断：下肢动脉硬化闭塞症。

治宜：益气通络，活血化瘀。

处方：黄芪60克，当归、潞参、玄参、丹参各30克，桃仁、红花、赤芍、地龙、水蛭、延胡索各15克，甘草10克。10剂。

医嘱：禁烟酒、长距行走和久站立，忌外伤。中药每日1剂，水煎，日服3次。

二诊：3月30日，患者精神差，下肢发凉、麻木症状减轻，但夜晚疼痛仍剧，胃纳仍差。服上药后未见不舒。

三诊：4月12日，患者精神改善，左足疼痛基本消失，左足背瘀斑面积缩小，色泽好转。胃脘不痛，原方去延胡索。

四诊：4月22日，凉痛麻木症状基本消失，间歇性跛行较前改善，舌脉同前，纳食增加，二便正常，夜眠质量可。

五诊：5月1日，左足趾疼痛及间歇性跛行消失，左下肢及足部转温，无麻木发凉现象。实验室检查：白细胞9.3×10^9/L，血红蛋白130g/L。总胆固醇5.9mmol/L，三酰甘油2.1mmol/L。超声多普勒检查示：动脉血流充盈良好，边缘整齐。临床近期治愈。

按 本例患者属气虚血瘀型。患者年老肝肾已亏，气虚血瘀，患肢失却濡养，不通则痛，其病在血脉，病理机制为气血凝滞，血脉阻塞所致。由于气虚血瘀，经脉阻塞不通，故有肢体发凉、怕冷、麻木、疼痛、间歇性跛行；气血瘀闭不通而有持续性固定性疼痛，夜间尤其加重；血瘀于肌肤则见皮色紫红、青紫、瘀斑、瘀点；气血不达四末，筋脉失养而有肢端营养障碍。舌质淡，苔薄白，脉细弱均为气虚血瘀之象。此型多属于Ⅱ期下肢动脉硬化闭塞症，严重者肢体缺血、缺氧，可能发生肢体坏疽。

方中黄芪益气健脾以益四肢肌肉，当归补血活血，丹参、桃仁、红花、川芎、赤芍活血化瘀舒筋，水蛭化瘀通络止痛。诸药合用，通而不伤正，补而不留滞，共奏活血化瘀、行气通络之效。现代药理研究也证明黄芪、当归等能调节免疫功能，改善周围血液循环，增加机体耐缺氧能力，丹参、红花、赤芍等能解除血管痉挛，使毛细血管网开放增多，改善微循环，促进侧支循环建立，并能降低全血黏稠度，促进血栓溶解。

苓桂朮甘汤加减治疗脱疽案（血栓闭塞性脉管炎）

孙某，男，40岁，干部。于1966年8月16日入院治疗。

主诉：双下肢发凉麻木、变色、疼痛已8年。

现病史：1957年，原因不明自觉走路时腿肚酸痛，间歇性破行，下延至踝部。1962年又因涉水，下肢麻木疼痛，仅能行走数十步，初以“风湿性关节炎”治疗无效。由于右足中趾溃破，剧烈疼痛，经检查确诊为“血栓闭塞性脉管炎”。1964年于某医院做双侧腰交感神经节切除术，病情有所好转。3个月后，又开始麻木疼痛，服150余剂疗效不佳。由于病情发展，剧烈疼痛，故入院治疗。

1951年在福建右腿被蛇咬伤，全腿肿胀，住院治愈；会饮酒；有17年吸烟史，每日10支以上。

检查：形体消瘦，面色表青黑。舌白、有津，脉沉细无力，双尺动脉均消失。双下肢发凉、麻木。疼痛，间歇性跛行，扪之冰冷。踝关节以下色暗紫，双足背、胫后、腘动脉搏动均消失。趾甲生长缓慢，腿肚肌肉萎缩。两上肢高举苍白，下垂则发紫。

诊断：中医：脱疽；西医：血栓闭塞性脉管炎。

辨证：寒湿内侵，阳气虚衰，气血凝滞，发为脱疽。

治宜：温经散寒，和营通络。

首选苓桂术甘汤加当归、川芎无效。改服：党参、白药、黄芪、甘草各30克，草石斛，加赤芍、桂枝、干姜各15克，细辛、通草各9克。

继服60剂后，静止疼痛完全消失，间歇跛行减轻，行走1500米以上无任何感觉，趾甲开始生长，下肢有汗出，肌肉明显恢复，色变红润。先后共服药70剂，临床治愈。

按　患病已久，阳气虚衰，寒湿内侵，阻滞经络，形成气滞血瘀。治宜温阳通经，补营益气，开始用苓桂术甘汤无效，原因在于忽视了肾阳虚衰这一关键；但改用方剂后仍疗效不显，仅头晕减轻，原因又在于忽视了寒凝脉络这一主要病机。我们遵仲景当归四逆汤、真武汤以通经散寒、温阳破瘀，找出了主要矛盾，投方则效如桴鼓。

附子汤加减治疗脱疽案1（血栓闭塞性脉管炎）

胡某，男，55岁。于1984年4月30日住院治疗。

主诉：双下肢麻木、跛行已半年。

现病史：1968年因被殴打受伤。1969年冬季受寒冷刺激，诱发左下肢麻木、发凉、疼痛，出现间歇性跛行。在某医院确诊为“血栓闭塞性脉管炎”，服毛冬青、脉通等中西药物治疗无效。后住院治疗8个月病愈出院。1980年在东北工作，受寒冷气候刺激，旧病复发，双下肢麻木、发凉、疼痛，服药无效，再次入我院治疗。

有胃及十二指肠溃疡及颈椎骨质增生病史；无吸烟嗜好。

检查：形体消瘦，面色苍白，表情痛苦，舌质淡、脉沉细迟。心率60次/min。患肢无汗，汗毛脱落，趾甲增厚，生长缓慢，肤色苍白。双下肢足背、胫后动脉搏动消失，右下肢腘动脉微能触及。局部温度检查，室温26℃，左侧足趾31℃，足背32℃，胫骨中段31℃，右下肢足趾32.5℃，足背33℃，胫骨中段32℃。

诊断：脱疽（血栓闭塞性脉管炎）。

辨证：阳气亏损，寒邪郁于血脉，血气失于温煦。

治宜：温阳益气，活瘀通络。

处方：白芍30克，白术、炮附片、当归、水蛭各15克，茯苓20克，黄芪60克，红花、党参、甘草各10克。

服15剂后，皮肤苍白色好转，疼痛减轻，但左下肢肿胀，并伴失眠。舌质红、苔黄，脉数。改服益气养阴、清热活瘀药30剂后，症状好转。继则出现纳呆、泄泻、舌质淡等症状，仍守真武汤加益气化瘀药物。共服75剂，疼痛止，趾甲开始生长，跛行消失，色转红润，舌正脉平。足背、胫后动脉恢复搏动，腘动脉微能触及。皮肤测温计检查：双侧温度基本恢复正常。临床治愈出院。

附子汤加减治疗脱疽案2（血栓闭塞性脉管炎）

桂某，男，29岁。于1982年7月2日诊疗。

主诉：双下肢发凉、麻木疼痛已9个月。

现病史：1981年9月，原因不明发现右下肢发凉、麻木、酸胀，小腿痉挛，行走时疼痛。10月左下肢亦感发凉、麻木、跛行疼痛。用活血化瘀药物治疗，症状不减。

有10年的吸烟史，每日1包以上。

检查：形体消瘦，面色青黑，表情痛苦。虽盛夏之日，足穿棉靴仍不觉热。舌质淡、苔薄黄，脉弦数。心率96/次 min。双下肢发凉、麻木、疼痛、跛行，腿肚酸胀痉挛，色呈尸体样苍白。趾甲不长，汗毛脱落，患肢无汗，遇冷疼痛加重，双下肢肌肉萎缩。双足背、右足胫后动脉均不能触及，左足胫后动脉搏动微弱。

实验室检查：白细胞计数15.8×10^9/L，中性粒细胞0.78，淋巴细胞0.21，单核细胞0.01，血红蛋白160g/L，红细胞计数4.5×10^9/L，血小板计数94×10^9/L。血沉2mm/h，血压120/70mmHg。

微循环检查：甲皱血管轮廓尚清，排列紊乱。血管管袢6根，其中畸形4根，正常两根，管袢口径短，袢顶宽40μm，血色暗红。血液流态呈虚线，血流速度186μm/s。血管运动计数16次/s。

诊断：脱疽（血栓闭塞性脉管炎）。

辨证：寒湿郁于脉络，郁久成瘀，发为脱疽。

治宜：温阳益气，活血兼清郁热。

处方：茯苓、白术、白芍、丹参、当归、板蓝根、黄芪各30克，炮附片25克，甘草、红花、白芷、干姜各10克，金银花、玄参各45克。

服药15剂，双下肢疼痛减轻，跛行距离延长。服59剂后，左足背、胫后动脉恢复。上方去干姜，加细辛10克。服129剂后，疼痛完全消失，色转红润，酸困、麻木之感已除，温度升高，趾甲、汗毛开始生长，可连续行走5000米无不适，恢复原来式作，临床治愈。

实验室检查：白细胞计数7.2×10/L，中性粒细胞0.64，淋巴细胞0.31，单核细胞0.02，嗜酸粒细胞0.03，血红蛋白130g/L，红细胞计数5.2×10^{12}/L，血小板计数94×10^9/L，血沉0mm/h。

微循环检查：甲皱血管袢；轮廓由尚清改变为清晰，排列整齐。血管管袢10根，其中畸形管袢2根，正常管袢8根，袢顶宽30μm，血色淡红。血液流态呈虚线。血流速度467μm/s。血管运动计数12次/s。

患者初诊即有舌苔黄、脉数、白细胞计数偏高之象。我们虑其内有热象，准备用清热化湿之剂，但仔细分析全部症状，虚寒之证亦很明显。尤其是盛暑之日，患者足穿棉靴仍不觉热。处方用药时，便遵照“治病求本”之旨，大剂量运用温阳益气药物，同时加入了清热之品，使症状很快得到改善，微循环检查，也有明显的进步。药证相符，故可收效。

按 血栓闭塞性脉管炎局部缺血期多属祖国医学寒湿痹痛的范畴，盖寒为阴邪，最易伤人阳气，由于严寒涉水，寒湿下受，以致寒凝络脉，血行不畅，阳气不能下达，筋脉阴塞，气血凝滞，故发本病。

该期患者最易误诊，往往易与风湿等其他疾病混肴，这样就延误了治病时机。若早期诊断，及时治疗多能取得较好的效果。

在治疗上宜温经散寒，益气扶正，活瘀通络。血管得以温煦和扩张，可以促进血液循环，而使肢体恢复正常功能，以上各案中均体现了病在上加桂枝、病在下加牛膝的经验，并配合好外用药熏洗，辨证论治，内外结合，配伍处当，血脉通畅，诸症便自能好转。

四妙勇安汤加减治疗脱疽案（局部缺血期·气血瘀滞型）

崔某，男，36岁，教师，1982年1月18日诊治。

主诉：右下肢发凉，疼痛已1年。

现病史：1981年7月，原因不明感右足底有针刺疼痛，经某医院检查诊为“气血不和”，治疗后疼痛转至足背，踝关节以下静脉发炎，呈游走性疼痛，1982年2月，右足踇趾疼痛，数日后，踇指下起红色小斑，上级医院诊断为“血栓闭塞性静脉炎”，服中药长达10个月，疼痛有所减轻，但发凉并伴静脉发炎，反复发作。

有20年的吸烟史，每日约4支。

检查：形体消瘦，面色黧黑。舌质红、苔薄白、脉迟。心率60次/min。右足大趾发凉，麻木、疼痛，内觉发热，伴双侧静脉曲张。Homans征试验、Neunof征试验及血压表充气试验均呈阳性。双下肢肿胀，右足扪之冰冷。双下肢发热，右足背、胫后动脉均消失。右足皮肤苍白，右足拇趾尖起一紫红色小斑。血压120/80mmHg。

微循环检查：甲皱血管管袢轮廓模糊，管袢排列紊乱。管袢总数4根，其中畸形2根，正常2根。管袢口径短，袢顶宽20μm。面色暗红。血流速度105μm/s，血管运动计数8次/s。

诊断：脱疽（血栓闭塞性脉管炎，伴游走性静脉炎）。

辨证：脉络瘀阴，气血虚少，郁久化热，发为脱疽。

治宜：活血通络，清热解毒，健脾燥湿。

处方：苍术、黄柏、蒲公英、水蛭各15克，薏苡仁、玄参、白芍、丹参各30克，当归20克，红花、甘草各10克，金银花45克。

服25剂后，色泽好转，温度上升，右胫后动脉恢复。共服药90剂，双侧静炎症均已消失，疼痛止，趾甲开始生长。

微循环检查：甲皱血管管袢轮廓变清，管袢排列由紊乱变为整齐。管袢总数由4根上升为6根。口径短，袢顶宽20μm。血色转为淡，血流速度430μm/s，血流变为虚线。血管运动计数10次/s。临床治愈。

活血化瘀治疗脱疽案（气血瘀滞型）

王某，女，17岁，营业员。门诊日期1980年5月12日。

1980年开始得病，双足发凉，踇指疼痛，当时未加重而未予治疗。1个月后病情加重，来院门诊。

症见：小趾红紫疼痛，自觉两足发凉，行走不便，双足背、胫后支动脉搏动消失，汗毛、趾甲开始不长，脉弦细，舌苔白，尖有瘀点此为脉络痹阻、气血流通不畅。

治宜：活血化瘀。

处方：当归、乳香、没药各10克，红花12克。每日一剂，共治疗一个月有余，两足凉痛消失，皮色基本正常，汗毛。趾甲开始生长，动脉搏动恢复，行走如常。

本例属气虚血瘀型，用红花、乳香、没药活血化瘀通络，当归益气养血。取“气血旺盛、气行血行”之意。

按　祖国医学所指血瘀证范围颇为光泛，寒邪外侵、外伤、正虚阳弱、血热郁积等均可导致气机阻滞、经络阻塞。又有“久病多夹瘀”的学说。血栓闭塞性脉管炎多属血管慢性疾病，由于血液循环障碍，血管闭塞，尤以微循环障碍所致的缺血、瘀血、血栓等病理改变。此病又属炎性病变，炎症所引起的组织渗出、变性、坏死、增生等及代谢障碍所引起的组织病理反应，正和血瘀的病机结合。所举医案中有阳虚血瘀者，治宜温经散寒、活瘀通络、鼓气血之运行；气虚血瘀证者，治宜补益气血、活瘀通络；若阴阳错杂者，施之温阳、活瘀、清热、益气之法。不同的病理机制，治疗法则亦应随之而异，临床中常见麻木、疼痛、发凉、怕冷，患肢色呈苍白、暗紫，间歇性跛行，肌肉萎缩，小腿及足部有表浅性静脉炎等症状，常以丹参、红花、赤芍、桃仁、苏木、刘寄奴、乳香没药等活血化瘀、通络止痛；蜈蚣、全蝎、水蛭走窜经脉；佐牛膝可引药下行，增强活瘀通络之力；黄芪、党参、白术益气扶正、健脾燥湿；附片、干姜、桂枝、细辛温肾壮阳，促进血液循环，疏通经络。有炎性病变配玄参、金银花、蒲公英、白芍、黄柏、薏苡仁清热解毒、益阴化湿，又能制温阳之品的辛散燥热。通过甲皱微循环和四肢血流图观察，原血流缓慢、动脉搏动弹性减低的患者，治疗后均可取得一定的改善。

四妙勇安汤加减脱疽案1（局部缺血期·湿热瘀滞型）

李某，男，35岁，农民。于1965年1月17日入院治疗。

主诉：双下肢麻木胀痛、变色、跛行已年。

现病史：1964年底在吉林部队服役时，因寒冷刺激，诱发双下肢麻木、凉痛，小腿肚挛急不舒，足色苍白，行走跛甚。次年春节时双下肢浅静脉发炎，红肿剧痛，不能行走。入部队医院治疗，确诊为“血栓闭塞性脉管炎合并静脉炎”。用青霉素、链霉素等药物治疗无效。于1965年7月住我院。

身体素健，无烟酒嗜好及家族遗传病史。

检查：形体消瘦，面色赤红，精神困惫，营养一般，步履艰难，跛行严重。双下肢胀痛，尤以足趾剧烈，触之发凉，入夜加重。腿部色苍白，足部暗紫，抬高患肢色苍白，下垂时色暗紫。左腿肌肉萎缩，左腿肚周长27cm，右腿肚周长30cm。皮肤枯槁，趾甲增厚不长，汗毛脱落，两腿肚静脉呈条索状，色黑，扪之疼痛难忍。足趾发黑，双足背、胫后、腘动脉搏动消失，口渴多饮，溲黄。舌质红绛、苔黄腻、脉滑数。

诊断：脱疽（血栓闭塞性脉管炎合并浅表性静脉炎）。

辨证：寒湿内蕴，郁久化热，毒邪内结，耗伤气阴，气血不畅。

治宜：清热除湿，益气化瘀。

处方：当归、川芎、赤芍各12克，天花粉、川牛膝、防己、薏苡仁、蒲公英各15克，金银花45克，黄柏、甘草、红花各9克，连翘21克，山药24克，黄芪30克。

服上方20剂后，患者静止疼痛减轻，精神好转，口渴止。患肢有蚁行感，仍麻木、酸胀，腿肚挛急不舒。继守上方加蜈蚣3条，全蝎9克。

继遵上方加减治疗后，患肢黑紫色已退，温度改善，浅静脉硬索状消失，麻木、疼痛、跛行基本消失，双下肢腘动脉搏动恢复，但足背、胫后动脉搏动仍不能触及。下肢肌肉萎缩有改善，左腿肚周长31.2cm，右腿肚周长33.2cm，静止痛等症已瘥，但觉腰膝酸软，时常遗精，后法以壮肾温阳、益气活瘀。处方：白芍、白术、炮附片、桂枝、首乌各12克，茯苓、党参、甘草、当归各15克，黄芪30克，细辛6克，通草、川牛膝各9克。

经治疗后，整体恢复，气血充盈，血脉通畅，诸症消失，出院后能参加工作。

四妙勇安汤加减脱疽案2（局部缺血期·湿热瘀滞型）

张某，男，40岁。于1974年2月2日入院治疗。

主诉；1968年严冬赴东北工作，因寒冷刺激致使左下肢发凉、麻木、沉困疼痛。初发冻伤处理，继则左下肢间歇性跛行，经某医院检查，诊为“血栓闭塞性脉管炎”。治疗月余，效果不佳。1973年10月左下肢发凉，麻木增剧，跛行疼痛加重，治疗无效。

有16年的吸烟史，每月1包以上。

检查：形体较胖，面色青黄，表情痛苦。舌质淡、苔薄白，脉滑数。心率96次/min。左下肢麻木、发热、疼痛，扪之冰冷。下肢色呈苍白，足前半部紫暗，皮肤枯槁，趾甲错，左足背、胫后动脉均搏动消失。

诊断：脱疽（血栓闭塞性脉管炎）。

辨证：寒湿内侵，脉络瘀阻，气血瘀滞，郁久化热，发为脱疽。

治宜：清热燥湿，化瘀通络。

处方：金银花90克，玄参60克，当归、黄芪、川牛膝、薏苡仁各30克，甘草、通草、桃仁、红花各15克。

服药8剂，未见明显变化，患者求愈心切，求更方服用。改为真武汤加桃仁、红花，服后未见好转，下肢发热疼痛加重。又遵第1次所处之方，加全蝎9克、蜈蚣3条、丹参60克、党参30克。

服4剂，疼痛即明显减轻。又服72剂疼痛完全消失，可连续行走3000米，麻木发凉已除，趾甲开始生长，临床治愈出院。追访9年，仍坚持工作。

按 盖湿为重浊黏滞之邪，阻碍气机，与热邪相会，则湿热交困，热困湿阻而难解，湿困热蒸而气伤，由于湿邪内蕴，郁久化热，阻碍于经脉，气运行不畅，导致患肢缺氧，常见麻木、酸胀、皮色苍白或潮红，灼热疼痛（多因神经炎诱发），但扪之发凉。由于患肢缺血肢体乏力，多合并低热和游走性血栓性浅静脉炎，实验室检查血常规多增高，血沉加快，治宜清热除湿、益气化瘀。热盛湿重则重用于清热化湿、祛除湿邪，改善血液的黏稠度，而后施以益气化瘀、疏筋通络之品，则促进血液循环，改善肢端的局部缺血缺氧状态，若见血常规增高，肢体发热、水肿现象，切记慎用大量化瘀药物，我们临床经验，化瘀药物可导致炎症的扩散，采用外洗药物治疗，可使内消外解，加快症状的缓解，故在临床中要随症加减，辨证施治，才能达到预期的治疗效果。

附子汤加减治疗脱疽案1（阳虚瘀阻型）

聂某，男，43岁，教师。1980年4月19日入院。

1958年3月不慎右足踇趾外伤后诱发此病，患肢常感疲乏，时觉麻木，散见片状红斑，逐渐加重。1976年4月被诊断为血栓闭塞性脉管炎，经治疗好转。1977年左足二趾突然刺痛发黑，右上肢亦困痛，多经治疗其效不佳，3年来时轻时重。

症见：四肢发凉，疼痛，跛行，左下肢足背、胫后动脉消失；右下肢足背动脉消失，上肢尺动脉消失，患肢皮色苍白，形体消瘦，精神饮食尚好，脉沉细，舌苔薄白，此为阳气不达，血流不畅。

治宜：温经通络，益气活血。

处方：茯苓、白芍、丹参、赤芍、黄芪各30克，白术12克，炮附片15克，桃仁、全蝎各10克，当归20克，蜈蚣3条。每日一剂。4月21日皮色已转红，四肢转温，7月17日，患肢温度正常，左下肢胫后动脉微能触及，右下肢足背动脉、上肢尺动脉微弱，行走2500米无跛行，患肢颜色正常。共住院70日，临床治愈出院。

按 本例属于阳虚型，以真武汤加减，药以炮附片温经散寒，当归、白芍、桃仁、丹参、赤芍活血化瘀，复以黄芪、白术、茯苓健脾益气，蜈蚣、全蝎通经活络，对阳虚型患者用之，随证加减，多能取效。

附子汤加减治疗脱疽案2（阳虚瘀阻型）

丁某，男，42岁。

主诉：左下肢发凉、麻木、疼痛已1年，左足皮色变黑5个月。

现病史：1963年8月下乡时，阴雨连绵，赤足涉水5日，左脚开始间歇性疼痛，时有麻木感。曾服镇痛药治疗无效。延至1964年3月，疼痛增剧，入夜尤甚。左足皮色开始变黑、厥冷，如浸冰雪中。继则五趾肿大，行走跛甚，不能工作。经多家医院检查，均确诊为“血栓闭塞性脉管炎”。服四妙勇安汤加水蛭、虻虫、乳香等27剂，效果不显。病势继续发展，经介绍来我院诊治。

有20年吸烟史，每日约1包；常饮酒。

检查：左足皮色变黑，如煮熟的红枣。五趾肿胀，剧烈疼痛，入暮加重，触之痛甚，厥冷如冰。左足足背动脉不能触及，脉象沉迟。

诊断：脱疽（血栓闭塞性脉管炎）。

辨证：脾肾阳虚，寒湿内侵，脉络瘀阻，发为脱疽。

治宜：温肾健脾，补营通络。

处方：黄芪、炮附子（先煎）、茯苓、白芍、白术、生姜、干姜、党参、甘草各30克。

当夜即觉患部发热，筋骨之内有蚁行感，疼痛减轻。继服5剂，趾肿全消，疼痛亦止，其足转温。服25剂后，全足黑皮脱落，足背动脉恢复跳动。

共服27剂，全足皮色复常，已参加工作。追访19年，仍坚持工作。

按 此案因感受寒湿，脉络瘀滞而发病。从患肢厥冷如水、脉沉迟可以看出，此病机为阴寒湿盛。前医投四妙勇安汤加水蛭、虻虫等品无效，原因在于辨证不确。我们辨其病机为心阳亏耗，寒湿阻经，用温阳燥脾、补营通络之法，随即取得了预期效果。

四妙勇安汤加减脱疽案（阳虚瘀阻型）

牛某，男，38岁，农民。门诊日期1980年5月13日。

1977年春左上肢发凉麻木，手指皮色苍白，发展迅速，20余天4指、5指发黑溃破，疼痛剧烈，伴双下肢痉挛不舒，在某医院误以气血不和论治，致病势逐日加重。后来我院门诊，经用中药治疗月余，伤口愈合，疼痛消失，参加轻体力劳动3年。于1980年5月，病情复发，急来我院复诊。现症见：左上肢发凉疼痛，麻木肿胀，双下肢挛急跛行，汗毛脱落，指甲、趾甲增厚不长，足背动脉消失，形体消瘦，面色萎黄，脉微弱，舌质淡白，脉证合参，由于阴阳两虚，气血运行不畅所致。

治宜：益气温阳，滋阴养血。

处方：炮附片、桂枝各15克，当归、玄参、板蓝根、白芍、金银花、丹参各30克，黄芪、薏苡仁各45克，红花10克，乳香、没药各6克，川牛膝20克。每日一剂。5月25日疼痛减轻，温度上升，阳气有来复之势，阴液有滋生之机，原方继续服用，后疼痛消失，脉博恢复，皮温正常，跛行消失而临床治愈。

桂枝加芍药汤加减治疗脱疽案（阳虚瘀阻型）

郭某，男，35岁，于1971年6月22日入院治疗。

主诉：双下肢发凉、麻木已6年余，跛行疼痛已半年。

现病史：1964年冬，由于寒冷刺激，劳累过度，始感下肢凉麻木、肿胀，继发间歇性跛行，延误治疗，病情逐渐加重。1969年7月，检查确诊为“血栓闭塞性脉管炎”。静脉注射硫硫镁，口服妥拉苏林等药物治疗无效。1969年10月又于某医院检查，亦确诊为此病，X线摄片未发现骨质病变，服四妙活血丸等品病情时轻时重，半年前感双下肢发凉麻木，跛行加重，疼痛加剧，求治我院。无烟酒嗜好。

检查：形体消瘦，面色青黑，表情痛苦，舌淡、苔白，脉沉细迟。心率60次/min。双下肢发凉、麻木、疼痛、跛行，每行15米下肢即酸胀疼痛，迫使停止，皮肤枯槁，肌肤甲错，疼痛夜晚加重。双下肢色潮红，抬高患肢则苍白，双足背、胫后动脉均搏动消失，腘动脉搏动微弱。

诊断：脱疽（血栓闭塞性脉管炎合并深静脉血栓形成）。

辨证：寒湿内侵，气血瘀滞，脉络不通，发为脱疽，寒湿瘀久化热。

治宜：益气通络，清热解毒。

处方：黄芪、赤芍、桑枝各30克，桂枝、地龙各15克，红花、通草、白参、泽泻各12克，白芍24克，丹参21克，玄参、石斛各45克，全蝎9克，蜈蚣3条，金银花、白茅根各60克。

服药8剂，肿胀基本消失，但下肢上皮色潮红，发凉甚，夜晚疼痛。拟温肾健脾，活血通络。改服：熟地、桂枝、白术、炮附子、党参各30克，山萸肉、山药、茯苓、泽泻、红花、延胡索各15克，丹皮、桃仁、水蛭各2克，蜈蚣3条。

服药20剂后，下肢疼痛明显减轻，但静脉发炎，改为真武汤合四妙勇安汤。服10剂后静脉炎好转，又改为补益肾气合活血通络之品。如此反复4次，共服药180剂，疼痛完全消失，温度恢复，色泽基本正常，可连续行走3000米，临床治愈出院。

按　心主血脉，有推动血液在脉管内运行以营养全身的功能，心是血液运行的动力，心气旺盛，就能使血液在脉管中运行不息。血栓闭塞性脉管炎初期多因寒冷外侵，凝阻脉络，心阳衰弱，气血运行无力，肢体失于血脉之温煦，故常见皮色苍白，畏寒肢冷，精神委靡，面色㿠白，胸闷心悸，舌淡脉沉。治宜温通心阳，益气活瘀。以桂枝、附片、干姜、细辛、鹿角胶温补心肾，回阳救逆；丹参、红花、桃仁、乳香、没药活血化瘀；通络止痛之功，如穿山甲、蜈蚣、全蝎、水蛭等。多施仲景真武汤、金匮肾气丸之辈加减运用，可温通心阳，扶正祛邪，促进血液循环，改善局部缺血症状，使血流通畅，肢末充润。

附子汤加减治疗脱疽案（营养障碍期·气血瘀滞型）

患肢畏寒，触之冰凉，疼痛呈持续性，皮色紫红、暗红或青紫色，肢端皮肤有瘀点、瘀斑。舌质红绛、苔薄白，脉多沉细涩。

吕某，男，41岁，工人。于980年4月10日入院治疗。

主诉：左下肢、右下肢疼痛、发凉、麻木已3年。

现病史：1957年8月右足踇趾不慎受伤诱发此病。患肢常疲乏，时觉麻木，逐渐加重。1976年曾在某医院检查，诊断为“血栓闭塞性脉管炎”经治疗好转。1975年左足第二趾剧痛发黑，右上肢亦困痛，经治时轻时重。

有20年的吸烟史，每日约1包；有冻伤史。

检查：四肢发凉、疼痛、跛行。左下肢足背、胫后动脉，右下肢足背、上肢尺动脉搏动消失。患肢皮色苍白。舌苔薄白，脉沉细。

诊断：脱疽（血栓闭塞性脉管炎）。

辨证：寒凝气滞，阳气不达，血流不畅。

治宜：温阳通络，益气活血。

处方：茯苓、白芍、黄芪、丹参、赤芍各30克，当归20克，白术12克，炮附片15克，桃仁、红花、全蝎各10克，蜈蚣3条。

4月21日：皮色转红，四肢转温。

7月17日：患肢温度正常，左下肢胫后动脉微能触及，右下肢足背动脉、上肢尺动脉搏动微弱，行走2500米无跛行，患肢颜色正常。共住院90日，临床治愈出院。

按　阳虚气弱，寒湿内侵，加之外伤，脉络受阻，治宜温经通络，益气活瘀。实践体会：黄芪、炮附片同用，有温阳益气、兴奋心脏的作用；活血化瘀药物有促进血液循环、扩张外周血管、改善微循环的功能。

按 此型由寒凝气滞、血瘀脉络所致。临床表现多为肢色紫暗，针刺样固定性疼痛，入暮尤甚，患肢发凉、麻木、沉困、跛行，肌肤甲错。舌质紫或有瘀斑，脉沉细涩。本型的治疗，首当活血化瘀，通络止痛，常选用：桃仁、红花、丹参、赤芍、乳香、没药、当归、地龙、蜈蚣、全蝎等；兼有气虚加黄芪、党参；阳虚加炮附片、干姜；疗效、缩短疗程的重要一环。实践体会：小分子右旋糖酐应用此型有显著的疗效，并可口服脉通、复方丹参片等。

白虎汤加减治疗脱疽案（营养障碍期·热毒型）

刘某，男，38岁。于1981年8月10日诊治。

主诉：右足发热疼痛2个月，色紫暗已半月。

现病史：两个月前右足红肿热痛，间歇性跛行。曾用中药清热解毒及西药抗生素治疗无效。足背色变紫红，踇趾色变紫黑，转我处治疗。

有吸烟嗜好10年。

检查：右足背、胫后动脉搏动消失，足背前部色紫红，行走时疼痛剧烈。舌苔黄，脉弦数。

诊断：脱疽（血栓闭塞性脉管炎）。

辨证：湿热瘀阻，脉络不通。

治宜：清热解毒，利湿通络，活血止痛。

处方：怀牛膝、黄柏、水蛭各30克，川芎、连翘、石膏各60克，知母20克，土鳖虫、甘草各40克。

服药10剂，红肿热痛基本消退，局部颜色好转，已能下床活动。外用药继用，用活血化瘀、通络活络之剂加减服40剂，节段性静脉瘀血消失，足背、足趾颜色均恢复正常，足背、胫后动脉搏动已恢复，可行走1000米。临床治愈。

四妙勇安汤加减治疗脱疽案（营养障碍期·热毒型）

王某，男，42岁，1981年2月11日入院治疗。

主诉：左足肿胀，起红斑块4个月。

现病史：1969年患“右下肢血栓闭塞性脉管炎”经治疗好转。1974年复发，行高位截肢手术。1978年7月患“急性心肌梗死”，经治疗恢复。今年1月左大腿内侧静脉出现红色条状结节；6月波及趾部，并伴麻木、灼痛。

有吸烟、肢癖及心肌梗死史。

检查：面色晦暗，血压90/60mmHg。舌红、苔黄腻、脉弦滑。左足踝中度浮肿，足背及内足弓有数个大小不等的红硬斑块，灼热疼痛，肤色清潮红，皮肤干燥，趾甲干枯。左足背、胫后动脉搏动减弱。心电图检查，提示“陈旧性前侧壁心肌梗死”。

诊断：脱疽（血栓闭塞性脉管炎）。

辨证：心脾肾虚弱，内生湿热，壅阻血脉。

治宜：清热利湿，解毒通络。

处方：金银花、玄参、黄芪、板蓝根、蒲公英各60克，当归30克，甘草、苍术、黄柏各15克，薏苡仁45克，地龙10克。

服6剂后加用外洗方，黄芪、黄柏、甘草、大黄、地肤子、赤芍各30克，乳香15克。水煎，熏洗。

以上方加减服12剂后，左足肿痛减轻，足弓部有两个红肿块不减。食后感觉腹部胀满，大便微溏。舌淡、苔白腻，脉沉滑。

此为脾虚湿盛、郁结不化之证。

拟健脾渗湿活血。

处方：当归、金银花、玄参、炒莱菔子、川牛膝各30克，干姜9克，泽泻、僵蚕、大腹皮、麦芽、黄芪、苍术各15克，木香、鸡内金各12克，草果6克。8剂。

10月17日：腹胀除，饮食倍增，大便正常，左足微见浮肿，足弓部有两硬块仍未消。舌淡、苔白微腻，脉沉滑。

此为湿郁交阻，滞留经络不化。

拟健脾活血法。

处方：黄芪、水蛭、僵蚕、苍术、贝母各5克，当归、川牛膝、金银花、炒薏苡仁、枳实、赤芍各30克，地龙20克。服15剂后，结块消散，诸症俱瘥，左足背、胫后动脉恢复，临床治愈出院。

按　湿热之证多由于久居潮湿之地，雾露入侵，或涉水雨淋，以致湿侵邪入浸。湿气郁久亦可化热，脉络闭阻，阳气被遏。盖湿性重着，湿热流注四肢，可见肢体麻木酸困、疼痛，痛处固定不移，每多下肢重于上肢、四肢肿胀、色紫红，多伴有浅表游走性静脉炎。舌质红、苔白腻，脉弦滑或滑数。

本证的治疗应着重化湿，“湿去热自退”。常用药物有黄柏、苍术、泽泻、茯苓、薏苡仁等。化湿之中应加入清热之品，如金银花、玄参等；有瘀者加赤芍、当归、红花等活血化瘀之品；脉络闭阻应加入全蝎、蜈蚣等虫类走窜之品。结合外洗则疗效更佳。

附子汤加减治疗脱疽案1（坏死期·阳虚瘀阻型）

王某，男，36岁，1997年11月5日入院。

患者于1996年冬不明原因出现双下肢发凉、麻木。初未治疗，1个月后跛行，疼痛，双足色苍白，入夜疼痛加重，经多方治疗时轻时重。2个月前左大趾溃破，流清稀脓液，不能行走，经介绍求治于我院。

现症见：形体消瘦，面色萎黄，表情痛苦，疼痛入夜加重，左足大趾创面蔓延至足背，色紫暗，流清稀脓液，双下肢肌肉萎缩，皮肤枯槁，扪之冰冷，双足背胫后动脉均已消失，动脉搏动微弱，寸口脉沉迟，舌淡白。血检：白细胞计数8.6×10/L，中性粒细胞0.79，淋巴细胞0.19，单核细胞0.02。甲周微循环检查：管袢轮廓模糊不清，排列紊乱不规则，管袢总数10根，其中正常管袢2根，异形管袢8根，动脉管袢140μm，静脉管袢180μm，动脉口径10μm，静脉口径20μm，袢顶宽30μm，血色暗红，血液流态呈断线状，血管运动计数6次/s；血液流变学检查：全血比黏度5.6，血浆比黏度1.7，体外血栓：长度40mm、湿度94mg、干重42mg，血小板黏附性25.06%，红细胞变形性38%，红细胞电泳时间22.16s，血沉3mm/h；血脂：三酰甘油1.24mmol/L，总胆固醇3.57mmol/L，纤维蛋白原4.5g/L。

证属寒凝气滞，脉络不和。

治宜：温阳益气，活血化瘀。

处方：炮附片、白芍、茯苓、丹参、当归各30克；潞党参、甘草、水蛭、白术各15克，黄芪45克，红花、生姜各10克，水煎服，每日1剂。

伤口用三黄酊等湿敷创面，清洁常规换药，上方共服85剂，伤口愈合，温度回升，皮肤红润。甲皱微循环检查管袢形态恢复正常，轮廓规则清晰，管袢数目10根，正常管袢7根，动脉管袢长度180μm，静脉管袢220μm，袢顶宽35μm，血管运动计数8次/s，血液流态呈虚线状，血色淡红；血液流态学检查：全血比黏度4.8，血浆比黏度1.5，体外血栓：长度26mm，湿重56mg，干重28mg，血小板黏附性24.91%，红细胞变形性77%，红细胞电泳时间21.43s，血沉5mm/h；血脂：三酰甘油1.12mmol/L，总胆固醇3.36mmol/L，纤维蛋白原3.0g/L。

附子汤加减治疗脱疽案2（坏死期·阳虚瘀阻型）

亢某，女，37岁，农民，1965年8月9日入院治疗。

主诉：右足疼痛溃破已3个月。

患者久在水稻劳动，1964年9月，突感右足发凉，麻木，隐痛，跛行，劳动后病情加重，1965年4月，右脚二趾疼痛加重，5月，患趾生一米粒大硬结，误认为“鸡眼”，用刀割破，流少量血液，而痛势加剧，夜不能寐，抱足屈膝而坐，伤口日渐扩大，黄水外溢，右下肢发痒畏寒，服中药清热活血之品20多剂，其痛不减，伤口日渐加大，来我院治疗。

既往无吸烟史。

症见：体质瘦弱，精神疲惫，表情痛苦，营养欠佳，舌质淡，舌体瘦，苔薄白，右手三部脉沉细。左手微细欲绝，右下肢发凉，麻木疼痛，夜不能眠，全身畏冷，两腿肌肉枯燥，肌肤甲错，毛发不生，趾甲黄枯不长，右足色暗紫，二趾溃破三分之一，流黄水，足背，胫后动脉均搏动消失，腿肚中周长25.5cm，左侧27.5cm，相差2cm，月经前错，20多日一潮，量多色紫黑成块，白带时下，常觉小腹隐痛，大便溏泻，日2次。西医诊断：血栓闭塞性静脉炎（Ⅲ期一级）。

中医诊断：脱疽（脾肾阳虚型）。

辨证：肾阳不足，寒湿内侵，脾为湿困，不能化生血液，气血虚少，发为坏疽。

治宜：温阳益气、健脾止痛。

处方：茯苓、白术、白芍、潞参、甘草、生姜各30克，炮附片60克，桂枝45克，黄芪90克。

外用“仙灵膏”、“红花生肌膏”交替外敷。

服5剂时，痛势大减，夜能寐一时，食量增加，下肢温度上升，又服3剂时疼痛加重，上方逐增炮附子90克，加黄麻15克，上方加减共服186剂，跛行消失，能行2000米以上，静止痛止，伤口在住院180日时愈合，温度恢复，仅余趾尖微凉，颜色基本转为正常，肌肉明显恢复，左腿肚31cm，右30cm，相差1cm，肌肤甲错退完，趾甲生长，足背、胫后动脉搏动恢复，临床治愈出院。

在治疗期间，疼痛曾几次反复，炮附片的用量最多为90克，最小30克。

按 久受寒湿，加之肾阳不足，寒湿入于脉络，困脾伤阳，而致脾肾阳虚，肾阳不足则微冷，脾主血，脾阳不足，不能生化血液则气虚血少，四末失荣，发为坏疽。治应温肾阳，燥脾土。

治疗中，由于病情反复，炮附片的用量不断增减。实践证明，此药实有温阳镇痛之效，但需久煎，方无中毒之忧。

附子汤加减治疗脱疽案3（坏死期·阳虚瘀阻型）

熊某，男，27岁，工人。于1982年4月14日入院治疗。

主诉：四肢发凉、麻木疼痛已半年，右足溃破已两个月。

现病史：1979年春季，原因不明突觉双手发凉、麻木、疼痛。1981年下半年，双下肢亦感发凉、疼痛，皮色青紫，右足晦暗，小趾溃破，经检查诊为血栓闭塞性脉管炎。

经外科治疗，伤口愈合。1982 年 2 月右足踇趾及小趾再度溃破，剧烈疼痛，治疗无效。

有 4 年的吸烟史，每日 1 包。

检查：舌质淡、苔薄白，脉沉细迟。右足踇趾、小趾溃破，剧烈疼痛，夜难入眠。四肢扪之发凉。双下肢色呈紫暗，上肢苍白。右足小趾伤口腥臭。双上肢尺动脉搏动消失，双下肢足背、胫后、腘动脉搏动消失。四肢麻木、发凉、酸胀，汗毛脱落，无汗，趾（指）甲生长缓慢，伴表浅游走性静脉炎。

微循环检查：甲皱血管轮廓尚清，排列整齐，血管管袢 9 根，其中正常 5 根，畸形 4 根，血色暗红，血管口径短而扩张，袢顶宽 30μm，血液流态呈虚线，血流速度 150μm/s，血管运动计数 16 次/s。

诊断：脱疽（血栓闭塞性脉管炎Ⅲ期一级）。

辨证：素体阳虚，风寒侵于脉络，瘀阻不通。

治宜：温阳益气，活血通络。

处方：茯苓、白芍、刘寄奴、丹参、黄芪、川牛膝各 30 克，白术、炮附片、当归、苏木各 10 克。

外用黄连油纱条外敷，每日换药 1 次。

服药 10 剂，疼痛减轻。遵上方稍有加减服 50 剂，伤口愈合，静止痛基本消失。出院后回本地又服上方 30 剂。

1982 年 12 月来复查时告之，静止痛完全消失，温度升高，双足背、胫后、腘动脉及双尺动脉搏动均可触及，已恢复工作。

微循环检查：甲皱血管轮廓尚清，排列整齐，血管管袢 10 根，其中畸形 4 根，正常 6 根，颜色淡红，袢顶宽 40μm，血液流态呈虚线，血流速度 450μm/s。血管运动计数 10 次/s。临床治愈。

按 患者四肢发凉，脉搏沉细而迟，呈现一派阳虚之象，阳气不能温煦四肢而成坏疽，故采用大剂真武汤以达温阳之目的。使正气强盛，气行血行，整体症状相继好转，充分佐证了温阳活血药物有鼓舞气血运行的作用。

附子汤理中丸加减治疗脱疽案 1（坏死期·阳虚瘀阻型）

赵某，女，32 岁。于 1981 年 5 月 4 日初诊。

主诉：四肢发凉 7 个月，手足溃烂 1 年余。

现病史：1980 年 2 月，四肢怕冷，两手指受冷后苍白，受热后缓解，9 月怕冷加重，双手指和两拇指溃烂。有受冻及外伤史。

检查：两手色青紫，四肢肌肉萎缩。两挠动脉、两胫后、足背动脉搏动消失。两拇指黑紫，甲下流水，四肢无汗。血压 106/67mmHg。舌质红、无苔，脉细数，108 次/min。

诊断：脱疽（血栓闭塞性脉管炎）。

辨证：阳虚瘀阻，气血不足，四肢失荣，故发坏疽。

治宜：益气养血，活血化瘀。

处方：金石斛（另煎）、潞参、白术、炙甘草各 15 克，炮附片、干姜各 12 克，白芍、茯苓各 30 克，黄芪 60 克。

外用方：每日用生理盐水外洗，外用庆大霉素溶液湿敷，每日换药 1 次。

服药 17 剂，诸症减轻，继用上方两个月，加之外用方，多外溃烂愈合，可以行走，四肢温度升高，颜色基本恢复，食欲、精神好转，可做简单家务活。

附子汤理中丸加减治疗脱疽案2（坏死期·阳虚瘀阻型）

李某，男，54岁，于1982年8月20日入院。

主诉：双下肢麻木、发凉、跛行变色10余年，左足踇趾、中趾、足背相继溃破，剧烈疼痛已半年。

1969年11月病因不明，突觉下肢发凉胀痛，足肢苍白，并伴有间歇性跛行，多处检查，均确诊为血栓闭塞性脉管炎，先后用当归注射液、毛冬青片、脉通等扩张血管药物治疗，患肢时轻时重，每遇冬季病情加重，左足踇指、中趾、足背相继溃破，伤口剧烈疼痛，住我院服药治疗5个月，伤口愈合，发凉胀痛消失，临床治愈而出院上班工作。

1982年1月病因不明，又觉右足麻木胀痛，随之左足亦受病，发凉疼痛、变色，在当地医院治疗无效，病情日益加重，左足踇指、中趾、足背相继溃破，伤口剧烈疼痛，二次住我院治疗。

症见：形体消瘦，面色微黄，表情痛苦，双下肢麻木，疼痛、发凉，趾甲增厚不长，汗毛脱落，左足踇指伤口3cm×5cm，中趾3cm×3cm，右足伤口5cm×5cm，伤口流青白色脓性分泌物，其味醒臭，肉芽紫暗不鲜，周围组织白腐，剧烈疼痛，呈陈发性抽搐，抱足痛苦呻吟，昼夜不眠，精神极度疲惫，双下肢足背、胫后、腘动脉搏动均已消失，舌质紫，苔白腻，脉沉细。

血常规化验：血白细胞计数7.6×10/L，中性粒细胞0.70，淋巴细胞0.17，单核细胞0.09，嗜酸粒细胞0.04，血沉65mm/h。心电图检查正常。甲皱微循环检查：管袢总数7根，其中正常2根，异形2根，管袢排列不规则，血色暗红，血流呈颗粒。动脉长度100μm，静脉140μm，动脉口径20μm，静脉口径40μm，血流速度420μm/s，血管运动计数8次，袢顶宽40μm。证属寒凝脉络，瘀阻不通，治宜温阳益气，活血通络，方用通脉1号，伤口用三黄酊外敷，消毒后干纱布包扎，清洁换药，每日一次。

服上方15剂，静止疼痛减轻，夜能入眠，创面组织分泌物减少，肉芽鲜红，伤口长势良好，服药80剂，静止疼痛消失，患肢温度色泽改善，共服105剂，伤口愈合，患肢转温，色泽改善，趾甲汗毛开始生长，甲皱微循环检查：管袢总数10根，其中正常6根，异形4根，管袢排列整齐，血色淡红呈虚线，动脉长度200μm，静脉长度250μm，动脉口径20μm，静脉口径30μm，血流速度562μm/s，血管运动计数11次/s，袢顶宽40μm，临床治愈，一年后随访已恢复工作，疗效巩固。

附子汤理中丸加减治疗脱疽案3（坏死期·阳虚瘀阻型）

刘某，男，37岁，工人，1966年5月31日入院治疗。

主诉：四肢发凉已3年，左足溃破已5个月。

1964年3月，因涉水工作受寒冷刺激而诱发下肢发凉麻木、疼痛、跛行、静脉断节性红肿，日渐加重，步行50米即腿肚痉挛，迫使停止行走。脚色苍白、冰冷、彻夜不能回温，赴省检查，确诊为血管闭塞性脉管炎。先后用硫酸镁静脉注射，内服妥拉苏林等扩血管药物无效，由于踇指溃破，腐烂延开，剧烈疼痛，于1966年5月31日赴我院住院治疗。

既往史：身体素健，没有患过传染病，有17年吸烟史，每日在1包以上，有长期饮酒史，每日在3两以上。

症状：剧烈疼痛，彻夜不能入睡，动则痛甚，温度甚凉，彻夜不能回温，膝以下扪之冰冷，自觉凉痛刺骨，不能平卧，整夜抱足而坐，色暗红，抬高苍白，左踇趾、小趾溃破，踇趾指伤口3cm×2cm，小趾3cm×1cm 。肉芽紫暗，流水，小趾呈干性坏死。第二三四趾肿胀，左下肢足背、胫后、腘动脉均消失。股动脉搏动减弱。腿肚肌肉萎缩，左33.5cm，右24.5cm，趾甲增厚不长，汗毛脱落，皮肤枯槁。

面色青黄，舌淡白多津，冷汗出，腰膝冷痛，小便带白，脉沉细。

此病感受寒湿，肾阳衰虚，心阳不振，寒凝血泣，脉络不通。

治宜：温补心肾，疏肝通阳。

处方：炮附子、茯苓、黄芪、潞参、当归、牡蛎、川牛膝各30克，白术、桂枝、干姜、甘草各15克，草石斛45克。

服上药后疼痛减轻，温度好转，后加通脉活血之品，服药81剂时伤口愈合（伤口外用白油膏）共服药91剂，疼痛跛行消失，温度基本恢复正常，股动脉、腘动脉恢复，足背动脉微能触及，胫后动脉仍无，肌肉明显恢复，左35.8cm，右36cm，临床治愈出院。

按 寒者，机能衰退之谓，虚者，乃阳气不足、气血不足之意，此证的由来或因误治失治，损伤阳气。《素问·厥论篇》云："阳气衰于下，则为寒厥。"因阳气虚微，正气不足，身体机能代谢活动衰退，抵抗力减弱，导致气血运行不畅，寒凝气滞，脉络不通，遂为本证。本证的临床表现多为患肢冰冷、疼痛、麻木，色呈苍白，喜暖恶寒，溃疡面色暗淡或呈干性坏疽，肌肤甲错。舌淡、苔白，脉沉细迟。其治则应以温阳益气、补肾健脾、活血化瘀为主。

此型的治疗，应首重温经散寒，益气固正，活血通脉。常用药物有炮附片、干姜、桂枝、白术、当归、黄芪、石斛、红花、丹参等。寒湿郁久，有化热之象，可酌加金银花、蒲公英等清热解毒；若溃疡不愈合，可加用低分子右旋糖酐静脉滴注。伤口清洁换药，可以抗生素溶液、雷夫奴尔等药交替外敷。经脉瘀阻重者，于大剂温阳之品中加水蛭、土鳖虫、蜈蚣等虫类走窜之品；辨其有虚寒之证渐有化热之象，在大剂益气温阳之品中，少佐以清热之金银花等品，均可收到较满意的效果。

掌握外用药，亦是提高疗效的重要一环，呈干性坏死者，用消毒干纱布包扎即可；伤口溃破者，应用黄纱条、紫草膏、玉红膏等。

当归芍药散加减治疗脱疽1（坏死期·气血瘀滞型）

刘某，男，50岁，农民。于1979年6月18日住院治疗。

主诉：右足小趾疼痛年余，坏死4个月。

现病史：1978年7月，右足突感麻木、疼痛，行走时小腿酸困无力，易疲劳，仅能步行500米左右。曾服泼尼松1个月无效，因外出淋雨，疼痛剧烈，入夜更甚。误用热浴，全身变暗紫色，小趾肿胀，色暗，溃烂，疼痛剧烈。

20岁开始吸烟，每日20支以上。

检查：痛苦病容，面色青黄。左腘及腘以下动脉搏动减弱，皮肤粗糙，色灰暗，趾甲增厚、粗糙，足趾呈削竹状。右下肢股动脉搏动消失，自膝关节以下肌肉明显萎缩，踝关节以下组织肿胀，小趾趾骨全部清除。舌质暗、苔薄白，脉细弱。

治宜：通络化瘀，清热解毒。

处方：当归、茯苓、防己、鸡血藤各20克，赤芍、金银花各60克，桃仁、地龙各9克，红花15克，甘草10克。

7月1日：服药10剂后，疼痛明显好转，足背肿胀明显减轻，皮色仍然暗紫，小趾红肿消退，好坏界线自小趾第三节跟部分清，坏死组织完全干燥。经腰麻后，在无菌条件下将坏死组织清除，并将小趾趾骨全部清除。舌质黯、苔薄白，脉细弱。上方去茯苓、防己，加黄芪30克、石斛20克，继服。

7月30日：服25剂后，疼痛已完全控制，能下床活动。伤面结痂、愈合，足第一趾至第四趾，肤色转为红润，举高后足趾仍然苍白，皮肤冰凉。改方：黄芪、当归、熟地、炮附子、川牛膝各20克，党参、鸡血藤各30克，桃仁15克，红花、甘草各10克。

服15剂后，患足温度稍有提高，抬高后皮肤仍苍白。能步行500米无不适。好转出院，出院后继服上方，以巩固疗效。

按 瘀者，积滞停留之意，此病的瘀滞乃体内血液停滞于肢体末端，经脉阻塞，瘀热内聚等。瘀滞日久，肢体得不到气血的濡养，则发为坏疽。本证亦有属寒属热的不同，在辨证用药时应考虑不同的病情而选用温阳活血、清热活血、健脾活血及温肾活血等不同的治疗方法。

辨证正确是用药的关键，以上病例肢端暗紫、红肿、肌肤甲错、畏冷、麻木、肌肉消瘦、针刺样疼痛、干性坏死等症应用活血化瘀药加入金银花等清热解毒之品，收效较速；该病为慢性进行性疾病，瘀血尚难一时消散，只能缓缓图功。对于伤口的清洁换药亦不可忽视，呈干性坏死，用消毒纱布包扎即可；若坏死分界线清楚，可实行手术将坏死组织切除；若湿性坏疽时亦应控制感染，适当选用对症的外用药。

当归芍药散加减治疗脱疽2（坏死期·气血瘀滞型）

刘某，男，44岁，干部。1980年4月1日入院。

1970年7月不明原因突见右足小趾色紫溃破，疼痛剧烈，后延展踇趾疼痛剧烈，经某医院确诊为血栓闭塞性脉管炎，中西药治疗无效，病情日渐加重。现证：患肢麻木，跛行疼痛，肿胀发凉，患肢无汗，皮色紫红，右下肢胫后动脉消失，形体消瘦，脉弦数，舌苔黄。化验：血沉5mm/h，血白细胞计数14×10^9/L，中性粒细胞0.73，淋巴细胞0.15，嗜酸粒细胞0.08，单核细胞0.04。由于火毒内蕴，经络痹阻，治宜清热解毒，化湿清热。药用当归、白芍各30克，玄参、金银花、薏苡仁各60克，甘草、苍术、黄柏各15克，黄芪50克。每日一剂。5月17日静止痛减轻，色泽好转，共服药165剂，患肢疼痛消失，颜色转为正常，步行1000米无不适感，趾甲汗毛开始生长，但胫后动脉仍未及，化验血常规正常，临床治愈。

本例属于热毒型，方用金银花、甘草清热解毒，苍术、黄柏、薏苡仁化湿清热，白芍、玄参养阴清热，当归、黄芪补益气血。热毒型局部严重感染，血常规较高者，以大剂清热解毒，控制炎症，则是保存肢体的关键。

当归芍药散加减治疗脱疽3（坏死期·气血瘀滞型）

侯某，男，35岁，农民。于1978年11月23日住院治疗。

主诉：右足青紫、疼痛、溃烂10余日。

现病史：6年前因受寒冷刺激自觉双足发凉，出现跛行。近10余日右足青紫。足趾溃烂、流水，剧烈疼痛，常抱足而坐。虽经治疗，但效果不显。

检查：舌质黯、苔微黄，脉沉细而涩。右足浮肿，前半部潮红，第三趾紫红肿胀，外侧有一面积约1cm×2cm的溃疡，脓液清稀，创面黄腐不洁。抱足而坐，双足背、右胫后动脉搏动消失。

诊断：脱疽（血栓闭塞性脉管炎Ⅲ期一级）。

辨证：寒邪外侵，气血失畅，寒凝血瘀，郁久化热，发为脱疽。

治宜：清热利湿，通瘀活络。

处方：金银花、蒲公英、茯苓各60克，丹参、玄参、川牛膝、茯苓各30克，防己、苍术、黄柏各15克，当归20克。

治疗10日，溃疡愈合，右足肿消，肤色仍暗红，阵发性麻木、发凉，能步行250米。舌质淡、苔白，脉沉细。此为湿热外清，阴寒未散。拟温经活血法。方用：上方加炮附片、白术各12克，黄芪30克，甘草10克，服60剂，诸症消失，能参加一般农活。

按　血瘀与水湿之患为气血运行失常的不同病理产物。瘀能化湿，湿能成瘀，同源异物，皆为阴邪，易伤阳气。本例患者为瘀结化湿生热之证，故首宜清热利湿为主；病到后期，阳失升腾温煦，温热未净，故以温阳之剂助证祛邪以温通气血；佐化瘀之品祛除余邪，使正盛邪去。气血畅通，故能获效。

当归芍药散加减治疗脱疽4（坏死期·气血瘀滞型）

于某，男，42岁，工人，1979年2月10日入院治疗。

主诉：四肢发凉麻木已三年，左足踇趾、二趾溃破剧痛已一个月余。

1976年冬，因受寒冷刺激而诱发双下肢麻木，疼痛，间歇性跛行，曾赴上级医院确诊为“血栓闭塞性脉管炎”，先后服中西药治疗无效。由于足趾溃破，剧烈疼痛，来我院住院治疗。

既往史：有20年的吸烟史，每日约2包。喜饮酒。

症见：色呈紫暗，左下肢扪之冰冷，但觉热痛，左足踇趾、二趾溃破，伤口腐烂，异臭难闻，流脓每日约200ml，踇指疮面3cm×3cm，二趾3cm×2.5cm。周围红肿，剧烈疼痛，夜难成眠，双下肢胫后动脉搏动消失，左下肢胫后动脉搏动微弱，肌肉萎缩，左腿肚26.5cm，右28.5cm。患肢汗毛脱落，趾甲增厚不长。

面色青黄少华，烦躁不安，纳差，大便干，小便短赤，舌红苔黄，厚腻少津，脉滑数，120次/min，血压110/60mmHg，实验室检查，血红蛋白80g/L，血白细胞计数18×10^{9}/L，中性粒细胞0.62，淋巴细胞0.34，嗜酸粒细胞0.03，单核细胞0.01。

此属热毒内蕴，气阴两伤。

治宜：清热解毒，益气养阴。

处方：当归、白芍、板蓝根、石斛各30克，黄柏20克，薏苡仁、玄参、金银花各45克，白芷、甘草各10克，条参、苍术各15克，黄芪100克，抗生素交替运用。

服上方5剂后，脓液减少，伤口好转，热痛减轻，舌黄少退，脉滑数，每分钟90次，继用上药。

服15剂后，伤口缩小，脓液已无，血常规正常，疼痛昼轻夜重，舌淡白有瘀斑，脉变沉细，由于久病正虚，虽热邪已退，但瘀邪未除，故改用益气活瘀、清热养阴并用，服60剂后，伤口愈合。右下肢足背，胫后动脉搏动恢复，左胫后动脉微能触及，肌肉明显生长，左腿肚28.5cm，右29cm。血流图检查，动脉血流量明显好转。

按　第Ⅲ期第一级湿热瘀滞型的病机多为湿邪内蕴，凝滞脉络，郁久化热，毒邪炽盛，耗伤津血，筋脉失养，故而发为脱疽。湿性坏疽者，局部红肿，分界不清，分泌物异臭，组织肉芽不鲜，创面逐渐扩大，向上蔓延。干性坏疽则色呈黧黑，肢端皱缩，骨枯筋连。多合并有浅表静脉炎。实验室检查多见血常规偏高，四肢血流图示多呈现：动脉搏动弹性减低，血流缓慢，肢端供血不足。微循环以观察，常见血流状态呈泥流或滞流、异形管袢增多等。

由于湿热蕴郁经脉，则促进血管腔炎性病变的发展，故在治疗中，急投清热解毒、益气化湿之品，严重感染者可用抗生素配合治疗，以迅速消除血管的炎变，控制其伤口感染。佐以疏筋通络、活血化瘀，可改善血流状态，促进侧支循环的建立。

湿热为该病的主要因素，若只偏于治热，湿邪失于清利，热邪则不会消退，反会加重，乃使湿邪缠绵，留滞肌体，两者互生，故治宜清热化湿兼顾。

当血管炎变时，静脉回流受阻，引起肢体肿胀，一般为凹陷性水肿。中医对水肿的辨治，由于其病机的不同，而施于不同的法则。但血管性水肿多由炎变引起，中药清热化湿，为正治之法；若剧烈疼痛，迫使患者患肢下垂导致体位性水肿者，可冬眠止痛，使患肢放平，促使静脉回流，血管炎性病变消退，静脉回流好转，其肿自消。

桂枝附子汤加减治疗脱疽（坏死期·阳虚瘀阻型）

魏某，男，44岁，农民，1974年8月20日入院治疗。

主诉：双下肢发凉疼痛已4年，左足小趾溃破坏死，伤口蔓延至足背已1月。

1970年原因不明感双下肢发凉、麻木、疼痛，腿肚挛急，跛行，遇冷症状加重，误诊为风湿性关节炎，久治无效，后经确诊为血栓闭塞性静脉炎，服中西药无效。继则下肢剧烈疼痛，左足溃破，流黄色脓水，诊治于我院。

既往无吸烟史。

症见：形体消瘦，面色青黄，精神委靡，表情痛苦，舌质紫，舌苔黄腻，脉弦数，双下肢发凉、麻木，剧烈疼痛，左足小趾发黑坏死，伤口向足背蔓延5cm，腐臭难闻，脓水淋沥，肉色紫暗，左足踝关节呈暗紫色，右下肢色苍白，肌肤甲错，皮肤枯槁，汗毛脱落，趾甲增厚不长，剧烈疼痛，痛苦呻吟，彻夜难眠，小腿肌肉萎缩，左23cm，右27cm，双下肢足背胫后动脉搏动均消失，左腘动脉搏动消失，右腘动脉搏动微弱，血压130/80mmHg。

西医诊断：血栓闭塞性静脉炎（Ⅲ期二级）。

中医诊断：脱疽（阳虚瘀阻型）。

辨证：肾阳不足，寒湿内侵，气血虚少，病程迁延日久，阴阳俱伤，气血不能温养四肢，发为坏疽。

处方：桂枝、当归各21克，白芍15克，金银花、玄参各60克，桃仁、红花各12克，炮附子、丹参、黄芪、潞参各30克，蜈蚣3条，全蝎9克，石斛45克。

外科处理：逐步被祛除坏死组织，伤口消毒后用玉红膏外敷，消毒干纱布包扎，隔日换药。

服方10剂，疼痛减轻，伤口脓液减少。20剂后，伤口已不发展，紫暗色渐退。又服20剂后，左足小趾死骨经外科处理脱落，伤口缩小，静止痛基本消失，继服106剂后，伤口愈合，疼痛消失，皮色红润有光泽，温度恢复，小腿肌肉生长，左31cm，右32cm，临床治愈出院。1980年追访已参加体力劳动。

按 本案曾患风湿性坐骨神经痛病，可知素体肾阳不足，寒湿易于内侵，寒伤经络，脉络受阻，发为本病。病程日久，阴阳俱伤，故以桂枝补其阳；黄芪、潞参，石斛益气养阴；少佐清热之金银花，加通络祛瘀之品，收到了较好疗效。治疗中，我们没有因其伤口扩大、舌苔黄腻、脉弦滑等热症而采用清热解毒之品，而是紧扣阴阳俱虚之病机，滋阴补阳，获效较捷。

四妙勇安汤加减治疗脱疽案（坏死期·阳虚瘀阻型）

曹某，男，40岁，农村干部，1975年1月30日入院治疗。

主诉：左下肢变色疼痛已1年，足趾溃破已半月。

1974年1月，涉水劳动后即感疼左足足底疼痛，肿胀，触之有索状物，在本地误诊为风湿病，给予针灸，服抗风湿药物贴风湿膏等多方治疗无效，跛距由500米渐减至200米，1974年6月，疼痛加重，波及小腿，延之12月，左腿色苍白左足中趾溃破，剧烈疼痛，伤口向上蔓延，求治于我院。

既往史：有受寒冷刺激病史，有20年的吸烟史，每日1包以上。

症见：形体消瘦，面色黧黑，表情痛苦，营养欠佳，舌质红、苔薄白，边有紫斑，脉滑，75次/min，左下肢剧烈疼痛，夜难入眠，膝以下色苍白，踝关节以下色紫暗，足中趾溃破，蔓延至足背，伤口8cm×3.5cm，流清稀脓液，肌肤甲错，皮肤枯槁，左小腿肌肉极度萎缩，踝关节以下肿胀，汗毛脱落，趾甲增厚不长，不能行走，左足背、胫后、腘动脉均搏动消失。右胫后动脉搏动消失。

西医诊断：血栓闭塞性脉管炎（Ⅲ期二级）。

中医诊断：脱疽（阳虚瘀阻型）。

辨证：肾阳不足，寒湿内侵，脉络瘀阻，发为坏疽。寒湿郁久有化热之象。

治宜：滋阴补阳，活血化瘀，兼清郁热。

处方：当归、川牛膝、苏木、刘寄奴、石斛、甘草各30克，乳香、没药、桃仁、红花、全蝎各9克，金银花60克、玄参45克、蜈蚣3条，炮附片15克，黄柏24克。

服药12剂后，肿胀减轻，症状好转，上方加薏苡仁30克，又服20剂后，疼痛减轻，夜能入眠，伤口脓水止，日趋干结。此病情又反复3次，上方服64剂后改服：草石斛、川牛膝、黄芪、当归、炮附片各30克，金银花60克，潞参、黄柏各15克，薏苡仁21克，红花12克，乳香、没药各9克，继服上方134剂，静止疼痛完全消失，肿胀消退，中趾脱落，伤口愈合，色转红润，肌肉生长，可连续行走1500米无感觉，临床治愈。

外科处理：初用三黄酊外洗，黄连油纱布外敷，消毒干纱布包扎，分界线清楚后，用红花油肌膏外敷。

按　患者素体阳虚，受寒湿后，脉络受阻，故发为此病，由于误诊失治，致使病情恶化，阳气虚衰，阴液亦伤，形成阴阳俱虚之症，由于病程日久，寒湿郁久亦有化热之象，采用滋阴补阳，活血通络，兼清热之剂则收效较速。

四妙勇安汤加减治疗脱疽案（坏死期·气血瘀滞型）

董某，男，41岁，工人。于972年8月17日入院治疗。

主诉：双下肢溃破已4年。

现病史：1968年4月，原因不明发现右下肢麻木、发凉、跛行、疼痛，皮色苍白紫红兼见。继则左下肢趾端紫黑坏死延及趾蹠就诊于我院。

无吸烟嗜好。

检查：舌质紫黯，边有瘀斑，左上肢桡动脉搏动消失，右上肢桡动脉搏动细数。足背、胫后动脉搏动消失，右下肢麻木冷痛，趾端呈干性坏死。患肢自觉灼热，但触及发凉，遇冷、热患肢均感不舒。

诊断：脱疽（血栓闭塞性脉管炎Ⅲ期二级）。

辨证：患病日久，气滞血瘀，络脉不通，郁而为热，发为坏疽。

治宜：益气清热，化瘀除湿。

处方：乳香、没药、水蛭、党参各9克。桃仁、红花各12克，川牛膝、黄芪、金银花各45克，苏木、刘寄奴、当归各30克，薏苡仁、玄参各60克，苍术15克，蜈蚣3条。

外用方：曾用玉红膏、紫草膏药物均无效，后以雷夫奴尔纱条为主外敷。

由于患病日久，气血津液极度耗伤，初服药效明显，继服则次之。处方几经变化，病情仍无转机，视其身体极度衰弱，在辨证用药的同时，采取输入女性同型全血400ml。输血后疼痛减轻，四肢温度增加，伤口由紫渐红，四肢血运情况和整体症状相继好转。

又服上方35剂，患肢疼痛止，皮肤温度增高，色泽变为红润。服50剂后，夜能入眠，右下肢足背动脉微能触及。同时每两周输一次女性同型全血，每次300ml，共输血5次。伤口基本愈合，皮肤温度恢复，上肢皮温明显升高，病情好转出院。

按 患病日久，正气虚衰，寒湿外侵，气血凝滞，脉络阻塞，则疼痛剧烈。气血凝滞，阻于血脉，则舌质紫黯，舌边有瘀斑；治以活血化瘀之品，以利其血脉，消除瘀浊。久郁为热，故舌苔黄腻，脉象细数；投以清热化湿之剂，使湿清热退。方中用黄芪以达到气行则血行之效。通过临床观察，在用中药的情况上，输血不仅能增加血容量和抗病能力，而女性血对凝血机制有直接影响。以后我们在中医辨证施治和情况下，对30多例重病采用输女性血均取得了较为满意的效果。本型系血液运行受阻，恶血积聚于血管内所致。此型临床多见：患肢麻木酸胀，肌肤青紫，剧烈疼痛，入暮加重，肌肤甲错，汗毛脱落，坏疽常呈干性，肌肉萎缩，舌质紫或有瘀斑，脉沉涩。此型的治疗原则应以活血化瘀，益气通络为主。常选药物有：桃仁、红花、丹参、赤芍、水蛭、蜈蚣、全蝎、当归、黄芪等，若湿热交结，脉络瘀滞者，于活血化瘀之剂中加入金银花、苍术、毛冬青等清热解毒燥湿之品；若久病阳气虚衰，应活血化瘀兼以温阳益气，常以活血通络之品加炮附片、白术、干姜、桂枝等。

中药外洗对此型亦有明显疗效，实践体会用乳香、没药、红花等品外洗可以促进血液循环。

四妙勇安汤加减治疗脱疽案1（坏死期·湿热瘀滞型）

王某，男，29岁，农民。于1982年9月24日诊治。

主诉：左下肢剧痛，溃破已1个月。

现病史：1978年冬受寒冷刺激后，双足发凉麻木，每于行走后即感下肢沉困麻木，渐出现间歇性跛行。1980年检查确诊为“血栓闭塞性脉管炎”，曾服脉通等化瘀药物及其他中药无效。该年秋不慎将左下肢小腿肚外侧及踝关节处碰伤，伤口久不愈合，又误将患肢刺破，外敷白降丹，伤口逐渐扩大，蔓延至足背，疼痛剧烈，伴大便干，小便黄。遂来院诊治。

吸烟史13年，每日约10支。

检查：左下肢股、腘、胫后、足背动脉搏动均消失。小腿肌肉极度萎缩，不能行走。患肢扪之冰冷，汗毛脱落，趾甲增厚不长，局部肿胀。色呈紫红，遇冷、热均加重。左足踇趾溃破延及足背，流脓。舌质红、苔淡白，脉弦数。双上肢血压均为10.6/6.7KPa。

实验室检查：血白细胞计数$20.6\times10^9/L$，中性粒细胞0.68，淋巴细胞0.30，单核细胞0.02，血红蛋白130g/L。

诊断：脱疽（血栓闭塞性脉管炎Ⅲ期二级）。

辨证：久病气虚血瘀，阻滞脉络，郁久化热，热毒内生，损伤血脉，发为脱疽。

治宜：清热解毒祛湿，益气化瘀。

处方：金银花、玄参各45克，薏苡仁、当归各30克，苍术、黄柏、水蛭各15克，白芍20克，红花、甘草各10克。

外敷雷夫奴尔纱条，每日1次。

服上方15剂，肿胀、疼痛基本消失，跛行减轻，伤口较前缩小，余症均有减轻。继服51剂，伤口愈合，静止痛消失，跛行减轻，局部温度上升，色转潮红，但动脉搏动仍未恢复。

检查：血白细胞计数$7.2\times10^9/L$，中性粒细胞0.77，淋巴细胞0.19，嗜酸粒细胞0.04，血红蛋白120g/L。血压110/80mmHg。

共服药66剂，临床治愈。1983年3月4日追访，已做轻体力工作。

按 此案虽然局部扪之冰冷，但大便干、小便黄，舌质红，脉弦数，为热毒之象。然而亦有气短乏力、舌苔淡白之气虚象。故清热解毒祛湿与益气活瘀同用，使热清毒解，气行血行，收到预期的疗效。

四妙勇安汤加减治疗脱疽案2（坏死期·湿热瘀滞型）

翟某，男，33岁，工人。于1979年2月16日入院治疗。

主诉：右足跟及䠀趾破溃已半月。

现病史：1970年冬受寒冷刺激而诱发右下肢麻木、酸胀、跛行、凉痛。经检查确诊为“血栓闭塞性脉管炎”，服中西药治疗而愈。1972年2月，由外伤诱发右足跟及䠀趾溃破，第二次住院治疗。

有10年的烟酒嗜好，每日吸1包烟，每次饮3两酒。

检查：舌质红、苔黄腻、脉滑数。右足跟及䠀趾溃破肿胀，伤口白腐，有青色脓状分泌物，其味异臭。䠀趾跖骨外露，伤口灼热呈针刺样剧痛，抱足而坐。右下肢足背、胫后、腘动脉搏动消失，左足发凉，麻木不舒，足背、胫后动脉搏动减弱。双下肢合并浅表静脉炎，反复发作。

诊断：脱疽（血栓闭塞性脉管炎Ⅲ期二级）。

辨证：湿热内蕴，郁久化热，毒邪内结，气阴耗伤，发为坏疽。

治宜：清热化湿，益气化瘀。

处方：金银花、当归、白芍、丹参各45克，甘草18克，黄芪90克，玄参60克，苍术、红花各15克，刘寄奴、黄柏、薏苡仁、赤芍、川牛膝、板蓝根各30克。

雷夫奴尔外敷，清洁换药，每日1次。

二诊：服上方5剂后，伤口仍剧烈疼痛、红肿，分泌物较前减少。上方去丹参、赤芍，加乳香、没药各9克。配以小分子右旋糖酐、庆大霉素、维生素C静脉滴注，并做两次冬眠。

三诊：服上方及用抗生素后，局部红肿明显消退，疼痛减轻，夜能入眠两小时左右。继用上法。

又服20剂，创口坏死组织明显好转，界线清楚。足跟及肉芽鲜红，已无脓样分泌物，浅表静脉炎症消退。继上方在服45剂后。右足跟伤口愈合，足䠀趾伤口基本愈合，静止痛消失，夜能入眠。又服20剂后，伤口愈合，疼痛消失，余症基本消失和改善，临床治愈出院。

小结　血栓闭塞性脉管炎Ⅲ期二级坏死，已延及足背，若继发感染，伤口腐烂延开，甚者腐骨外露，流脓性分泌物，恶臭难闻，呈灼热疼痛，多伴有浅表性静脉炎，部分患者伴有高热神昏症状。实验室检查：血常规多高，全身中毒及炎性反应。以金银花、连翘、玄参、蒲公英、板蓝根等清热解毒之药为主，配合抗生素，促使炎症消退。待热退炎消后可合并活血益气的当归、黄芪、党参等药，湿邪偏重则用苍术、黄柏、薏苡仁、山药，瘀为病之本，用丹参、红花、赤芍、乳香、没药等活血化瘀。散结止痛。配虫类药物走窜经络，促进侧支循环建立，气血运行通畅，经脉则充润而直达肢末。对于剧烈疼痛，在改善微循环、控制感染的同时，常用冬眠疗法，使患者能得到休息，体内的功能紊乱得以顺势的纠正，往往收到较好的效果。

热毒型多由热毒炽盛或早期失治，火热之毒蕴结，血热凝聚，脉络不通所致。发病迅速，病情严重是本病的特点之一。本型临床表现主要为肿势散漫，患肢紫红，剧烈疼痛，伤口有脓性分泌物，溃破延及整个趾（指）端以上。内觉发热，多伴有浅表性游走性静脉炎，寒战高热，烦躁，大便干，小便黄，重者可有神昏谵语。舌红、苔黄燥，脉洪数。

本型的治疗，应以清热解毒为主，以控制感染。常用药物有金银花、玄参、蒲公英、板蓝根、毛冬青、甘草等酌加活血通络之品。若辨证属热毒内蕴，气血不和，用清热解毒之品加活血化瘀之剂，取效颇佳，对于阳虚有瘀者以养阴清热、益气化瘀之剂而建功。

做好伤口的处理，亦是提高疗效的重要环节，以上病例均有其独到的外科处理方法，在清洁换药的前提下，亦可用庆大霉素等湿敷。对于坏死组织予以部分切除，乃为控制感染、消除病废的手段之一。

四妙勇安汤加减治疗脱疽案（坏死期·气血瘀滞型）

薛某，男，38岁，教师。于1982年5月8日入院治疗。

主诉：左足踝以下溃疡坏死已半年余。

现病史：1959年冬，因寒冷刺激而诱发双下肢麻木、发凉、跛行，继而右足溃破。误以冻伤治疗无效，于1964年行右下肢截肢术。术后左足趾亦溃破，确诊为“血栓闭塞性静脉炎”。行腰交感神经节切除术后仍无效。曾经治疗，伤口愈合。1981年秋，左足趾再由寒冷刺激诱发溃破。3个月余创口延至足踝部，经治疗无效。

有20年的吸烟史，每日约1包。

检查：左足自踝以下伤口腐烂蔓延，流淡绿色脓液，其味异臭难闻，创口面积约20cm×30cm，疼痛剧烈，昼夜不能成眠。舌质红、少津、苔黄腻，脉滑数。左足背、胫后、腘、股动脉均已消失。

微循环检查：甲皱血管轮廓模糊，排列紊乱，血管管袢7根，其中畸形4根，正常3根。血色暗红，袢顶宽20μm，血液流态呈虚线。血流速度233μm/s。血管运动计数14次/s。

诊断：脱疽（血栓闭塞性脉管炎Ⅲ期三级）。

辨证：气滞血瘀，郁久为热，阴液不足，筋脉失濡，发为脱疽。

治宜：清热解毒，益气化瘀。

处方：黄芪、玄参、金银花各45克，鲜石斛、红花各10克，川牛膝、当归、白芍、丹参、人参、黄柏、蒲公英各30克。

外用三黄酊及雷夫奴尔纱条外敷，每日换药1次。

服上方35剂，同时，于初入院两周交替用过抗生素和小分子右旋糖酐10日。伤口疼痛减轻，分泌物减少。继服30剂后，伤口缩小，鲜红肉芽生长良好，饮食增加，夜能入眠，精神恢复。此时了出现阳虚之症，加附子30克，再服60剂。服药后伤口基本愈合，静止疼消失，腘、股动脉恢复搏动，但足背、胫后动脉搏动仍不能触及。患肢暗黑色已退，温度较前增高。

共服190剂，伤口完全愈合，麻木、凉痛已瘥。

微循环检查：甲皱血管轮廓清晰，排列仍紊乱。血管管袢8根，其中正常5根，畸形3根。血色淡红。微血管管袢顶宽30μm。血液流态呈虚线。血流速度465μm/s。血管运动计数13次/s。临床治愈出院。

按 该病的主要病机为气滞血瘀，主要临床表现为患肢剧痛，昼轻夜重，色呈暗紫，伤口腐烂，色泽暗淡，肌肤甲错，皮肤枯槁。舌质紫暗或有瘀斑，脉涩。盖寒凝脉络，气滞血瘀，脉络受阻，血行不畅，遂发为该病。

此型的主要病机为瘀，故在辨证论治过程中，首先要贯穿一个“通”字，所谓“不通则痛”是也。贯穿活血化瘀的治疗原则，使气血和、脉络通。多选用桃仁、红花、乳香、没药、当归、黄芪、丹参、赤芍、苏木、刘寄奴等。在活血化瘀的同时，还应配以蜈蚣、全蝎、水蛭、土鳖虫等虫类走窜之品以通经活瘀，益气复脉。

四妙勇安汤加减治疗脱疽案（坏死期·湿热瘀滞型）

董某，男，32岁，工人。于1978年9月25日入院治疗。

主诉：左足溃破，坏死已4个月余。

现病史：1971年7月，病因不明，突觉双下肢麻木、酸胀、凉痛、跛行。某医院检查确诊为“血栓闭塞性脉管炎”，左足踇指及第二趾溃破，继发感染坏死，中西药治疗无效，后行趾端截趾术。术后伤口愈合，但麻木凉痛时轻时重。于1978年5月左下肢病因不明再度复发，伤口渐蔓延于踝下，色呈暗黑，就诊于我院。

有十余年的吸烟史，每日1包以上。

检查：左下肢踝以下伤口暗黑，呈干性坏死，伤口剧烈疼痛，抱膝而坐，昼夜不眠，右下肢亦触之冰冷，肤色紫红，双足背、胫后、腘动脉、右下肢股动脉搏动均已消失，肌肉萎缩。舌质红、苔白腻，脉滑数。血压116/70mmHg。

诊断：脱疽（血栓闭塞性脉管炎Ⅲ期三级）。

辨证：湿热内蕴，血运不畅，故发坏疽。

治宜：清热除湿，益气活瘀。

处方：黄芪100克，草石斛45克，甘草、苍术各15克，薏苡仁、金银花各60克，白芍、板蓝根、川牛膝、黄柏各30克，羚羊角3克。

5%的葡萄糖500ml，加入庆大霉素24万U，维生素C 2.5克，静脉滴注，每日一次。

外科处理：伤口用75%乙醇常规消毒，外敷白油膏，用消毒干纱布包扎。每日换药1次。

治疗10日后，疼痛有所减轻，精神好转，夜能入眠2小时，伤口色泽有所好转。中药仍遵上方，西药改为右旋糖酐500ml，红霉素1克。静脉滴注，每日1次。外用：75%乙醇常规消毒，外敷玉红膏，用消毒干纱布包扎，每日换药1次。

上法治疗半年后，疼痛减轻，精神好转，饮食增加，夜能安睡3小时左右，伤口色泽好转，分界线清晰。中西药仍用上方；外科处理：经75%乙醇常规消毒后，外敷三黄酊，用消毒干纱布包扎，每日换药1次。

治疗1月后，踝以下黑色渐退，伤口缩小，肉芽鲜红，温度增高，小腿肌肉恢复。停用西药、中药、外用药同上。

又治疗1个月后，伤口愈合，汗毛、趾甲开始生长，麻木凉痛已除。继服舒肝健脾之剂以善后。

小结　本型的主要临床表现为患肢肿胀，剧烈疼痛，伤口黑腐或紫红，腐烂逐渐向周围和深部蔓延，多呈湿性坏疽，脓液异臭难闻，局部灼热。多伴有浅表性静脉炎。此型多由寒湿内侵，郁久化热，湿热蕴蒸肌肤，流注脉络，气血受阻所致。治疗当以清热化湿，通络活血为主。酌选四妙勇安汤加燥湿之品及活血通络之剂。此型的外治法亦不可忽视，控制感染是治疗此症的关键，实践体会：三黄酊清洗创面，玉红膏、雷夫奴尔纱条、庆大霉素湿敷，人羊膜外贴，用蚕食法祛除坏死组织，均是控制感染的有效方法，在脓液及分泌物过多、伤口腐烂扩大时应配合选用抗生素以控制感染，后期采用植皮法是促进伤口愈合的好办法，所治医案中均用大剂量清热解毒、燥湿通络之品而建功。清热祛湿之时应用大剂活血通络之品。病到后期，辨证施治地加用炮附片、石斛等养阴补阳之品，可以巩固疗效并促进伤口愈合。

血栓闭塞性静脉炎发展至Ⅲ期三级辨证属热毒型。与祖国医学的“疔疮走黄”相似，多为久病失治，火毒结聚，经络阻塞，气血凝滞，血肉腐败而致。《外科心法要决》谓：“痈疽原是火毒生，经络阻塞气血凝。”此对该型的病机做了较好的概括。若误治、失治，使火毒走散于营血，内攻脏腑，则是一种急性危险证侯。

该型临床表现多见高热烦躁，剧烈疼痛，夜难入眠，坏疽可达到踝关节以上，肢体浮肿，皮肤紫暗，甚者神昏谵语。舌质红、苔黄腻，脉弦数或滑数。

此治疗应以清热解毒、凉血为主，常用药物有金银花、生地、玄参、丹皮、当归、蒲公英、板蓝根等。坏疽严重感染，高热应加用小分子右旋糖酐、红霉素、庆大霉素、维生素 C 等药。毒势已去则应清热养阴，于上药加石斛、沙参、麦冬。

做好外科处理：是治愈此型的重要一环。临床应根据不同情况而适当选用新洁尔灭或高锰酸钾冲洗伤口，用三黄酊、雷夫奴尔纱布或抗生素湿敷创面。

综观各例的治疗方法，多应用大剂清热解毒的基础上，佐以滋阴益气，待炎症消退后则用大剂益气活血、滋阴通络之品。以上多数病例以中西医结合的方法，在感染严重，病情危重的情况下加用了抗生素，因而收到了较好的疗效。

第三节　消渴脱疽（糖尿病性坏疽）

消渴脱疽（糖尿病性坏疽）是糖尿病常见的慢性并发症之一，是糖尿病患者致残的主要原因，属临床疑难病，多因肢体缺血发生坏疽，《外科正宗》中曰：“未疮先渴，喜冷无度，昏睡舌干，小便频数……已成为疮形枯瘪，肉黑皮焦，痛如九割，毒传足趾者。”实为今日之糖尿病坏疽。我们通过临床辨证施治，取得了满意效果，举例如下。

二妙散合四妙勇安汤治疗消渴脱疽案

杨某，女，65 岁，退休工人。2002 年 5 月 6 日初诊。

主诉：口干渴，消瘦 9 年，足部坏疽一周。

症见：1993 年患“非胰岛素依赖型糖尿病”，未能坚持用药，空腹血糖 15～17mmol/L，未规律治疗。一周前患者右足第 2～5 趾突起水疱，颜色紫黯，剧痛，入夜则灼热疼痛，难以入睡。在某医院以“脱疽”治疗，（内服外敷药物不详），症状未能控制，于今日来我院治疗。

检查：体温 37℃，脉搏 90 次/分，呼吸 19 次/分，血压 130/90mmHg。形体消瘦，精神不振，表情痛苦，面色微赤。右下肢肌肉削瘦，弹性差，皮肤干燥脱屑，坏疽疼痛，呈湿性坏疽，颜色紫黯，有少量脓性分泌物渗出。足背动脉、胫后动脉搏动消失。伴口干口渴，大便干，小便黄。舌质红，苔黄，舌底脉络迂曲，脉细数。

血白细胞计数 12.0×10^9/L，总胆固醇：17.0mmol/L，三酰甘油 1.61 mmol/L，空腹血糖 22mmol/L。尿糖（+++）。

心电图检查：窦性心律。

中医诊断：消渴脱疽。证属湿热毒盛型。

西医诊断：糖尿病坏疽（Ⅲ期一级）。

治宜：滋阴清热，解毒化瘀。

处方：金银花 45 克，玄参、当归、薏苡仁、白芍、麦冬、天花粉各 30 克，桃仁 12 克，苍术、黄柏、红花、甘草各 10 克。

医嘱：低糖低脂饮食，禁烟酒，慎起居。中药每日 1 剂，水煎，日服 3 次。

外科处理：以三黄酊外敷。

二诊：5 月 13 日，患者神志清，精神可，纳食、睡眠较前好转，右足灼热疼痛不甚明显，坏疽疮面分泌物减少，颜色紫黯，余无改变。

三诊：5 月 23 日，患者精神尚可，夜能眠 5 小时左右，坏疽灼胀剧痛已缓解，坏死组织分界线清，尤以第二趾为明显。

四诊：6 月 1 日，右足灼痛基本消失，局部坏疽处无分泌物，界限分明，呈干性坏疽。由于患者体质较弱，俟其自然脱落。同时配合外科常规处理。

五诊：6月15日，患者精神状态较好，右足无灼痛，色泽正常，趾端呈局限性、干性、萎缩性坏疽，无分泌物，舌质黯，苔黄，脉细。

六诊：7月10日，右足灼痛消失，色泽正常，趾端坏疽部分相继自然脱落，伤口愈合良好。实验室检查：血白细胞计数 9.0×10^9/L，总胆固醇：8.9mmol/L，三酰甘油 1.50mmol/L，空腹血糖 8.5 mmol/L。尿糖（++）。心电图检查：窦性心律。

金匮肾气汤加味治疗消渴脱疽案

方某，男，66岁，农民。1997年3月10日初诊。

主诉：消瘦，尿频5年，下肢发凉疼痛2日，坏疽一周。

症见：患糖尿病5年，服用中西药间断治疗，尿糖经常维持在（+++）~（++++）。近半年来时常头晕耳鸣，腰膝酸软，四肢不温，四肢无力，夜尿多，小便清长。1997年1月右足开始出现发凉、麻木，剧烈疼痛，皮色苍白，肌肉萎缩。服用复方丹参片等中西药物治疗，未见疗效，一周前右足二三趾颜色变黑，疼痛剧烈，夜不能眠，慕名前来就诊。患者双目视物模糊，夜尿频多，每夜8次左右，手足发凉。

检查：形体消瘦，表情痛苦，面色萎黄。右足趾发凉、麻木、剧烈疼痛，右足第二三趾颜色发黑，劳累后加重，双下肢足背动脉、胫后动脉搏动均消失。舌质淡，苔薄白，脉沉细。血压 110/80mmHg。

白细胞计数 8.6×10^9/L，血红蛋白 110g/ L，胆固醇：6.8mmol/L，三酰甘油 1.78mmol/L，血糖 8.7 mmol/L。

微循环检查：管袢数目减少，模糊不清，排列紊乱，有明显的微循环障碍。

中医诊断：消渴脱疽（阳虚瘀阻）。

西医诊断：糖尿病坏疽（Ⅲ期一级）。

治则：温经散寒，益气化瘀。

处方：炮附子、红参各10克，茯苓、泽泻、丹皮各12克，桂枝、白芍、生首乌、当归各30克，山茱萸、山药各15克，黄芪60克，生地24克。

医嘱：禁烟酒，低糖低脂饮食。中药每日1剂，水煎，日服3次。

二诊：3月20日，右足趾发凉、麻木、疼痛症状明显改善，夜间能睡眠3~4小时，夜尿次数减少，由每夜8次左右减少到4次左右，右足第二三趾颜色无明显改善。

三诊：4月10日，右足趾发凉、麻木、疼痛症状显著减轻，夜间睡眠良好，右足第二三趾颜色逐渐转为暗红，腰膝酸软、四肢不温等症状基本消失，舌脉同前。

四至五诊：5月12日，右足趾发凉、麻木、疼痛症状消失，四肢有力，全身症状消失，体温正常，右足第二三趾颜色红润。再用药10剂，诸症完全消失。查血白细胞计数 9.0×10^9/L，血红蛋白 115g/L，胆固醇：5.8mmol/L，三酰甘油 1.68mmol/L，血糖 6.8mmol/L。微循环检查：管袢数目增加，视野清晰，排列整齐。

知柏地黄汤加减治疗消渴脱疽案1

陈某，女，46岁，1994年8月24日就诊。

主诉：口渴，乏力，消瘦18年，双下肢麻木灼痛一年。

症见：患者患“糖尿病”已18年，常服格列齐特、苯乙双胍、维生素 B_1、消渴丸等治疗，尿糖控制（晨尿）（+）~（++），血糖（空腹）6.3~10.2mmol/L，身体仍自觉乏力，日渐消瘦，脘腹痞闷，纳呆。去年8月下旬，出现双下肢麻木、酸困、趾部时有针刺疼痛，皮肤触及灼热感，皮肤色泽潮红，先在某医院误以“风湿病”，服中药（不详）治疗一段，效不显，症状日渐加重，肢体麻木乏力，内觉灼热，针刺样疼痛明显，影响休息，生活不能自理，辗转多处治疗仍无好转迹象，于今日来我科门诊。患者患病以来，精神疲乏无力，纳呆，夜不得眠，大便干结，小便频数。

检查：体温36.5℃，呼吸18次/分，脉搏96次/分，血压130/80mmHg。神志清，发育正常，营养中等，被动体位，查体合作。双下肢麻木酸困，足部内觉灼热疼痛，肢体皮肤色泽潮红，触及发热。血常规：血红蛋白120g/L，白细胞8.4×10^9/L，中性粒细胞0.56，淋巴细胞0.44。尿常规：淡黄色尿液，蛋白（-），镜下（-）。大便常规：黄色软便，镜下（-）。血糖：9.2mmol/L。心电图：窦性心动过速。

甲皱微循环：血色暗红，畸形管袢增多，管袢排列紊乱，管袢瘀涨，管袢数目增多，血流缓慢。

中医诊断：消渴脱疽（湿热郁滞）。

西医诊断：糖尿病坏疽。

治宜：养阴清热活瘀。

处方：生地24克，山萸肉、山药各12克，知母、黄柏各15克，金银花、当归、花仁、丹参、蒲公英各30克，黄芪45克，潞参、全蝎各10克，蜈蚣3条。

医嘱：低糖低脂饮食，禁烟酒、长距离行走和久站立。中药每日1剂，水煎，日服3次。

二诊：8月30日，患者精神不振，夜眠较差，肢体情况较以前略有改善，舌脉同前。

三诊：9月5日，患者精神尚可，纳食改善，大便已通，夜晚趾部疼痛较前缓解，夜眠3~4小时，余症同上。

四诊：9月10日，双下肢麻木、酸困、跛行减轻，足部仍灼热疼痛，肢体皮肤变色潮红，夜眠差，饮食，二便正常，舌质红，苔白腻，脉弦滑。

五诊：9月15日，患者自觉双下肢明显好转，肢体灼热疼痛缓解，活动后酸困症状消失，仍麻木，夜能入眠，饮食、二便正常，舌质紫，苔白腻，脉象滑数。临床近期治疗好转。

按 患者患糖尿病多年，既往身体肥胖，嗜好辛辣，性情急躁，现身体消瘦，肺胃积热于内，消渴日久，脾虚生湿化热，湿热之邪，蕴结脾胃，故脘闷纳呆；燥热伤阴虽为消渴的基本病理，但病程日久，阴损及阳，最终形成阴阳两亏之证，故有神疲乏力、口干渴等症。消渴日久，湿热蕴结中阻，下注肢体，阻滞气机，营卫不行，热气留滞，湿热郁蒸，气血两燔，血瘀气滞，而见肢体潮红，灼热疼痛；消渴日久，伤精耗血，气血亏虚，不能濡养肢体肌肉，而见肢体麻木酸困等症；大便干结，苔厚腻微黄，舌质紫，脉象细数为内有湿热蕴蒸，气血两燔，血瘀气滞之象。综观舌脉症表现，该病位于下肢，但与消渴病不能截然分开，属本虚标实证，乃由消渴日久，湿热郁滞，气血两燔，血瘀气滞所致。该证属外围血管疑难病、多发病。此证病程长，疗程亦长，多缠绵难愈，但若及时配合治疗，预后较好。

知柏地黄汤加味治疗消渴脱疽案2

秦某，男，61岁，1994年4月13日初诊。

主诉：尿频量多，消瘦5年，左下肢麻木，发凉，疼痛3个月。

症见：患者有消渴病史五年，间断服些格列齐特、消渴丸及中药（不详）治疗，尿糖（++）~（+++），血糖6.0~8.10mmol/L，经常仍出现四肢无力，口干欲饮，舌燥，视物模糊，腰膝酸软。今年1月中旬，渐见左下肢怕冷，发凉，麻木，酸困，伴间歇性跛行，足前部皮肤色泽潮红，继之趾部出现针刺样疼痛，活动受限，遂于2月9日以“神经炎”住进当地县医院，静脉滴注脉络宁、青霉素等，治疗一段，效果不显，下肢疼痛、酸困、麻木症状加重，肢体活动无力，触及发凉，遂于今日来我院门诊治疗。患者纳食尚可，夜眠虚烦不得安眠，大便干结，小便频数多白沫。

1983年发现患“冠状动脉硬化性心脏病”，时有心悸胸闷气短乏力等症，未患过肝炎，无外伤病史。

检查：患者神志清楚，营养中等，发育良好，精神疲惫，面色白。左下肢发凉，麻木，酸困，趾部针刺样疼痛，伴间歇性跛行，足前部色泽潮红，皮肤干燥，趾甲增厚干燥不长。足背胫后动脉搏动消失，肢体肌肉弹性差。血常规：血红蛋白130g/L，白细胞9.8×10^9/L，淋巴细胞0.28。尿常规：淡黄色透明尿，蛋白（-）；镜检：（-）。尿糖：晨尿（+++）。血糖：空腹，10.10mmol/L。心电图：①异位心律。②心房颤动伴室内差异传导。

甲皱微循环示：微动脉血管痉挛，血管弹性差，畸形管袢增多，迂曲，扭绞，微血流时快时慢。血色暗红，排列紊乱血流呈絮状流。

中医诊断：消渴脱疽（气阴两虚）。

西医诊断：糖尿病坏疽。

治宜：滋阴清热活瘀。

处方：生地30克，山茱萸、山药、甘皮、知母、黄柏、泽泻各12克，当归、水蛭、丹参各30克，茯苓15克，黄芪45克，全蝎10克，蜈蚣3条，红花10克，川牛膝25克。

医嘱：低糖低脂饮食，禁烟酒、长距离行走和久站立。中药每日1剂，水煎，日服3次。

二诊：4月18日，患者精神不振，腰部酸软，趾部夜晚疼痛发作同前，活动肢体无力，扪之肢体不温，夜眠差，纳食尚可，小便频数。

三诊：4月30日，肢体麻木酸困症状缓解，趾部疼痛较前明显减轻，近几日疼痛发作次数减少，肢体温度改善，但足部色泽仍潮红，腰部酸软已消，口干好转，大便稀，小便短数，舌质红紫，苔腻，脉弦滑。

四诊：5月12日，肢体麻木酸困症状改善，跛行好转，趾部疼痛显著减轻，肢体温度明显增高，活动较前有力，夜能眠，腰部不舒感已消，纳食尚可，大便稀，小便频短，舌质紫，苔蕴腻，脉弦滑。

五诊：5月20日，趾部疼痛基本消失，足背部皮肤色泽仍现潮红，无汗出现象，活动同前有力，麻木酸困感同前，跛行消失。患者精神纳食尚好，二便同前，舌质淡紫，苔蕴腻，脉象弦滑。复查微循环较前显著改善，临床观察效果满意，有治愈迹象。

六诊：5月31日，患肢麻木酸困症状已显著减轻，趾部疼痛近几日未见发作。肢体温度同健侧相比稍差，足前部皮肤色泽已转淡，趾甲见生长，但足部已汗出，夜能眠，饮食尚可，大便成形，小便短，舌质淡紫，苔厚腻，脉象缓。

七诊：6月15日，患者精神良好，触及肢体温度增高，麻木酸困症状显著减轻，趾部疼痛已消失，肢体活动有力，趾甲明显生长，但肌肉弹性仍差，是背胫后动脉搏动不及，口干已缓解，小便短，夜能眠，舌质淡紫减轻，苔厚腻，脉象缓。

八诊：6月19日，患者精神良好，肢体症状稳定，临床近期治愈。

按　患者年老，原有消渴病史5年，现以肢体怕冷、发凉、麻木酸困、跛行、趾部疼痛、足背胫后动脉不及为主症，伴有尿频量多，口干欲饮，腰脚膝酸软，视物模糊，皮肤干燥等，符合中医消渴脱疽诊断，属阴阳两亏型。由于患病消渴日久，肝肾阴虚，阴损及阳，阳虚运血无力，肢体失于温煦濡养则邪气乘虚而入，阻滞气血运行，脉络涩滞，血瘀气滞，故见肢体怕冷发凉、不通而痛、脉搏消失之表现；肝肾阴虚，肝之疏泄过度，肾之固摄失常，津液直趋于下，津不上承，而见口干欲饮、尿频量多；腰为肾之府，为肾所主，膝为筋之府，为肝所主之，筋骨失养，而见腰膝酸软无力；肝肾精血不能濡润清窍，故视物模糊；水谷精微不能营养于四肢肌肤，故皮肤干燥、肌肉萎缩等。阴虚则生内热，见虚烦不得眠，舌脉之象均为阴虚内热之象。综观脉症，实为消渴日久，阴液耗伤，故以养阴活瘀而获效。

当归芍药散加减治疗消渴脱疽案

李某，女，60岁，市民。2000年3月18日初诊。

主诉：多饮多食消瘦3年，四肢麻木疼痛一年，坏疽5个月。

病史：患者3年前出现口干渴，多饮易饥多食，四肢无力，确诊为“消渴”病由于误治失治，身体日渐消瘦、便干，相继出现下肢麻木酸困，足部皮肤色泽潮红，双目昏花。1999年3月趾部浮肿，紫红，疼痛。先在某医院就诊，内服中西药物（不详），静脉滴注脉络宁注射液，效果不佳，活动受限。1999年11月底，左踇趾、跟部外侧起水泡如铜钱大，遂之溃破，呈湿性坏疽，灼胀疼痛剧烈，昼夜不能入睡，辗转于几家医院就诊，未见疗效，渐见踇趾湿性坏死，遂前来我院诊治。患者精神疲惫，口干渴无味，多饮，夜眠差，大便干结，小便短频赤。性情急躁，嗜食辛辣肥甘。

检查：体温36.4℃，心率86次/分，呼吸19次/分，血压160/90mmHg。形体消瘦，面色黧黑，表情痛苦。四肢麻木酸困，趾部湿性坏疽，紫绀，灼热疼痛，足背部浮肿，肢体肌肉及皮肤营养差，脱屑，趾甲肥厚干燥不长，口干渴多饮，足背胫后动脉搏动不能触及。舌质紫暗，苔厚腻微黄，舌底脉络色暗红，脉弦滑。

血白细胞计数14.6×10^9/L。总胆固醇：10.0mmol/L，三酰甘油3.67mmol/L，血糖9.0 mmol/L。尿糖（+++）。

心电图检查：窦性心律。

中医诊断：消渴脱疽。（湿热毒盛）。

西医诊断：糖尿病坏疽（Ⅲ期Ⅰ级）。

治宜：滋阴生津，清热化瘀。

处方：金银花60克，生地24克，山药15克，山萸肉、茯苓各12克，玄参、当归、草石斛、丹参、薏苡仁、连翘各30克，赤芍20克，甘草10克。

医嘱：低糖低脂饮食，畅情志，卧床休息，禁烟酒。中药每日1剂，水煎，日服3次。

外科处理：以三黄酊外敷。

二诊：3月26日，服养阴清热化瘀之品，并配合外科常规处理坏疽，坏疽灼胀剧痛较前改善，分界线不清，足背浮肿消退，精神改善，夜能眠3小时左右，纳食尚可，大便正常，小便短赤，舌质紫红，苔厚腻而不黄，脉弦滑。

三诊：4月2日，患者精神尚可，夜能眠3小时左右，坏疽灼胀剧痛已缓解，坏死组织已局限，但分界线仍不清，有少量渗出物，足部浮肿消退，色泽潮红，饮食不多，口干渴苦改善，大便正常，小便频短赤，舌质紫红，脉弦缓。查总胆固醇：6.97mmol/L，三酰甘油2.47mmol/L，血糖7.89mmol/L。

四诊：4月8日，趾部坏死组织已分离，疼痛缓解，渗出血色脓液较多，但清创不彻底。下一步治疗后可停二次清创。患者精神、夜眠尚可。大便正常，小便频短赤。舌质紫，苔厚腻，脉弦缓。

五诊：4月12日，患者精神尚可，夜能眠4小时左右，坏死已清创，渗出不多，仍有部分死骨残留，疼痛缓解，足背皮肤色泽仍差，不能下床活动，饮食增加，二便同前，舌质淡紫，苔厚腻改善，脉弦缓。

六诊：4 月 15 日，患者精神好转，坏疽疼痛明显减轻，创面渗出不多，肢体活动较前有力，足背、胫后动脉不能触及，皮肤色泽改善不明显，二便及舌脉同前。

七诊：4 月 26 日，患肢皮肤色泽逐渐好转，疼痛基本缓解，伤口渗出减少，创面肉芽组织良好，有愈合迹象。精神良好，夜能入眠，饮食、二便正常，舌脉同前。查总胆固醇：6.82mmol/L，三酰甘油 1.43 mmol/L，血糖 8.0 mmol/L。

八诊：5 月 6 日，患肢伤口周围肉芽组织良好，能下地活动，皮肤干燥好转，温度改善，精神佳，二便正常，夜能入眠，舌质红，苔白腻，脉弦滑。

九诊：5 月 15 日，患者自觉麻木酸困及疼痛明显好转，色泽温度改善，能下地活动，伤口逐渐愈合，精神良好，夜间睡眠好，二便正常，舌质红，苔白腻，脉滑数。

十诊：5 月 30 日，患者麻木酸困症状消失，灼痛消退，足部无浮肿，色泽恢复正常，肢体营养良好，趾甲开始生长。查总胆固醇：5.22mmol/L，三酰甘油 1.45 mmol/L，血糖 8.03 mmol/L，尿糖（++）。临床近期治疗显著好转。

第四节 其他脱疽

真武汤治疗脱疽案（血栓闭塞性脉管炎）

此方证所治之脱疽乃肾阳衰微，脾湿肝郁所致。临床辨证中常见：肢端发凉麻木，跛行，疼痛，入夜尤甚，痛时内觉发凉，患肢苍白，暗红或紫红，破溃后伤口流清稀脓液，肉色不鲜，舌质淡白，脉沉细，若加干姜、黄芪、桂枝、潞参、川牛膝，其效更佳，现举临床治验。

刘某，男，37 岁，工人，于 1966 年 5 月 31 日入院治疗。

主诉：双下肢凉痛已 3 年，左足趾溃破已 5 个月。

因工涉水，寒冷刺激而诱发此病。初起跛行，延及 1964 年 3 月，左下肢突发肿胀跛行距离缩短，疼痛加重，下肢麻木，合并游走性表浅静脉炎，足趾变紫，温度下降，彻夜不能回温，误以风湿诊治无效。于 1965 年先后经县医院和省中医学院附属医院确诊为“血栓闭塞性脉管炎”。先后使用硫酸镁，内服扩张血管药物和中药四妙勇安汤及四妙活血汤无效，由于足趾溃烂，病情恶化，于 1966 年 5 月 31 日入我院住院治疗。

既往史：身体素健，未患过任何传染病，平时有烟酒嗜好。

症见：膝以下冰冷，剧烈疼痛，整夜不能入眠，剧疼时内觉发凉，暖之稍减，踝以下暗红，五趾紫黑，抬高患肢苍白，下垂暗紫，左大小趾溃烂已 5 个月，左大趾伤口 3cm×2cm，小趾 3cm×1cm，色暗紫，无脓，足背、胫后、腘动脉搏动均消失，股动脉微弱，小腿肌肉萎缩，左腓肠肌 33.5cm，右 34.5cm。趾甲增厚不长，汗毛脱落，皮肤枯槁。

面色青黄，舌淡白多津，腰背冰凉，小便清长带白，脉细无力，体温正常，血压 90/60mmHg。

此属肾阳衰微，脾湿肝郁。

治宜：温肾阳，燥脾湿，疏肝木，方以真武汤加味。

处方：炮附片、茯苓、黄芪、潞参各 30 克，白术、桂枝、白芍、干姜、甘草、川牛膝各 15 克。

上方加减服用，共住院91日，服药91剂，能步行2500米无跛行感，温度颜色基本。恢复正常，趾甲汗毛开始生长，足背动脉微能扪及，腘动脉恢复良好，但胫后动脉仍无。左腿肚35.8cm，右腿肚36cm，伤口愈合，经追访12年没复发。

按 现代医学认为此病的病理机制属于四肢周围血管内皮细胞增生，血管腔狭窄而继发血栓形成。由于外周组织缺氧缺血。症见四肢逆冷、变色，肌肉萎缩，脉变细或消失等一系列阳虚寒盛的病理反映。病理解剖认为血管腔有炎，此例患者在治疗过程中用了大剂量的四妙勇安（当归、玄参、金银花、甘草）清热解毒药物未能取效。

血液通过心脏的舒缩推动而灌注四脉，这种动力中医称为阳和正，正气强盛，阳气鼓动，则气血周流，今正气衰微，阳气不能鼓气血之行，所以出现了一系列的虚寒证。

由于病机属肾阳衰微，故采用大剂量温经散寒的方剂加减治疗。服后四肢转温，耐寒力增加，脉搏从沉、细、迟向浮、大、快好转，这说明真武汤能强心通脉，改善微循环，使外周血管在血流灌注上、质量上、动力上得到改善而取得疗效。由于患者症状改善，抗病力增加，炎症自然消失了，温热药能治疗炎症已成了临床的事实。

抵当汤治疗血栓闭塞性脉管炎案

杨某，男，56岁，教师。于1979年9月26日住院治疗。患者因左上肢动脉搏动消失合并头昏、头痛、眼花、心跳、胸闷而赴北京某医院检查，确诊为大动脉炎。后因休克频发曾两次住院，计2年余，服补益气血中药及用西药治疗均无效。既往有结核病史，1967年患过结膜炎。

症见：形体消瘦，面色青黑，唇口紫暗，精神委靡，少气懒言，舌质紫暗，夹有瘀斑，苔黄厚腻，常觉低热。少腹部硬满，扪之疼痛，大便干燥，小便正常。左上肢腋动脉、肱动脉、尺动脉、桡动脉消失，血压测不到，肌肉萎缩、麻木、酸胀，皮肤厥冷；右上肢及双下肢动脉搏动正常，右寸口脉沉数。

此瘀热阻于血脉。

治宜：通瘀泻热。

处方：水蛭、大黄、红花、桂枝各15克，虻虫6克，桃仁10克，茯苓30克。上方服后，泻下黏黑如胶之便（扪之不碎），少腹硬满减轻。应患者要求继用此方，先后共服80剂，苔黄腻转薄黄，舌质瘀斑去，左上肢腋动脉、肱动脉搏动恢复，尺动脉、桡动脉已能触及，但仍沉细，血压已能测到，右寸口脉沉细，继以活血养阴药物调治，诸症减轻。

芍药甘草附子汤治疗脱疽案（阳虚血瘀型）

此方证之脱疽乃阳虚血瘀型之脱疽，为肾阳不足，筋脉失养，气血瘀滞所致。临床辨证中常见：肢体苍白，发凉，麻木，跛行，疼痛，腓肠肌痉挛不舒，肌肉僵硬，汗毛脱落，趾甲增厚不长，溃破后流清稀脓液，舌质淡苔白，脉细数，方中加入当归、黄芪、川牛膝、潞参其效更佳，现举临床治验。

徐某，男，42岁，1979年10月15日诊治，

1974年冬因寒冷刺激诱发左下肢血栓闭塞性脉管炎。

现症见：形体消瘦，表情痛苦，左脚五趾紫暗，剧烈疼痛，夜难入眠，腓肠肌痉挛，酸胀麻木，肌肉萎缩，汗毛脱落，趾甲增厚不长，舌淡苔白，脉细涩，查：双下肢足背。胫后动脉搏动消失，腘动脉搏动微弱；肢体血流图：左下肢0.051Ω，右下肢0.137Ω，双下肢血流量明显减少，左下肢尤重，血管壁弹性受损。

此属肾阳不足，筋脉失养，气血瘀滞。

治宜：温阳益气，濡筋活瘀。

处方：白芍、炮附片、当归、川牛膝、潞参各30克，黄芪60克，甘草15克。

服药5剂，疼痛减轻，服15剂时，静止痛消失，腓肠肌挛急减轻。继服15剂，痉挛基本消失，行走1000米无不适，复查血流图：左下肢0.079Ω，右下肢0.179Ω。肢体血流量有改善；继以丸药善后而愈。

附子汤治疗脱疽案（寒凝气滞型）

我们常以此方加减治疗外周血管疾病（如血栓闭塞性脉管炎，动脉栓塞，雷诺现象）冻疮见手足寒和脉沉之症。在治疗雷诺现象时加水蛭、桃仁、红花等通经活血药物，年老、体弱者酌加当归、黄芪；肢寒甚加细辛、桂枝。现举临床治验。

赛某，男，78岁，1981年2月12日入院。

久有气喘、咳嗽，心悸。半月前突觉双下肢发凉，麻木，疼痛，入夜加重，剧痛难眠，3日后，双脚变为紫黑色，以活血化瘀中药及西药脉通等治疗，症状仍不能控制，病情急剧恶化，左脚大趾溃破，流清稀脓液，剧痛难忍。经介绍人我院治疗。

症见：面色青黑，表情斋苦，剧痛难忍，入夜加重，心悸气喘，下肢冰冷，色呈暗黑，双足背动脉、胫后动脉，腘动脉搏动均消失，股动脉搏动减弱，左足大趾伤口腐烂，流清稀脓液，舌淡苔白多津，脉沉迟无力，脉搏60次/分。

证属脱疽，为寒凝气滞，络脉不通所致。

治宜：温阳益气，活瘀通络。

处方：炮附子、潞参、茯苓、黄芪各30克，白芍、桂枝各15克，白术18克，细辛10克。

服药3剂，疼痛减轻，夜能入睡3～5个小时，上方加当归30克，服20剂后，伤口缩小，双脚黑色渐退，继服32剂，伤口愈合，静止痛消失，腘动脉已能触及。

四逆汤治疗脱疽案（血栓闭塞性脉管炎）

此方证所治之脱疽乃肾阳不足，寒湿内侵，经络不畅，气滞血瘀所致。临床辨证中常见：四肢厥冷，肢体困乏，足色苍白，肢体麻木，跛行、疼痛，舌质紫，苔白细腻，脉沉细，若于方中加入薏苡仁、当归、黄芪、丹参等，其效更佳，现举临床治验。

王某，男，45岁，1972年10月27日就诊。

自述患血栓闭塞性脉管炎两年余，先后就治于多家医院，收效欠佳。

症见：面色晦暗，肢体困乏，手足冰冷，足色苍白，趾甲增厚，毛发脱落，腓肠肌萎缩挛紧，行走跛行，饮食不佳，便溏溲淋，舌质紫、苔白腻，脉沉滑。

检查：右足背动脉、胫后动脉及左足背动脉消失；左胫后动脉微弱。

此肾阳不足，寒湿内侵，经络不畅，气滞血瘀。

治宜：温阳补肾，祛寒理湿，通经活络，活血化瘀，投四逆汤加味。

处方：金银花、干姜、薏苡仁各60克，炮附片（先煎）、当归、甘草、黄芪、丹参各30克。

服方8剂，诸症皆轻。药已中的，前方加减续服，如此调治3个月，诸症悉除，一年后追访良好。

通脉四逆合芍药甘草汤治疗脱疽案（血栓闭塞性脉管炎）

本方证所治之血栓闭塞性脉管炎系肝肾不足，寒湿内结，气滞血瘀，经络阻滞所致。临床辨证中常见：肢体发凉、麻木，跛行，色呈苍白，气短心悸，腓肠肌痉挛不舒，舌质淡苔薄白，脉沉细，若在方中加入黄芪、当归、丹参其效更佳，现举临床治验。

付某，男，54岁，农民，1985年7月上旬就诊。自述脚腿木冷疼痛3个月余，经多方调治无效。后确诊为血栓闭塞性脉管炎。

症见：面色晦暗，气短心悸，下肢沉困无力，腓肠肌挛紧，脚色苍白凉痛，左侧尤重，行走跛行，左足背及胫后动脉消失，舌质紫暗，舌苔黄腻而燥，脉沉弦而滑。

唐祖宣认为，此为肝肾俱虚，寒湿内结，气滞血瘀，经络阻滞。

治宜：调理肝肾，温通经络，祛湿化瘀。

投通脉四逆合芍药甘草汤加减。

处方：甘草、附子（先煎）、干姜、玄参、丹参各30克，白芍60克，黄芪45克。

服10剂，足已不麻木，痛止凉轻，守方加葱白2枚，加减调服3个月，先后服药68剂，动脉搏动恢复，临床症状消失，可单独步行5000米以上，无疼感。为善其后，每月服前方4剂。至今良好。

当归四逆汤治疗脱疽案（血栓闭塞性脉管炎）

此方所治之证乃寒凝气滞，阳气衰微，不能温养四肢所致，故见四肢厥寒，脉微欲绝。我们常以该方加减治疗血栓闭塞性脉管炎证属阴寒内盛，阳气不能通达而致之肢体冰凉，脉微欲绝者，若加炮附子、黄芪，其效更佳。现举临床治验。

赵某，男，38岁，1985年11月29日诊治。

主诉：双下肢发凉、麻木2个月，跛行、疼痛20日。

两个月前因涉水后感双下肢发凉、麻木，未予治疗，20日前发凉、麻木加重，跛行，疼痛，左下肢尤甚，在本地卫生院以风湿性关节炎治疗两周效果不佳，遂来我院门诊。

症见：双下肢发凉麻木，色呈苍白，穿棉靴亦不觉温，跛行，行走200米即感腓肠肌痉挛不舒，静止疼痛入夜加重。面容憔悴，表情痛苦，双足背动脉、胫后动脉搏动均已消失，左腘动脉搏动微弱，舌淡苔薄白，脉沉细。

甲皱微循环检查：管袢总数7根，其中正常2根，异形5根，管袢模糊，排列紊乱，动脉管袢长140μm，静脉管袢长180μm，血色呈暗红。

血液流变：患者的全血比黏度，血浆比黏度，体外血栓长度、湿重、干重，血小板黏附性，红细胞的变形性，红细胞电泳时间均高于正常人，血沉偏低，血细胞比容增高，血脂、纤维蛋白原显著高于正常人。

证属寒凝气滞，脉络不通。

治宜：温阳益气，化瘀通络。

处方：当归、炮附子各15克，桂枝、白芍各12克，木通、甘草各10克，细辛6克，大枣7枚，黄芪30克，赤芍20克。

服6剂后，自觉患肢温度略有回升，入夜疼痛微减，原方加川芎10克，川牛膝15克，服60剂后，疼痛消失，行走1000米已无不适，温度基本恢复正常，已无麻木沉困感，双足背动脉仍无，胫后动脉搏动恢复。甲皱微循环检查：管袢总数12根，正常管袢7根，管袢清楚，排列整齐，动脉管袢长170μm，静脉管袢长200μm血色暗红。血液流变检查：全血比黏度，血浆比黏度，体外血栓长度、湿重、干重，血小板黏附性，红细胞的变形性，红细胞电泳时间，血沉，血脂，血细胞比容，纤维蛋白原，同前显著改善。临床治愈，继服上方20剂以巩固疗效。

黄芪桂枝五物汤治疗脱疽案（血栓闭塞性脉管炎）

本方证所治之症乃气血不足，外邪侵袭，血行不畅所致。临床辨证中常见：肢体发凉，麻木、疼痛、跛行，得暖则舒，遇寒加重。若于方中加入炮附片、红花、赤芍、桃仁、苏木等其效更佳，现举临床治验。

宁某，男，41岁，1982年3月2日诊治。

主诉：双下肢发凉麻木半年，疼痛一个月。

身体素虚，因感寒而发病，初感恶寒身冷，半年前渐感双下肢发凉麻木，渐至跛行疼痛，多家医院均以风湿性关节炎、末梢神经炎、气血不和等病治疗，效果不显，延及半年，经介绍求治于我院。

症见：形体消瘦，精神困惫，面色㿠白，自觉恶寒身冷，双下肢发凉、麻木、跛行、疼痛，行走500米即感小腿肚痉挛不舒，趾甲生长缓慢，双足苍白，双胫后动脉消失，足背动脉搏动微弱，舌质淡苔薄白，脉沉细。甲皱微循环检查示：管袢总数11根，其中异型管袢7根，管袢袢顶有瘀血，血流缓慢，动脉管袢长度140μm，静脉管袢长度170μm，动脉口径16μm，静脉口径20μm，血色暗红。

诊断：脱疽（血栓闭塞性脉管炎）。

此属卫外不固，寒湿内侵，脉络瘀阻。

治宜：益气温阳，化瘀通络。

处方：黄芪60克，炮附片、桂枝、茯苓各15克，甘草、生姜、桃仁、红花、赤芍、川牛膝各10克。

服6剂后，双下肢温度回升，疼痛减轻，上方加减共服65剂，肢体转温，跛行疼痛消失，行走1500米已无不适，趾甲生长，恶寒身冷之症亦消失，甲皱微循环检查：管袢总数11根，其中正常管袢8根，血流较前明显好转，血色仍为暗红，临床治愈。

二妙散合四妙勇安汤加减治疗老年脱疽案

冀某，男，58岁，1994年8月12日就诊。

主诉：右下肢发凉、麻木、酸困、胀痛5日。

病史：患者8月8日下午，冒雨在田间插秧，至夜晚8时左右，右下肢突然麻木酸困，小腿肚挛急，屈伸不便，活动受限。自以为劳累过度，4小时后，小腿肚至趾端内觉胀痛难忍，不得眠。触及肢体发凉，膝关节以下皮肤潮红，在本村诊所未确诊，予口服药（不详），静脉滴注复方丹参注射液、维生素C、低分子右旋糖酐等治疗两日。患者痛苦有增无减，遂于今日来我院就诊，患者不思食，大便干，小便短赤。平素身体健康。无心脏、肾脏、血液、内分泌及神经系统疾病。未患过肺结核、肝炎；亦无外伤病史。

检查：体温36.5℃，呼吸19次/分，脉搏78次/分，血压110/70mmHg。神志清，发育正常，被动体位，查体合作。痛苦面容，扶足而坐。右下肢发凉、麻木、酸困，足趾部内觉困胀疼痛，活动艰难，入夜疼痛加重，不得眠。肢体皮肤色泽潮红，触及肢体发凉，皮肤营养差，足背胫后及腘动脉不能触及。血常规：血红蛋白120/L，白细胞8.9×10^9/L，淋巴细胞0.26。粪常规：黄色软便，镜下（-）。尿常规：淡黄色尿液，蛋白（-），镜下：黏液丝（++）。

心电图：窦性心律。

甲皱微循环示：血色暗红，畸形管袢增多，管袢排列紊乱，血流呈断线，血管运动计数减少。

中医诊断：老年脱疽（湿热内蕴，气滞血瘀）。

西医诊断：下肢动脉硬化闭塞症。

治宜：清热除湿，活血化瘀。

处方：金银花、蒲公英各60克，玄参、白芍各45克，当归、薏苡仁、水蛭、丹参各30克，苍术、黄柏、甘草各15克，赤芍20克。

医嘱：卧床休息，畅情志，饮食宜清淡。中药每日1剂，水煎，日服3次。

二诊：8月20日，患者精神仍较差，体温36.5℃，呼吸19次/分，脉搏75次/分，血压120/80mmHg，夜痛，眠较差，肢体抬举仍无力，皮肤色泽同前，不思食。

三诊：8月26日，大便今晨已通，夜间胀痛较以前改善，肢体麻木酸困减轻，说明腑气已通，病情有好转一面，但皮肤色泽仍同前，不能着地行走，舌脉同上。

四诊：8月31日，肢体活动有力，麻木酸困，症状较前减轻，趾部胀痛剧烈已消退，痛势能忍，夜能眠3～4小时，皮肤色泽较前改善，精神好转，纳食增加，大便溏，舌质紫暗减轻，苔厚腻而不黄，脉象滑。

五诊：9月6日，患肢麻木酸困症状较前减轻，足部胀痛已明显缓解，皮肤色泽改善，肢体温度同前，活动有力，夜能眠，精神尚可，大便畅，舌质淡紫，苔厚腻，脉象弦大。

六诊：9月10日，患者精神尚可，自述其肢体抬举有力，麻木酸困症状已缓解，趾部疼痛明显减轻，皮肤色泽潮红，肢体温度较前增高，足背胫后及腘动脉仍不能触及。夜能眠，饮食尚可，大便稀，舌脉同上。

七诊：9月15日，趾部疼痛明显消退，肢体酸困症状已减，皮肤色泽已转淡红，温度增高，精神良好，夜能眠，二便自调，舌质淡紫，脉象缓，治按原方案。

八诊：9月20日，皮肤色泽及温度同前，足背胫后及腘动脉仍不能触及，临床治疗好转。

按 从四诊来看，患者急性起病，首发症状以单侧肢体出现发凉、麻木、酸困，趾部剧痛，肢体色泽潮红，活动受限，右腘动脉搏动已不能触及，皮肤营养差等，未见脏腑功能失调症状，符合中医老年脱疽，西医动脉硬化闭塞症诊断。

患者形体瘦削，喜食辛辣、烟酒，素有蕴热，又时值长夏季节，湿热邪气当令，冒雨劳作，感受湿热病邪，卫气不达，湿遏热郁，内外合邪，阻滞气机，痹阻气血，渐行渐瘀，甚则气滞血瘀不通，则趾部困胀疼痛。由于湿为阴邪易伤阳气，故入夜疼痛加重；湿热阻滞，气血运行不畅，则肢体发凉、麻木酸困；气滞血瘀，素体蕴热，津液受灼，则见大便干、小便短赤、舌苔黄厚腻。由湿热内蕴，气滞血瘀所致。故以清热除湿、活血化瘀而获效。

第五节　无　脉　证

麻黄细辛附子汤治疗无脉证案1

杨某，女，30岁，于1980年11月11日诊治。

患者半年前原因不明始感双手指呈针刺样疼痛、发凉、麻木，色呈苍白，服中药多剂无效，诸症日渐加剧。自感前途无望，忧愁欲死，经人介绍求治于我院。

症见：精神委靡，表情痛苦，双手冰冷，色呈尸体样苍白，剧烈疼痛；夜难入眠，痛稍止即沉困麻木，桡肱动脉均消失，上肢温度，左手21℃，右手22℃，舌淡苔白多津。

此属肾阳不足，寒邪外侵，卫外功能低下，风寒袭于脉络，导致气血不通，疼痛乃作，用发汗驱邪则阳气越虚，以温肾壮阳则邪不外解，非助阳解表之剂，难建回阳祛邪之功。

处方：麻黄、细辛各9克，炮附子、桂枝各15克，黄芪30克。

二诊：上方服2剂，疼痛减轻，温度上升，双手微汗出，夜能入眠，继服上方加当归15克。

此方共服8剂，疼痛消失，温度升高，色变红润，肱动脉、尺动脉、挠动脉均能触及，但尺桡微弱。皮肤温度：室温17℃，左手27.5℃，右27.5℃，临床治愈。

麻黄细辛附子汤治疗无脉证案2

孙某，男，25岁，1980年11月12日诊治。

冷水作业，受寒冷刺激，诱发左手发凉麻木、沉困疼痛、色苍白，由于尺动脉、桡动脉消失，而来我院求治。

症见：面白唇淡，表情痛苦，左手冰冷，色呈苍白，疼痛麻木，入夜加重，舌淡苔白，尺动脉、桡动脉消失，右脉沉迟无力，皮温计测试，左手温度比右手相差2.5℃。

此属肾阳不足，寒袭脉络。

治宜：发散寒湿，温通经脉。

处方：麻黄10克，炮附子15克，细辛6克。

服药后即感左上肢发热，汗出，温度升高，原方共服5剂，温度正常，双手相等，色变红润，尺动脉、桡动脉恢复，疼痛消失，临床治愈。

通脉四逆合芍药甘草汤治疗无脉证案

本方证所治之无脉症乃脾肾受损，肾元不足所致。临床辨证中常见：头晕目眩，心悸自汗，四肢厥冷，麻木疼痛，胸胁满闷，失眠多梦，舌质淡苔薄腻。若加当归、黄芪其效更佳，现举临床治验。

李某，女，28岁，教师，1975年9月诊治，自述由情绪不畅，渐至无脉，多方调治无效。

症见：面色晦暗无泽，心悸眩晕，气短自汗，手脚麻凉易痛，胸胁满闷，失眠多梦，纳差食少，二便如常，舌质淡，苔薄腻，切脉不着，唐祖宣诊后曰：此肝脾受损，肾元不足；阴阳不济，经脉阻滞。

治宜：调理肝脾，固补肾元，温经复脉。

投以通脉四逆汤合芍药甘草汤加减。

处方：炙甘草、炮附片（先煎）、干姜、黄芪、当归各30克，白芍45克。

服6剂，手脚温度上升，麻痛减轻，继服前方12剂，手脚麻木凉痛消失，脉搏隐约可见，余症皆轻，守前方加丹参15克，继服20剂，脉搏恢复，余症亦除。

当归四逆汤治疗雷诺病案

本方证所治之证乃血虚感寒，气血被遏所致。临床辨证中常兼见：肢端苍白、发凉、麻木、疼痛，甚则溃破，冬重夏轻，舌质淡苔薄白，脉细弱，若以该方加炮附子、黄芪、土茯苓，其效更佳，现举临床治验。

李某，男，33岁，1981年10月18日诊治。

主诉：双上肢苍白紫绀潮红一年，左手示指指尖溃破两个月。

长期在寒冷地带工作，因受冻而诱发双手发凉、麻木、疼痛，双手颜色时苍白，时潮红，时青紫，触之冰冷，冬重夏轻，多方求治无效。两个月前左手示指指尖溃破，以血栓闭塞性脉管炎治疗，效果不佳，求治于我院。

症见：面色青黄，表情痛苦，双手发凉麻木，有针刺样疼痛，做冷水试验，两手初呈苍白，继而紫绀，由指尖渐及手掌，凉麻疼痛，最后双手色呈潮红，两手对称性发作，自述因精神刺激和寒冷刺激后均可诱发上述症状。每日数次发作，伤口为0.5cm×0.5cm，色暗紫，肌肤甲错，皮肤枯槁，指甲生长缓慢，双桡动脉、尺动脉、肱动脉均有搏动，但微弱。甲皱微循环检查示：管袢总数8根，其中正常管袢3根，异形管袢5根，模糊不清，排列紊乱，血液流速缓慢，血色呈暗紫色，动脉管袢长度150μm，静脉管袢长度180μm，动脉口径15μm，静脉口径21μm。

辨其证属寒湿入络，血脉瘀阻，盖患者素体阳虚，加之寒湿内侵，则肢端发凉，寒湿入络，脉络不通，不通则痛。

治宜：温经散寒，通络止痛。

处方：当归、桂枝、白芍、丹参、炮附片、大枣各15克，黄芪30克，细辛、木通各10克，甘草12g。

外科处理：伤口以75%乙醇消毒，黄连油纱条外敷，消毒干纱布包扎，隔日换药一次。

上方服6剂后，自觉日发作次数减少，但仍疼痛，原方白芍增至30克，加制乳香、制没药各10克，服10剂后，自觉疼痛、发凉麻木症状减轻，遵原方又服30剂后，伤口结痂，其余症状明显好转，上方去制乳香、制没药又服60剂，静止痛消失，桡动脉、尺动脉、肱动脉明显触及，雷诺症状好转，仅在寒冷甚时偶然出现。甲皱微循环检查：管袢总数12根，其中正常管袢8根，管袢排列较前整齐，血流速度增快，血色转为暗红色，动脉管袢长180μm，静脉管袢长210μm，动脉口径18μm，静脉口径22μm。临床治愈。

第六节 红斑性肢痛症

红斑性肢痛症是一种由周围环境温度变化诱发的肢体皮肤红、肿、热、痛为特征的局限性、阵发性肢端血管扩张性疾病。属祖国医学“血痹”、“热痹”的范畴，《素问·逆调论》中即有此病的描述：“人有四肢苦烦热，逢风寒如炙如火者。”实为红斑性肢痛症的描述。

解毒化瘀汤治疗红斑性肢痛症案

李某，男，16岁，1997年3月20日入院。

主诉：双足红肿灼热疼痛阵发性加剧已一周。

一周前突发双足灼热疼痛，局部散见多片紫斑点，入夜加剧疼痛，发作频繁，遇热加重，浸入冷水疼痛稍减，步履维艰，多方治疗无效，经介绍入住我院治疗。

既往：身体健康。

现证见：形体消瘦，面色萎黄，神疲乏力，胸脘痞闷，纳差，舌质紫，苔黄腻，小便秘结，脉象弦滑数，伴见双足灼热胀痛，局部色泽潮红，内觉灼热，得热痛甚，遇冷稍减。呈阵发性发作，查血白细胞计数11×10^9/L，血红蛋白110g/L，中性粒细胞0.51，淋巴细胞0.49，血沉3mm/h。

血液流变学检查：全血比黏度3.8，血浆比黏度1.4，红细胞电泳20.14s，体外血栓长度14mm，湿重48mg，干重16mg，血小板黏附性玻球法24.8%，血小板计数200×10^9/L，血细胞比容0.41。

微循环检查：管袢数目10根，正常3根，异形7根，管袢清晰度差，排列紊乱，血流缓慢，血流异常，血色呈暗红，动静脉口径扩大。

证属热毒蕴结，瘀阻脉络。

治宜：清热解毒，活血化瘀，益气通络。

处方：桃仁、红花、乳香、没药各10克，当归、赤芍、黄柏各15克，金银花60克，玄参、丹参各30克，黄芪45克。

服上方5剂，双足灼热疼痛红斑完全消失，麻木温度及皮肤色泽基本正常，夜能入眠，纳食增加，精神好转，大便通利，查血白细胞计数9.6×10^9/L，血红蛋白110g/L，中性粒细胞0.72，淋巴细胞0.26，嗜酸粒细胞0.02，血液流变学检查：全血比黏度4.3s，血浆比黏度1.4min，红细胞电泳20.87min，体外血栓形成长度12mm，湿重45mg，干重13mg，血小板黏附性玻球法24.1%，血小板计数200×10^9/L，血细胞比容0.48，血沉6mm/h，甲皱微循环检查：管袢总数11根，正常管袢8根，管袢清晰，排列整齐，血流较治疗前加快，血色为鲜红，动静脉口径缩小。

吴某，女，11岁。1987年3月20日入院。

主诉：双足红肿灼热疼痛阵发性加剧已一周。

一周前突发双足灼热疼痛，局部散见多片紫斑点，入夜疼痛加剧发作频繁，遇热加重，浸入冷水疼痛稍减，步履维艰，多方治疗无效，经介绍入住我院住院治疗。

既往：身体健康。

现症见：形体消瘦，面色萎黄，神疲乏力，胸脘痞闷，纳差，舌质紫，苔黄腻，小便黄，大便秘结，脉象弦滑数。伴见双足灼热胀痛，局部色泽潮红，扪之冰冷，内觉灼热，痛如烫泼火燃，得热痛甚，遇冷稍减，呈阵发性发作。查血白细胞计数11×10^9/L，血红蛋白110g/L，中性粒细胞0.51，淋巴细胞0.49。

甲皱微循环检查：管袢轮廓模糊不清，排列紊乱不规则，管袢总数10根，其中正常管袢6根，异型管袢4根，动脉管袢250μm，静脉管袢300μm，血色暗红，血液流态呈絮状，血管运动计数7次/s。

血液流变学检查：全血黏度3.8，血浆比黏度1.4，红细胞电泳20.14min，体外血栓长度14mm，湿重48mg，干重16mg，血小板黏附性玻璃球法24.8%，血小板计数200×10^9/L，血细胞比容0.41，血沉8mm/h。

证属热度内蕴，瘀阻脉络。

治宜：清热解毒，活血化瘀，益气通络。

自拟解毒化瘀汤。

处方：桃仁、红花、乳香、没药各10克，当归、赤芍、黄柏各15克，金银花60克，玄参、丹参各30克，黄芪45克。

服上方5剂，双足灼热疼痛红斑完全消失，麻木温度及皮肤色泽基本正常，夜能入眠，纳食增加，精神好转，大便已通。查血白细胞计数9.6×10^9/L，血红蛋白110g/L，中性粒细胞0.72，淋巴细胞0.28。微循环检查：管袢轮廓规则清晰，管袢数目11根，正常管袢9根，动脉管袢长度300μm，静脉管袢长度350μm，动脉口径35μm，静脉口径45μm，袢顶宽50μm，血管运动计数6次/s，血液流态呈虚线状，血色淡红，血液流变学检查：全血黏度4.3。血浆比黏度1.4，红细胞电泳20.87min，体外血栓形成长度12mm，湿重45mm，干重13mm，血小板黏附性玻璃法24.1%，血小板计数200×10^9/L，血细胞比容0.45，血沉6mm/h，临床治愈出院。

李某，女，58岁。于1983年8月21日诊治。

主诉：双下肢灼热疼痛已5日。

现症见：5日前原因不明感双下肢发热肿胀，肤色变红，双足尤重，入夜下肢呈阵发性疼痛，得冷则舒，遇热加重。近2日来症状加剧，昼夜剧烈疼痛，不能入眠，双足置于冷水中方感稍舒。曾误诊为"急性风湿热"，口服泼尼松、安乃近等药后疼痛只能缓解片刻，旋即如故。

无吸烟嗜好。

检查：形体稍胖，面色红赤，表情痛苦，上下肢灼热疼痛，肤色发红，双足趾端部尤甚，扪之灼热，足背动脉、胫后动脉搏动有力。舌质红、苔黄腻，脉弦数。

微循环检查：甲皱血管管袢模糊，排列紊乱，血管管袢9根，其中异形5根，正常4根，血色炭红，袢顶宽25μm，血液流态呈直线，血流速度240μm/s，血管运动计数14次/s。

实验室检查：血白细胞计数17×10^9/L，中性粒细胞0.69，淋巴细胞0.30，单核细胞0.01，血红蛋白130g/L，红细胞计数5.2×10^{12}/L，血沉4mm/h，血小板计数180×10^9/L。

诊断：热痹（红斑性肢痛症）。

辨证：湿热下注，脉络瘀阻。

治宜：清热利湿，活血通络。

处方：金银花、蒲公英各60克，黄柏、薏苡仁、当归、板蓝根各30克，玄参45克，甘草、苍术各15克，蜈蚣3条，大黄10克（后下）。

服药3剂，疼痛、灼热感减轻，大便稀溏。继服3剂，夜晚可入眠4～6小时，仅有轻微疼痛，皮肤灼热感已除，但置入被内仍感发热不舒，肤色已转正常。上方有大黄，加生地30克、丹皮15克。又服5剂，疼痛缓解，但诊其舌质紫、有瘀斑，疼痛未完全消失，黄苔虽去，但少津。此阴虚内热、瘀阻脉络，改用活血化瘀、清热养阴。方用：桃仁、红花、乳香、没药各10克，金银花、玄参、花粉、苏木、刘寄奴、白芍各30克，甘草12克。

服10剂疼痛消失，余症如前。

微循环检查：甲皱血管管袢清楚，排列紊乱，血管管袢10根，其中异形3根，正常7根，血色暗红，袢顶宽25μm，血液流态呈直线，血流速度360μm/s，血管运动计数2次/s。

实验室检查：血白细胞9.8×10^9/L，中性粒细胞0.72，淋巴细胞0.28，血红蛋白135g/L，红细胞计数5.2×10^{12}/L，血沉1mm/h，血小板计数210×10^9/L。

按 本例为寒湿内侵，郁久化热，湿热下注，阻滞经络所致。治宜清热利湿、活血通络，故用金银花、玄参、蒲公英、板蓝根、甘草、苍术、薏苡仁清热化湿；用当归活血；蜈蚣通络；加大黄取其泻热之力，其湿热稍减，但瘀阻不除，后服用祛瘀之品与清热养阴之剂同用而取得较好的效果。

小结 红斑性肢痛症，似属祖国医学热痹的范畴，多因风寒湿邪入侵经脉，郁而化热，侵犯血脉，瘀热留阻于肌肤之间，肝肾阴虚，火邪炽盛，湿热内蕴脏腑，外阻肌肤，气滞血瘀为此病的发病机理。由于肝胃阴虚，水亏火旺，故治宜清热解毒、凉血活瘀，佐以祛湿止痛。自拟方中，乳香、没药活血调气、消肿止痛，两药合用，既可活血，又能散血。桃仁、红花破血行瘀、活血通经、祛瘀生新、通利血脉。丹参、赤芍凉血消肿、行瘀止痛。金银花、玄参清热解毒、滋阴降火，黄柏清热除湿，黄芪益气固表、利水消肿，当归补血活血、破恶血而生新血，诸药配伍，共奏清热解毒、活血化瘀、益气通络祛湿之功。

第四章　其他疾病常用经方的应用

第一节　外科疾患

真武汤治疗疔毒案

此方证所治之疔毒乃肾阳不足，不能温化水湿所致。临床辨证中常兼见：创面污黑，多痒少痛，疔周扪之坚硬，流水无脓，或剧痛难忍，舌白有津，脉弦紧，若加麻黄其效更佳，现举临床治验。

张某，男，54岁，修鞋工人。于1962年6月21日诊治。

使用疫死牲畜之皮，右手示指尖部起小疱疹，继则溃破，色呈黑暗，多痒少痛，周围扪之坚硬。

症见：发热无汗，骨节疼痛，舌白多津，继而患部由痒变为剧痛，患部流水无脓，脉象弦紧。

此疫毒侵于人体，证见阳虚水泛，不能发泄于外。

治宜：温阳发汗利湿。

处方：茯苓30克，白术、白芍各15克，附子（炮）、麻黄（先煎去渣）各24克。

上方服2剂后，汗出热退，疼痛减轻，伤口流出暗黄色毒水，继服上方去麻黄加黄芪30克，疔出而愈。

按　疔毒之病。历代医家多认为属于脏腑蕴热，火毒结聚。故治疗多以清热解毒为主。

此案证见流水无脓，剧烈疼痛，恶寒无汗，《内经·痈疽篇》说“热盛则肉腐，肉腐则为脓”，今不能成脓，乃是阳微而寒盛，不能腐肉为脓。阳微不能鼓气血畅流，则疔伏于筋骨之间，坚硬而痛，盖阳证疮疡多红肿高大，此病色晦暗的原因也就在于肾中真阳不足，水湿郁结，故暗而不泽。流灰黄黑之毒水也属于寒水之盛，故用真武汤加味。附子芍药同用，刚柔相济，既可温经，又能开血痹止痛，苓术同用可燥脾祛湿，妙在麻黄大剂运用，使寒从表解，毒随汗出。以达“毒在血中蕴，温化邪自除”的目的。

临床体会，此方治疗疔毒每取卓效，无汗加用麻黄10～30克。若有汗加葛根30～60克。服后疮部毒水外出者可加用黄芪30克。

真武汤治疗手术伤口不愈案

此方证所治疗之伤口不愈乃阳气耗伤，阳虚不能温化水湿，导致寒湿侵袭，故伤口久不能愈。此病临床辨证中常见：伤口晦暗，淡而不泽，不红不肿，脓水色淡，疼痛入夜尤甚，四肢厥冷，少气懒言，舌淡多津，脉沉细无力，若加黄芪、苍术其效更佳，现举临床治验。

刘某，男，53岁，于1961年11月24日诊治。

患急性阑尾炎住院手术治疗，虽经运用多种抗生素合并外治，3 个月余手术伤口不能愈合，继服中药清热解毒药物和阳和汤无效而来院就诊。

症见：右少腹部伤口晦暗，不红不肿，淡而不泽。流淡灰色脓水，疼痛，入夜尤甚。经常腹中肠鸣隐痛，大便溏薄，日三四次，腰背酸痛而凉。面色青黑，精神委靡，少气懒言，舌淡多津，四肢逆冷，脉沉细无力。

此手术之后，高龄正虚，阳气耗伤，寒湿郁结。

治宜：温肾复阳，燥湿托毒。

处方：茯苓、白术、黄芪、苍术各 30 克，附子（炮）15 克。

上方服 5 剂后，泄止痛减，先后共用 30 剂，伤口愈合。

按 药物的取效，是通过人体而起作用的，此案虽用大剂中西药物不能取效是由多种原因所形成的。高龄体弱，手术治疗，耗伤气血，由于正气衰微，经脉失于温煦，阴阳不能和合，所以药物不能发挥其作用，故伤口不能愈合。

现代医学的炎，往往认为炎者热也，故投以大剂清热解毒药物。疾病发展的过程并非固定不变，每一种病在不同的时期、不同情况下和不同人体相互作用后可产生不同的症状，此病初期属阑尾炎，但手术后，其病缠绵不愈，症见一派阳虚症状，不问寒热虚实，对准炎就用清热解毒，阳虚之证用苦寒之剂，焉有取效之理。

阳和汤是治疗阴疽的主方，功能温补和阳、散寒通滞，此案临床反应，肠鸣下利，肢冷脉沉，一派寒湿之象，阳和汤方中熟地补而太腻，肠胃益受其滋腻之弊，虽有姜炭温中，麻黄肉桂温经散寒，病重药轻，杯水车薪，药不胜病，鹿角胶虽为血肉有情之品，生精补髓、养血助阳，服后反使肠胃增加负担，所以不能取效。

真武汤能温经散寒，去芍药之酸敛滑腻，加苍术之燥脾去湿，由于久病正虚，故加黄芪以益气固正，共组成温阳燥湿固正托毒之剂，使阳复而湿去，正复则炎消。故得到较好的效果。

真武汤治疗慢性脓胸案

此方证所治之脓胸乃肾阳衰微，水寒不能化气所致。临床辨证中常见：形体消瘦，胸闷气短，动则喘促，咳吐清痰，自汗恶寒，舌质淡苔白腻，脉沉细，该方加陈皮、半夏、干姜、郁金，其效更佳，现举临床治验。

饶某，男，61 岁，于 1974 年 4 月 8 日来院就诊。

1973 年 12 月患右侧急性脓胸，经用青霉素、链霉素及其他抗生素治疗，并先后 3 次抽脓共 1600ml，病虽减轻，但脓腔不能彻底清除，逐渐加重，于 1974 年 4 月 7 日拍胸部 X 线和超声检查，右侧胸膜增厚与膈肌粘连，右下肺叶显示大片状薄阴影。超声波检查右侧第 8 肋间肩胛线近 2.5mm，深 3.0cm 平段。由于胸闷气短而喘，服西药无效，上级医院建议手术根治脓腔，由于患者身体极度虚弱不愿手术治疗，来我院服中药治疗。

症见：形体消瘦，面皖少华，精神疲惫，舌腻有津，质淡，右胸廓萎陷，肋间隙变窄，疼痛，胸闷气短，动则喘促，自汗恶寒，四肢冰冷，心中烦闷，咳吐清痰，小便清长，脉搏沉细，体温 36℃，脉搏 82 次/分，血压 80/70mmHg，白细胞计数 $15.0\times10^9/L$，中性粒细胞 0.72，淋巴细胞 0.28，血红蛋白 142g/L。

诊为慢性脓胸，素有痰湿，郁热内蕴，化为脓胸，经治疗之后，郁热稍除，痰湿尚存。思仲景“治痰饮者当以温药和之”的法则，用苓桂术甘汤，合泻痰行水、下气平喘之葶苈大枣泻肺汤。

处方：茯苓 30 克，白术、炒山药各 21 克，甘草 6 克，白参、木香、杏仁、贝母、桂枝各 9

克，陈皮、半夏、郁金、桔梗各12克，葶苈子4.5克，大枣10枚。上方服10剂后，胸闷疼痛减轻，吐痰好转，但仍自汗厥逆，脉细便清，短气不足以息。

此肾阳衰微，水寒不能化气。

治宜：温阳利水。

处方：白术、山药各21克，茯苓30克，附片（炮）、白芍、干姜、半夏、条参各15克，陈皮、郁金各12克，木香6克，大枣10枚。

上方服5剂后诸症减退，服60剂，自觉症状完全消失，胸部脓液吸收，X线片仅余胸膜增厚。参加工作，追访3年没有复发。

按 仲景在“金匮痰饮咳嗽病脉证并治篇”中说：“饮后水流在肋下，咳吐引痛，谓之悬饮。”脓胸临床表现症状，似属“悬饮”的范畴，此病由急性脓胸，迁延为慢性脓胸，虽用大量抗生素而收效甚微，其原因在于高龄体弱，正虚阳衰。饮属于水，水不化源于阳衰，仲景治法“温药和之”的道理也就是治人为主，治病为辅。正气来复，病邪自去。由于此病一派阳衰寒盛、水气结聚的现象，故用真武汤加味治疗，临床所以能奏效，可能是真武汤通过机体的改善，使水祛而邪除，有效机制就在“温”和“利”上。

葛根汤治疗痈疽案

此方证所治之痈疽乃阴液不足，经脉失养，邪无出路所致。

临床辨证中常见：患部肿胀，剧烈疼痛，恶寒发热，恶风无汗，舌红苔薄黄，脉弦数或浮数等症。

我们常以该方治疗骨髓炎、雷诺病引起的末端坏死等病，骨髓炎酌加炮附片、干姜、鹿角胶，雷诺病酌加丹参、红花、黄芪，动脉栓塞加炮附片、当归、黄芪等温阳益气活血之品。现举临床治验。

刘某，男，68岁，1974年10月21日诊治。

左足疼痛一年余，初诊为血栓闭塞性脉管炎，服药无效，近半年疼痛加剧，左足发热肿胀，色呈暗紫，经上级医院确诊为骨髓炎，中西医结合治疗，疗效不佳，患者畏于截肢，求诊于我院。

症见：形体消瘦，表情痛苦，左足发热，紫黑肿胀，剧烈疼痛，夜晚加重，恶寒无汗，舌苔薄白，舌边尖红，脉细数，实验室检查：血红蛋白110g/L，血红细胞计数4.80×10^{12}/L，白细胞计数13.0×10^{9}/L，中性粒细胞0.72，淋巴细胞0.28，血小板计数98.0×10^{9}/L，血沉24 mm/h。X线片报告左足骨髓炎。

此为脾胃阳虚，津液不布，邪气内蕴。

治宜：温肾健脾，敛阴生津，解表祛邪。

处方：葛根30克，桂枝、白芍、炮附片、鹿角胶各15克，麻黄、干姜、生姜各12克，大枣10枚。

服药4剂，疼痛减轻，继服16剂，疼痛、肿胀基本消失，色泽改变，又服30剂后，诸症消失，能参加体力劳动。实验室检查：X线片报告基本正常。

大柴胡汤治疗肠痈案

本方证所治之肠痈乃胃气上逆，腑气不通所致。临床辨证中常见：腹痛腹胀，右下腹尤甚，恶心欲呕，纳差便秘，舌质红苔黄腻，脉弦数等症，若加薏苡仁、郁金、厚朴，其效更佳。现举临床治验。

冯某，男，27岁，1980年5月21日诊治。

主诉：右下腹疼痛3日，加重一日。

患者3日前感腹部隐痛，由于症轻，而未加治疗，延至昨日，腹痛加重，右下腹尤甚，恶心呕吐，胃脘不舒，腹胀便秘，遂求治于我院。

症见：形体肥胖，面色青黑，表情痛苦，恶心欲呕，食欲不佳，腹胀，胃脘痞满，腹部疼痛，右下腹尤甚，阵发性加剧，大便秘结，舌质红苔薄黄，脉弦数。查血常规：白细胞计数 $18.0\times10^9/L$，中性粒细胞0.80，淋巴细胞0.20。

证属胃气上逆，腑气不通所致。

治宜：降逆和胃，通利腑气。

处方：柴胡、黄芩、生姜、郁金各12克，枳实、厚朴、白芍各15克，大黄10克（后下），大枣5枚。

服药1剂，大便通利，矢气频频，腹痛减轻，继服2剂后，腹痛转为隐隐作痛，已能忍受，食欲增加，腹胀减轻，此急性已过转为慢性，当以薏苡附子败酱散治之，服药10剂，诸症消失，追访3年没复发。

薏苡仁附子败酱汤治疗肠痈（阑尾炎）案

肠痈（阑尾炎）是临床常见急腹症，由于肠道受损，运化失职，糟粕积滞于肠道而诱发该病。随着中西医结合治疗此病的进展，运用清热解毒、通里攻下、活血行气等法则治疗此病取得了较好的疗效。我们运用仲景《金匮要略》“薏苡附子败酱散”对肠痈（阑尾炎）进行了临床治疗。

白某，女，56岁，于1978年8月6日诊治。

由于饮食不节而诱发腹痛，发热呕吐，继则腹痛转至右下腹，就诊于我院。

症见：右少腹部持续疼痛，阵发性加剧，恶心呕吐，畏寒发热，体温：38.5℃，右少腹明显压痛，反跳痛及肌紧张，面色青黑，神采困惫，痛时四肢厥冷，舌黄有津，血白细胞计数 $16.0\times10^9/L$，中性粒细胞0.93，淋巴细胞0.07，脉滑数，脉搏88次/分。

诊断：肠痈（急性化脓性阑尾炎）。

此寒湿郁结，郁而生热。

治宜：温阳祛湿，清热解毒。

处方：炮附子（先煎）、败酱草、金银花（后下），白芍、板蓝根各30克，薏苡仁90克，4剂。

二诊：8月10日，上方服后约几小时腹痛减轻，继则呕吐止。3剂后体温正常，血白细胞计数 $11.0\times10^9/L$。中性粒细胞0.75，淋巴细胞0.25，上方继服5剂，诸症消除，血常规正常而愈。

按 仲景用此方治疗肠痈脓已成属于慢性后期病证。我们认为，无论急慢性阑尾炎，以及初期中期和后期的患者，只要辨证正确，大胆运用，每取卓效。我们在治疗急性阑尾炎时，改散为汤，因为阑尾炎属急性病，散剂较汤剂吸收缓慢，故改散为汤。易于吸收，奏效较快，而可以随证加减，能够较周密的适应病情变化。

剂量的大小，是取得疗效的重要一环，阑尾炎属急性患者，量小则杯水车薪，药不胜病，所以必用大剂，以起急疴，方中薏苡仁其味甘淡而力缓，凡用之，须倍干他药，每以100克为宜。

附子性走而不守，有健悍走下之性，善祛在里之冷湿，大剂服用，有较好的止痛作用，而疗效迅速。更有服后血常规下降之功。但是此病属炎症病变，受炎者热也的影响，所以对炎症运用附子多望而生畏。现代医学的炎，往往炎者热，见炎必用清热之药，孰不知疾病发展的过程并非固定不变，不同时期、不同的情况下和不同人体相互作用后产生不同的症状，若不辨寒热虚实，对准炎证就用清热解毒，那就失去了中医辨证的意义了。

大黄黄连泻心汤加味治疗口疮案

黄某，女，56岁，农民，2006年10月19日就诊。

患者患口疮发炎已两周，灼热疼痛，用中西药物抗生素、维生素，效果不佳。

症见：口腔糜烂，痛灼热，遇冷、热皆加剧，以致饮食难进，口干黏而不欲饮水，便先干后溏，小便短赤。查上、下口唇肿胀，色紫暗，口唇、腭、两颊黏膜及舌尖部皆有大小不等之溃疡，溃疡面呈黄白色，周围黏膜发红。舌尖鲜红、苔黄，脉弦。

证属心火内盛，脾胃湿热。

治宜：清热燥湿。

方药大黄黄连泻心汤加味。

处方：大黄15克，黄连10克，黄芩12克，甘草21克，淡竹叶9克。3剂，水煎服。

患者服药后，大便溏泻，唇肿好转，口腔热痛减轻，小便微黄。查口腔溃疡面仅存颊部二三处，舌红少津、苔薄黄，脉弦。上方加麦冬12克以清热养阴，继服5剂而病愈。

按　患者患口疮病属脾胃有热，《素问·至真要大论篇》云："诸痛痒疮，皆属于心。"故治疗以大黄清胃泻热，下气开结，导热从大便而出；淡竹叶清心利尿。二药合用，共奏"釜底抽薪"。黄连泻心火清胃热，配合黄芩以清上炎之火，燥脾经湿热多配甘草，护胃解疮疡之毒；火热内盛，久必伤阴，故加麦冬养阴清热。热清则疮疡自愈。

附子泻心汤加减治疗口疮案1

刘某，男，21岁，2007年8月16日初诊。

自述：患口腔溃疡。伴有口流稀涎，曾多处诊治，迄今未愈。平素腹胀便溏，小便正常。查口腔左侧黏膜有一溃疡如黄豆大小，表面灰白，周围淡红。舌质红、边缘不整、苔白。

此证属脾虚湿盛，心火上炎。

处方：附子泻心汤加味。大黄6克（另包后下），黄连6克，黄芩9克，附子6克，党参10克，莱菔子15克，甘草6克，淡竹叶3克。5剂，水煎服。

5剂药尽，溃疡疼痛大减，便溏。舌、脉基本同前，上方大黄减半，加茯苓30克，生薏苡仁15克。服5剂，溃疡即愈，便溏亦止。照上方再进5剂，以资巩固。后随访，病愈至今未复发。

附子泻心汤加减治疗口疮案2

王某，男，56岁，2008年10月10日初诊。

患复发性口疮已数年，甚时疼痛，饮食不佳。服核黄素，外用冰硼散可暂解难忍之苦。药停如故。后改服中药亦未痊愈，遂邀诊治。查：下唇内侧有如绿豆大小溃疡各一个，颜色灰白，周围微红。伴有头晕耳鸣，夜间腹胀，大便干，小便时清时黄，四肢不温。舌质淡红、苔白润，脉沉。

此属真阴亏耗，虚火上炎，病延日久，阴损及阳。

治宜：苦寒清热，降少阴之虚火，佐温热，扶阳。

处方：附子泻心汤加味。大黄6克（另包后下），黄连6克，黄芩9克，附子9克，党参15

克，厚朴9克，白术6克，陈皮6克，炙甘草6克，淡竹叶3克。5剂，水煎服。

继上方5剂，溃疡即见好转，腹胀亦减。大便微溏，小便正常。上方减白术、陈皮、淡竹叶、增生地、麦冬、甘草各15克，以增强养阴清热之力。续进5剂，溃疡基本消失，腹亦不胀，四肢转温，头晕，耳鸣减轻，大便仍溏，舌苔白，脉微数。继减大黄、黄芩，加枸杞子15克，茯苓30克。每日1剂，连服二周以善其后。后随访，溃疡愈，追访至今未复发。

当归芍药散加减治疗外伤瘀血案

刘某，男，32岁，1996年8月18日初诊。

患者自述左胁下疼痛已数月，时发时止，用中西药物效果不佳。近来每因情绪激惹或操劳，均诱发剧烈疼痛，时嗳腐泛酸，兼梦遗滑精，精神颓废，病情逐渐加重。曾服滋阴涩精，舒肝理气，健脾和胃药无效。审其证情为季肋瘀血，曾骑车跌倒，当时无感觉，后遂发阵痛。压之蹙额呼痛，舌黯淡，左手脉滑紧。遂诊为季肋瘀血。

处方：当归芍药散加减。酒当归15克，酒川芎12克，白术12克，酒白芍12克，制乳香12克，砂仁6克，香附12克，三七3克（冲服）。5剂，水煎服。

二诊：患处疼痛，药尽而止，觉胃口微痛，左关脉尚有滞象。改服厚朴12克，沉香12克，延胡索5克，路路通3克，半夏6克，旋覆花6克，紫菀6克，茯苓10克，丁香3克，降香12克，香附12克，三七3克（冲服）。

上方共服6剂，痊愈至今未复发。

按 患者因为外伤瘀血久留所致。遂投活血理瘀之当归芍药散加减。5剂痛止。后以调胃和中稍佐理瘀以善后。

第二节 骨关节病

桂枝芍药知母汤治疗历节案（类风湿关节炎）

此方证所治之历节乃寒湿之邪流注经络所致。临床辨证中常兼见：四肢关节强直，肿胀疼痛，得热痛减，遇寒加重，天变阴冷后痛势更剧，若加黄芪、苍术、黄柏、薏苡仁其效更佳，现举临床治验。

刘某，男，38岁，于1974年10月18日诊治。

两手关节对称性肿胀，强直，疼痛已4年余。多处求治，均确诊为类风湿关节炎，久治无效，疼痛日渐加重，屈伸不利，不能工作，住我院治疗，初投燥湿祛风之剂无效，后改用清热化湿之品合并西药激素类药物，病情时轻时重。停用激素病情如故。历数前服之剂，处方几经变化，病情仍无转机，于10月18日查房。

症见：面色青黑，痛苦病容，舌质淡，苔白腻，四肢关节强直，肿胀疼痛，两手尤甚，得热痛减，遇寒加重，天阴疼痛更剧，脉沉细。

此为风寒湿之邪流注经络。

治宜：温阳散寒，祛风除湿，阅仲景《金匮要略·中风历节篇》中说“诸肢节疼痛，身体尪羸，脚肿如脱，头眩短气，温温欲吐，桂枝芍药知母汤主之”，试投此方，以观动静。

处方：桂枝、白芍、知母各18克，防风、苍术、黄柏、炮附子各15克，麻黄、甘草各9克，白术、生姜各12克，薏苡仁、黄芪各30克。

上方服4剂后，疼痛减轻，病有转机，守前方继服48剂，疼痛消失，关节屈伸自如，肿胀消除，临床治愈出院，5年来随访未复发。

按 风寒湿之邪侵袭，流注关节经络，气血运行不畅，故关节拘急疼痛。该方温阳散寒，祛风除湿。加苍术、黄柏、薏苡仁加强除湿之力，黄芪尤有妙用，既能助桂枝通阳化气，又能配附子温阳固表，寒重于湿，应加大桂枝附子用量，共奏温阳散寒、祛风除湿之功。

桂枝芍药知母汤治疗漏肩风案（肩关节周围炎）

此方证所治之漏肩风乃寒湿内侵，湿热郁蒸所致。临床辨证中常见：肩胛疼痛，向颈项部放射，麻木酸胀，活动呆滞，畏冷怕热，夜间尤甚，气候变化加重，舌质紫，苔黄腻，脉滑数，若加黄芪、黄柏其效更佳。现举临床治验。

吕某，男，53岁，于1977年8月10日入院治疗。

睡卧时右肩露出感受风寒，诱发右肩剧烈疼痛，扩散到颈部，经上级医院诊断为肩关节周围炎，服中西药及针灸治疗无效，住我院治疗。

症见：形体稍胖，精神疲惫，面色淡黄，右肩胛疼痛向颈项部放射、麻木酸胀，活动呆滞，肩臂不能上抬，畏冷怕热，夜间痛甚，气候变化加重，舌质紫，边有齿印，苔黄腻，脉滑数。

此寒湿所侵，湿热郁蒸。

治宜：驱风散寒，清化湿热。

处方：桂枝、白芍、炮附子、白术各15克，知母、防风各30克，麻黄、甘草各9克，黄芪45克，黄柏12克。

上方服5剂后，疼痛减轻，舌苔从黄腻转为薄白，但舌质紫，脉细而涩，治兼活血化瘀，上方加桃仁，红花、乳香、没药各9克，服12剂后，临床治愈。

按 此病由于营卫不固，腠理不密，寒湿之邪乘虚而入，流注经络关节，痹阻于血脉，气血流行失常，里热为外邪所郁，气血失于宣通所致。用此方麻桂防风发表行痹，芍药、知母、甘草和阴清热，术附温阳祛湿，使寒除而湿去，热清而炎消。寒则气收，使经脉缩倦。气血运行被阻，寒瘀并见，故于活血祛瘀以善其后。

桂枝芍药知母汤治疗痹证案（风湿性关节炎）

此方证所治之痹证乃寒湿之邪流注经络，郁久化热所致。临床辨证中常见：四肢关节发凉疼痛，关节重着，手足沉重，屈伸不利，得暖稍缓，气候变化其痛更甚，舌红苔黄腻，脉滑数，若加防己、黄芪、石膏其效更佳，现举临床治验。

滕某，男，47岁，于1980年5月2日诊治。野外工作，常卧湿地渐感四肢关节沉重，发凉疼痛，下肢尤甚，经某医院确诊为风湿性关节炎，用西药激素合并中药治疗近半年，病情时轻时重，渐至不能行走，就诊于我院。

症见：精神疲惫，面色青黑，舌质红，苔黄腻，自觉四肢关节发凉疼痛，关节重着，手足沉重，屈伸不利，得暖稍缓，气候变化其痛更甚，膝以下不能汗出，脉滑数，血沉：60mm/h。

此寒湿之邪流注经络，郁久化热。

治宜：祛风散寒，清热化。

处方：桂枝、白芍、白术、炮附子、防己各15克，知母、防风、石膏、黄芪各30克，麻黄6

克，甘草、生姜各10克。

服上方4剂后，关节疼痛减轻，能骑自行车来就诊，继服上方30剂，血沉：6mm/h。临床治愈。

按 寒湿之邪侵袭，流注经络而致气血运行不畅，郁久化热，该方加石膏以加强清热之力，加防己使湿从小便而出，视其凉痛，不得汗出，加重桂附用量，取其温经散发之功，黄芪一味，有气行血行之用，共奏热清湿除、邪去寒散之功。

黄芪桂枝五物汤历节（风湿性关节炎）案

此方证所治之历节（风湿性关节炎）乃感受寒湿，气血不足，血脉痹阻之故。临床辨证中常见：肢体发凉、麻木、疼痛、关节尤甚，遇寒受凉则症状加剧，舌质淡苔薄白，脉沉细数，若于方中加入麻黄、潞参、川牛膝、炮附片等，其效更佳，现举临床治验。

刘某，男，59岁，1981年12月2日诊治。

主诉：四肢关节疼痛一年。

患者身体素虚，但无大疾，一年前因外出淋雨后感寒发热，经服发汗解表药物症状缓解，但遗留下肢体关节疼痛，遇寒受凉后疼痛加重，双下肢发凉、麻木、沉困，经检查诊断为风湿性关节炎，服激素药可免一时之苦，服祛风胜湿之中药效亦不显，多方治疗无效，来我院求治。

症见：形体消瘦，面色青黄，肢体发凉，麻木、疼痛，关节尤甚，遇寒则疼痛加重，舌质淡苔白腻，脉沉细数，化验：血沉26mm/h，白细胞计数11.0×10^9/L，中性粒细胞0.74，淋巴细胞0.26。

证属素常气血不足，感受寒湿，脉络痹阻。

治宜：益气温阳，祛风除湿。

处方：黄芪45克，桂枝、防风、潞参、炮附片各15克，薏苡仁30克，麻黄、甘草、生姜各10克，大枣7枚。

服药2剂，关节疼痛减轻，继服上方24剂，肢体疼痛、麻木、发凉均消失，化验血沉：4mm/h，临床治愈。

第三节 皮 肤 病

当归四逆汤治疗瘾疹案

本方证所治之瘾疹乃血虚寒凝，肢体失养所致。临床辨证中常见：皮肤瘙痒，迁延日久，手足厥冷，遇冷瘙痒尤甚，面色㿠白，形体疲惫，舌苔薄白，脉细无力等。瘙痒甚者，加白癣皮、地肤子、防风等，其效更佳。现举临床治验。

徐某，男，48岁，1987年3月21日诊治。

主诉：全身瘙痒已两年，加重两个月。

两年前不明原因发作全身瘙痒，冬春发作尤甚，经诊断为瘾疹，多方治疗症状时轻时重，效果不显，经介绍求治于我院。

现症见：头面、颈项、四肢有散在白色斑块，搔之随之而起，自诉遇风后发病，始在手及皮肤裸露处，发冷、麻木、奇痒，渐累全身，瘙痒难忍。常感手足不温，怕冷，面色无华，舌淡苔白，脉沉细。

此属血虚寒凝，血运不畅，不能温养肢体，风寒之邪乘虚而入。

治宜：温经散寒，养血祛风止痒。

处方：当归、白芍、地肤子、白癣皮、防风、大枣各15克，桂枝、木通各10克，细辛、甘草各6克。

服药5剂，瘙痒减轻，继服6剂，皮疹消退，瘙痒消失，两手转温，余症均消失，临床治愈。

祛风除湿治疗瘾疹案

王某，女，24岁，1996年12月8日初诊。

主诉：发热恶寒，右小腿红肿灼热疼痛已数日。

症见：微寒身热，头痛，右小腿下1/3胫侧处，有一6cm×14cm大之红斑，色鲜红，高出表面，按之红色消失，灼热肿胀，剧烈疼痛。右腹股沟淋巴结肿大，体温38°C，皮肤灼热，小溲短赤。舌质红，脉数。

辨证：湿热内蕴，流注下焦。

治宜：清热解毒，祛风除湿为主。

处方：苦参30克，黄柏30克，白芷24克，地肤子30克，大黄30克，白矾30克，雄黄18克，蛇床子30克，花椒30克，甘草30克。水煎外敷，3日后患者症状自愈。

按　湿热侵袭，郁而发热，湿热毒邪流注下焦，用清热解毒利湿为主，用苦参、黄柏、大黄，清热凉血、燥湿解毒；白芷、地肤子、蛇床子、花椒，散风止痛；雄黄、白矾，杀虫解毒、祛风除湿；甘草解毒，调和诸药。本方湿热毒邪流注下焦，用清热解毒、利湿除邪外用卓效。

清热解毒祛风治疗瘾疹案

闻某，女，30岁，已婚，农民，1996年6月4日初诊。

主诉：全身瘙痒已十日。

病史：几日前因装修刷漆，全身瘙痒，先用西药抗过敏类药物治疗未愈，两日后瘙痒加剧，疼痛难忍，头面口唇尤重。烦热不安而来我院治疗。

检查：舌质紫，舌苔薄黄，脉象浮数，全身瘙痒，扪之碍手。

诊断：药物过敏。

治宜：清热解毒，祛风为主。

处方：金银花、蒲公英、大青叶各30克，紫草、紫花地丁各20克，白芷、升麻、甘草各10克，牛蒡子、连翘各20克，黄柏15克，水煎，每日一剂，患者两周后而愈。

按　本病属毒热炽盛结于皮下而发痒；热邪内扰则心烦。用清热解毒，使毒清肿消，数剂而病愈出院。

第四节　眼　疾

茯苓四逆汤治疗虚寒眼疾案

此方证所治之眼疾为阳虚不能温阳化气所致。临床辨证中常见：目昏，视物不清，内有白翳，其泪满眼，睁目则下流，剧烈疼痛，头晕目眩，四肢不温，舌白多津，脉沉弦，若加何首乌、白芍，其效更佳，现举临床治验。

姬某，女，45岁。

患者乳子年余，月经淋沥不断，经量过多，继发眼疾，目昏，视物不清，剧烈疼痛，特来诊治。

症见：眼目红肿，内有白翳，其泪满眼，睁目则下流，剧烈疼痛，头晕目眩，面色青黑，舌白多津，精神委靡，肢节困痛，腰痛如折，腹痛如绞，四肢欠温，脉沉弦。经血过多，淋漓不断，经血下注，血不充目而致病。脾统血而肝藏血，木气不达，脾虚失统，则经血陷流，阳虚不能温运四肢则厥逆。腰为肾之府，肾寒失温则腰痛，眼目红肿，内有白翳，睁眼即流水。

此为阳虚不能温阳化气。证属虚寒。

治宜：温肾阳，补脾胃疏肝木，止血补荣。

处方：茯苓30克，桂枝、炮附子、干姜、何首乌、白芍、甘草、党参各15克。

服药2剂，痛止，月经恢复正常，改服苓桂术甘汤加白芍、何首乌、丹皮4剂，翳消病愈。

疏肝解郁治疗疗眼疾病

袁某，男，59岁，1997年12月16日初诊。

患者几日前因情绪不好，自觉头晕，胸闷不舒，入夜眼球疼痛，难以入眠，昼则如常，持续数日，日趋严重。经某医院检查，确诊为“视神经痛”。内服维生素 B_1、维生素 B_6、索米痛、苯巴比妥等镇痛药。虽能缓解一时，但仍疼痛，小便黄，经人介绍来我院治疗。

检查：上下眼睑无红肿，舌质红、苔黄腻，脉弦数。

辨证：怒气伤肝，郁久化热，肝火上炎，脉络阻塞不通。

治宜：疏肝解郁，平肝潜阳。

处方：香附15克，夏枯草30克，生白芍15克，麦冬15克，生甘草6克。

服药6剂，症状好转，患者继服上方一周，病愈出院，至今未复发。

按 肝主疏泄，性喜条达，开窍于目。本案因情志不遂，郁怒伤肝，肝气郁结，郁久化热，致肝阴不足；肝阳上亢，络脉阻塞不通而发生眼球疼痛。用香附疏肝理气；夏枯草、白芍、麦冬、甘草，滋肝阴、泻肝火。

益气生津治疗眼疾案

房某，女，14岁，1993年11月6日初诊。

患者经常眼睑灼热，口唇红肿，渴喜凉饮，头痛目眩，两眼视力明显下降，查双眼无异常发现。舌质红、苔薄黄，脉数。

此系热邪内郁，气阴两伤。

治宜：清热解毒，益气生津。

处方：石膏20克，知母12克，红参3克（另煎），玄参16克，蔓荆子12克，连翘30克，滑石15克，草决明20克，水煎服。

二诊：服上方6剂，诸症减轻，精神好转，但口干渴，手足心热。以清热养阴。

处方：石膏20克，知母12克，玄参12克，地骨皮20克，鳖甲30克，青蒿30克，夏枯草30克，连翘30克，白芷10克，甘草4克，灯心为引，水煎服。

三诊：上方服6剂，诸症明显好转，视力恢复。继上方服一周，患者各方面恢复而病愈出院。

息风镇痉治疗眼疾案

赵某，男，29岁，工人，1998年7月21日初诊。

眼灼热难忍，时需冷水洗感到恢复。眼睑抽动，口干渴喜冷饮，头痛，时加重。检查两眼除胞睑时而抽动外，别无异常，视力正常。舌红、苔燥，脉弦数。

此属热盛风动，化燥津伤。

治宜：清热养阴，息风镇痉。

处方：石膏30克，知母15克，玄参20克，钩藤20克，水牛角30克，桑叶15克，连翘30克，枳壳12克，菊花20克，甘草6克，水煎服。

二诊：服药5剂，眼热感减轻。抽动已恢复，守上方继服，12剂病愈出院。

按　该病多与脾胃功能失调有关。脾胃有热，上犯清窍，治宜清热养阴为主。热盛而风动，故佐以息风镇痉而病愈。

第五章 以症状为主要病变的案例

临床上有些症状可以出现在许多疾病之中，这时就应该抓住主证，通过辨证，选择适宜的方剂，药证相符，对主要症状起主要治疗作用，就能取得满意的疗效。因为中医的特点就是辨证论治，同病异治，或异病同治。

葛根汤治疗项背强几几案

此方证之项背强几几乃筋脉失养，经气不舒所致。

临床辨证中常见：头痛项强，肩背痛，难以转侧或兼发热恶寒，恶风无汗，脉浮数或弦数等证。

唐祖宣常以本方治疗动脉硬化、腰椎病、中风等病所致的项背痛多能取效。动脉硬化酌加丹参、红花、川芎。腰椎病加当归、赤药。现举临床治验。

林某，男，60 岁，1981 年 4 月 3 日诊治。

半年前因脑血栓形成致右半侧偏瘫，经服化痰祛湿、活血化瘀、通络化瘀之品病情好转。3 日前，因气候变化，病情复发，二次中风，右半侧偏瘫，麻木不仁，口眼歪斜，继服上药无效，就诊于我院。

症见：右半侧偏瘫，口眼歪斜，舌质红苔薄白，口流涎沫，项背强直，难以转侧，面赤发热，无汗心烦，舌謇语浊，脉弦细数。血压 170/100mmHg。

此筋脉失养，邪气内郁，脉络不舒。

治宜：敛阴生津，舒筋通脉。

处方：葛根 30 克，桂枝、白芍，丹参各 15 克。麻黄、甘草、生姜各 10 克，红花 12 克，大枣 3 枚。

服药 1 剂，微汗出，项强头痛减轻，服 10 剂，能扶杖前来就诊，并自述病情。血压降为 150/90mmHg，上方加减继服 24 剂，能弃杖而行。

葛根汤治疗身痛案

此方证所治之身痛乃邪入脉络，营阴不足所致。

临床辨证中常见：周身疼痛，骨节尤甚，舌淡苔白，发热无汗，恶寒身倦，脉弦细或沉细等症。

唐祖宣常以该方治疗风湿性关节炎、类风湿关节炎、肩关节周围炎等病，酌加白术、炮附子，其效甚佳。现举临床治验。

张某，男，70 岁，1981 年 8 月 18 日诊治。

右脚外伤后半年不愈，紫黑肿胀，服药百剂无效，半月前又感周身疼痛，尤以右肩关节为甚，上级医院诊断为肩关节周围炎合并右脚外伤，服消炎抗风湿药物效亦不显。

症见：周身疼痛，右肩关节为甚，右臂不能活动，项颈强直，难以转侧，舌淡苔白，四肢麻木，恶寒发热，无汗身重，右侧伤口3cm×10cm，紫黑肿胀，不能行走，脉弦细。实验室检查：血红蛋白120g/L，血红细胞计数$5.20×10^{12}$/L，白细胞计数$14.0×10^{9}$/L，中性粒细胞0.76，淋巴细胞0.24，血小板计数$106×10^{9}$/L，血沉：36mm/h，血压：170/90mmHg。

此属脾胃阳虚，阴津不足，邪不外解。

治宜：温胃健脾，敛阴生津，解表祛邪。

处方：白芍、白术、炮附片，桂枝各15克，葛根30克，生姜12克，甘草10克，麻黄6克，大枣7枚。

服药4剂，伤口肿胀消失，紫黑渐退，肩关节疼痛减轻，继服4剂，伤口愈合，周身疼痛，四肢麻木减轻，又服4剂后，诸症基本消失，实验室检查，血沉降为16mm/h，余均正常，继服6剂而愈。

大柴胡汤治疗心胸烦闷案（高血压）

此方证所治之心胸烦闷（高血压）必为热邪入里，邪结胃肠，临床辨证中常见：头晕头痛，胸胁苦满，心中烦闷，不欲饮食，干呕汗出，大便秘结，小便短赤，舌质红苔薄黄，脉弦数，若方中加入菊花、草决明、川芎其效更佳。现举临床治验。

刘某，女，47岁，1980年9月21日诊治。

主诉：头晕头痛，心胸烦闷半月。

两年前头晕头重，经查血压为160/110mmHg，经常感心胸烦闷，每夜仅能安睡4～5小时，恶梦频做，半月前因生气后头晕、心胸烦闷加重，并头痛头重，胸胁苦满，求治于我院，诊为高血压，服温胆汤合柴胡舒肝散多剂，效果不显。

症见：形体肥胖，两目微闭，自诉心胸烦闷、头晕头痛头重，睁眼则头晕加重，胸胁苦满，大便已3日未行，两日已未进食，舌红苔薄黄，脉沉弦。血压180/110mmHg。

证属热邪人内，邪结胃肠，虽两日未食，但实热之症已现。

治宜：解热除烦，清腑通便。

处方：柴胡、黄芩、半夏、白芍各12克，枳实、厚朴各15克，生姜、大黄（后下）各10克。

服药一次，即泻下如胶之漆黑大便一次，心烦大减，上方加茯苓30克、菊花10克、草决明20克，减大黄为6克，服3剂后，血压降至140/100mmHg，上方加减共服24剂，血压降为130/90mmHg，头痛、头重消失，头晕已基本消失，夜能安睡，已无胸胁苦满、心烦欲呕之症，临床治愈。

瓜蒂散治疗酒湿停聚案

此方证所之酒湿停聚乃痰湿热郁于上脘所致。临床辨证中常见：胸胁苦满，烦躁欲死，呼吸有力，口出臭气，小便短赤，大便秘结，本方加白矾其效更佳，现举临床治验。

张某，男，38岁，于1975年8月14日诊治。

多服烈酒，烦渴不已，过食生冷，又卧于湿地，以致水湿结胸，两肋剧痛，烦闷欲死，医用寒凉泻下药物，下利数次，其病不减，由于四肢厥冷，诊为阳虚，更投温燥之剂，病反加重，就诊于我院。

症见：形体消瘦，精神不振，舌红苔黄，呼吸有力，口出臭气，以手扪胸，时发躁扰，不能言语，四肢厥冷，小便短赤，大便未解，脉滑有力，两寸独盛。

此痰湿热郁于上脘。

治宜：涌吐痰热。

处方：瓜蒂、赤小豆、白矾各9克，上三味研为细面，分3次服。

服后少倾，呕吐出痰涎和腐物两碗，当即言语能出，大便随之下泄，身微汗出，四肢转温，中病即止，停服上药，继以饮食调养而愈。

按 多饮贪食，饮冷受湿，酒食蕴聚上脘，其病在上，用寒凉攻下，伐伤其正，又投温燥之剂，则痰热凝聚，延为痼疾。

由于痰热壅郁上脘，气机不舒，则四肢厥逆，乍看似阳衰不足之证，但舌红苔黄，口出臭气，脉滑有力，两寸独盛，则为实热无疑。以手扪胸，则其病在上可知矣。大凡宿食在上脘者可吐不可下，中脘则可吐可下，下焦则可下不可吐，其交热宿食蕴结于上，“其高者因而越之”，故用瓜蒂味苦性寒，功能涌吐在上之宿食痰热，赤小豆味酸，二味配伍，正符酸苦涌泄之意；加白矾味酸性寒，取其燥湿祛痰之功，复有助吐之力。三味配伍，共成涌吐峻剂，治投病机，效如桴鼓。唐于临证时若为宿食郁上之证，嘱其每服3克，先吐后泻，每取卓效，恐吐后伤阴，嘱其吐泻后稀粥少许以善其后。张从正说“善用药者，使病者而进五谷者，真得补之道也”。故勿用补药，以免犯实实之弊。

瓜蒂散治疗忧怒失语案

此方证之忧怒失语乃气郁痰阻，蒙蔽清窍所致。临床辨证中常见：精神郁闷不能言语，烦躁难忍，舌苔白腻，脉滑数，该方加郁金、豆豉等其效更佳。现举临床治验。

张某，女，43岁，于1976年9月25日诊治。

家庭不和，忧怒悲伤，觉心中烦乱难忍，情志郁而不伸，突发失语，经服镇静药物和中药化湿开窍药物无效，邀唐祖宣诊治。

症见：形体肥胖，精神郁闷，不能言语，易悲易哭，舌白厚腻，懊恼不眠，以手扪胸，烦躁难忍，手指咽喉，梗塞难息，欲吐不出，脉搏滑数。

此气郁痰阻，蒙蔽清窍。

治宜：涌吐痰湿为急务。

处方：瓜蒂、赤小豆、豆豉、郁金各9克，水煎服。

上方服后先吐痰涎碗余，后泻3次，诸症减轻，但仍不能语，由于催吐重剂，服之难忍，患者拒再服，后经多方劝解，又进上方1剂，仍先吐后泻，开始言语，诸症好转，后以饮食调节而愈。

按 怒伤肝，忧伤脾，肝郁不舒，不能疏泄，经脉之气阻滞，脾失健运，痰湿乃生，肝气携痰，蒙蔽清窍则不能言语，结于咽部则如异物梗塞，结于上脘则烦躁懊恼，欲吐不出，总由痰湿作祟，虽服化湿开窍药物而无效的原因也就在于杯水车薪，药不胜病，不用重剂，难起大疴，思仲景《伤寒论·166条》“病如桂枝证，头不痛，项不强，寸脉微浮，胸中痞鞕，气上冲咽喉不得息者，此为胸有寒也，当吐之，宜瓜蒂散”的教导，投之而收捷效。我们于临床对于情志不舒之失语，兼有痰湿壅郁胸上者，投此方治之，屡收速效。

瓜蒂散治疗抽搐失语案

此方证之抽搐失语乃痰湿蒙蔽清窍所致，临床辨证中常见：心胸憋闷，烦躁不安，抽搐频作，痰涎壅盛，不能言语，舌淡苔白腻，脉滑数。现举临床治验。

祁某，男，43 岁，于 1976 年 11 月 9 日诊治。

患脑囊虫病 6 年，抽搐频作，痰涎益盛，多方诊治，时轻时重，于 7 日下午突发头目弦晕，天地转动，不能站立，以手扪胸，不能言语，中西药治疗无效，邀唐祖宣诊治。

症见：形体稍胖，精神尚可，不能言语，以写字陈述其苦，心胸憋闷，烦躁不安，头痛掣目，不能入眠，舌体胖淡，白苔满布，满口湿痰，咳唾涎沫，四肢举动如常，脉象滑数，两寸独盛。

此痰湿蒙蔽清窍。

治宜：豁痰开窍。

处方：瓜蒂、赤小豆各 9 克，水煎服。

二诊：11 月 11 日，上方服后，苦涩异常，先吐后泻，吐稠痰两碗，下利 3 次，诸症减轻，但仍不能语，上方加石菖蒲、郁金各 9 克。

三诊：11 月 15 日，昨日将药服下，先吐泻，于晚 12 点能言语，即予温胆汤加味调治。抽搐从 1977～1979 年没有发作。

按　久有抽搐之疾，似属风痫之证，《内经·至真要大论》说“诸风掉眩，皆属于肝”，由于木郁不舒，加之痰湿蒙蔽清窍，则不能言语，其症见心胸憋闷，烦躁不安，脉象滑数，两寸独盛，痰湿郁结上脘，张子和在《汗下吐三法该尽治病诠》篇中说“风痰宿食，在膈或上脘，可涌而出之”故取“木郁达之”之义，用吐法峻剂瓜蒂散吐之，使痰有去路，木郁得解，邪去正安。

瓜蒂散治疗厥逆失语案

此方证治之厥逆失语乃痰浊壅塞上脘所致，临床辨证中常见：胸闷烦躁，欲吐不能，不能言语，舌淡苔白腻，脉滑有力，若加白矾，其效更佳。现举临床治验。

周某，女，41 岁，于 1972 年 4 月 25 日诊治。

患雷诺病 3 年，每遇寒冷四肢紫绀，苍白潮红发作，多方诊治无效，后介绍于我院住院治疗，住院期间先后服用温阳和活血化瘀药物，其肢端痉挛好转，供血改善。由于惊恐而失语，四肢紫绀加重，厥冷如冰，时呈尸体色，经会诊先后用低分子右旋糖酐、镇静药物及中药宁心安神祛痰开窍之剂无效。已饮食不进，卧床不起，病情逐渐加重，院领导亲自参加查房会议。

症见：面色苍白，精神呆滞，舌白厚腻，不能言语，以笔代言，胸闷烦躁，欲吐不能，四肢苍白，厥冷如冰，四肢举动，尤如常人，脉滑有力，两寸独大。

此证呈阳虚，但痰浊壅塞上脘。急则治其标。

治宜：涌吐痰浊。

处方：瓜蒂、赤小豆、白矾各 9 克，水煎服。

服后先吐浊痰碗余，继则泻下臭秽溏便，当即呼出“真厉害啊”，自此语言能出，肢冷好转，而雷诺现象亦减轻。

按　四肢变色，厥冷如冰，状属阳微寒盛之证，但惊恐之后，脏腑功能失调，脾湿郁遏，木郁不达，痰浊内生，阴塞于上，清窍蒙蔽则语言难出，清不能升，浊不能降，阳郁不达则肢冷体色苍白等症相继出现，但胸闷烦躁，两寸独盛，诚属痰浊壅塞上脘，张从正在《汗下吐三法该尽治病诠》中说“夫病之一物，非人身素有之也，或自外而人或由内而生，皆邪气也，邪气加诸身，速攻之可也，揽而留之何也”，故以瓜蒂散加味用之，获卓效果。

下篇　经方的应用体会

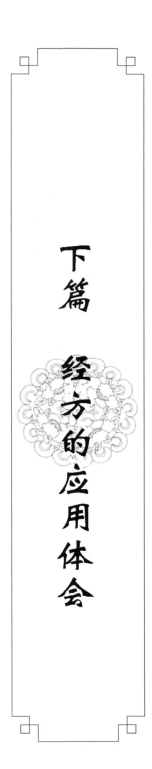

第六章　方药运用体会

第一节　真武汤(《伤寒论》)

真武汤由茯苓、芍药、白术、生姜、附子 5 味药物组成。功能温阳利水，是治疗肾阳衰微，水气内停的方剂。

真武汤用于太阳和少阴两篇。太阳病所用是由于太阳病误汗，转入少阴。为救误而设。少阴病是治疗肾阳衰微，水气不化而用。阳衰而不用四逆，由于内中夹水，水盛而重用温阳，本于肾中阳衰。

由于肾阳虚不能温化水湿，脾阳虚不能运化水湿，肝虚不能疏泄水湿，是形成水湿的关键所在。故方用大辛大热之附子归经入肾，温肾阳化气行水，茯苓、白术健脾渗湿，白芍入肝，辅肝之体而助肝之用，使肝脏发挥起疏泄水湿之功。生姜味辛性温，既可协附子温阳化气又能助苓术和中降逆。共组成温肾健脾补肝，温阳利水之剂。

药理作用：主要有提高心肌收缩力，改善缺血心肌的血氧供应，增加尿量，降低肌酐、尿素氮等作用。

体会　仲景真武汤为壮元阳以消阴翳，逐留垢以清水源而设，实能镇伏肾水，挽回阳气。临床运用，不仅限于内科，亦可广泛运用于各科。主要着重于肾阳衰微和水气为患，如症见面色青黄或黧黑，舌质淡，苔白或无苔但多津，腰膝凉痛，四肢欠温，小便清长或不利，或大便溏薄，恶寒发热，但寒多热少，以及阴寒水肿，脉沉弦或浮大而虚等一派阴寒水盛之症，详细辨证，随证加减，可收异病同治之效。

仲景对真武汤的运用既原则，又灵活，为后世的方剂运用树立了典范，临床运用时不受病种的限制，只要有真武汤的适应证，就应以证为主大胆运用，如中医的疔毒和西医的炎性病变，往往施以疔用清热、炎用寒凉的治疗法则。今从其不同的病种、不同的表现辨证均属肾寒水泛，以真武汤治疗，收到较好的疗效。

再者必须掌握真武汤的功能去针对性地辨病治疗，例如，脉管炎属现代医学血管炎性病变最后导致血栓形成，这时就运用真武汤具有强心通脉、促进循环的功能针对治疗，服药后由于循环的好转，促进炎症的吸收，临床所表现的缺血症状改善，所以真武汤的临床运用也要辨证有机地结合，才能扩大运用范围。

第二节　抵当汤(《伤寒论》)

抵当汤由水蛭、虻虫、桃仁、大黄 4 味药物组成，方中水蛭直入血络，其作用与虻虫相似，逐恶血，行瘀攻结，通瘀破积，故两味常并施；桃仁亦破血行瘀，兼润燥滑肠，有祛瘀生新之功；大黄荡涤热邪，推陈致新，导瘀下行。四味共组成行血逐瘀之峻剂。仲景于《伤寒论》“太阳”、

“阳明”两篇和《金匮要略·妇人杂病》篇都用此方，以证运用范围之广，据仲景所论，如其病机属瘀血内结，病深而重，全无下通之机，则不用重剂难起沉疴。四味相合，实有斩关夺隘之功，虽奇毒重疾，多能获效。对于病情较轻、不可不攻而又不可峻攻、其证势深而缓者，仲景灵活地减轻分量，改汤为丸而为缓攻之剂。由于其药物峻猛，医家慎用。

药理作用：主要具有改善微循环和降血脂作用。

体会 抵当汤之证治，仲景论述颇详，后世医家更有发扬。其症脉繁多，临床应用时既要合看，又要分辨。只要详细辨证，紧扣病机，可不受中西医各病种所限，投之能收异病同治之效。若一症突出时，应辨其病位之深浅，病情之轻重，用药亦应灵活变通，以奏其效。若病重势急，则用大剂抵当之。若病轻热缓，可改汤为丸，以图缓攻。若瘀血在上，加桂枝、大黄酒制，促其上行；在下，重用水蛭以破下焦污积之血，同时酌增桃仁以滑利污淖，加川牛膝以引药下行。热重瘀甚，增大黄之量；兼湿热者加黄柏；脉沉结兼有寒热错杂之证加附子以通阳破结，又有泻下止痛之功。总之须观其脉症，辨其瘀积，随证治之。

周先生生前在论述本方剂的运用时说：“抵当汤药物性味峻猛，医家用时多望而生畏，而仲景于方中处水蛭30枚，其大者过钱，小者亦有数分，其用量在1至2两之间，并嘱大剂频服，在用量和煎服法上给我们树立了楷模。”基于此说，他在数十年的临床中，水蛭用量常在10～30克，运用之多，不可胜数，唐祖宣继承老师的经验，也经常用至30克，如1973年，诊治由于脑血栓形成而致肢体瘫痪、久治无效的段姓患者，在益气化瘀的方剂中重用水蛭24克，收到较好的疗效。近治一王姓患者，系深静脉血栓形成，属瘀血重症，用水蛭30克后收到满意的效果，未见有不良反应和中毒之弊。方中虻虫属虫类走窜之品，常用量3～6克，即使用至15克，一般亦无不良反应。从临床观察到：水蛭、虻虫若研细冲服，虽量减三分之二，但有同样效果，方中大黄后下，其泻下之力更著。

唐祖宣常用该方堕胎，多效，所以孕妇禁服。对于气血虚甚之证亦当慎用。

第三节　葛根芩连汤(《伤寒论》)

葛根黄芩黄连汤由葛根、黄芩、黄连、甘草4味药物组成。方中葛根轻清升发、解肌止利，黄芩黄连苦寒，以泻里热，甘草甘缓和中，协和诸药，共同组成解表清里之剂。

药理作用：该方具有抗菌退热、抗病毒、增强机体免疫力、提高机体耐缺氧能力、解痉、抑制胃肠蠕动、减慢心率、抗心律失常等作用。

体会 仲景在《伤寒论》中说：“太阳病，桂枝证，医反下之，利遂不止，脉促者，表未解也，喘而汗出者，葛根黄芩黄连汤主之。”此方是为治疗误下邪陷阳明，协热下利而设。具有疏散表邪和清解里热的作用，主治外感表邪，兼有里热壅郁之症，在里之热邪只需清解而又不宜攻下的情况下，运用此方比较恰当。临床辨证中需掌握具有下述症状，发热而不恶寒，下利多而灼肛或后重，有时兼带脓血便，舌质红绛、苔黄腻或无苔少津，胸脘多烦热，口渴或喘而汗出，脉促或细数、滑数。若有兼温邪呕重而喘者，酌加竹茹、半夏以降逆止呕；腹胀满者加山楂、麦芽以健脾消积；内有实邪，大便不畅者，加大黄、白芍以通腑气；喘、呕、利后阴虚内热者，酌加麦冬以养阴清热；对于脉促之患者，热稍除后，合用生脉散较为稳妥。对于葛根之先煎，也要恰当掌握，煎的时间过长，其解表作用会降低，但清热的作用不减。

第四节 大青龙汤(《伤寒论》)

大青龙汤由麻黄、桂枝、炙甘草、杏仁、生姜、大枣、石膏7味药物组成。方用麻黄汤增麻黄峻发表邪；石膏清热除烦；姜枣和中气而调和营卫。共奏发汗解表、清热除烦之功。

临床辨证中常兼见：恶寒发热，无汗烦躁，头晕疼痛，肢体酸困，渴喜饮水，舌正苔黄，脉浮紧等症。

唐祖宣常以该方加减治疗眩晕头痛、外兼风寒表证者，多能获效，但麻黄需用6~15克，增大石膏用量为45~60克为宜，既可解表，又能清里，表解热退，其病自愈。用于风湿性关节炎和类风湿关节炎，多获满意效果。临床辨证不为身痛脉浮紧所限，对于湿重者重用麻黄10~24克；若内兼寒湿者，酌加白术、附子；热重者重用石膏30~90克为宜。

药理作用：主要具有解热，对溶血性链球菌、金黄色葡萄球菌、肺炎链球菌等多种细菌有抑制作用，提高巨噬细胞吞噬功能等作用。

体会 大青龙汤为一发汗峻剂，实有解外清内之功。历代医家握此方意，立审证要点为：无汗烦躁，身痛脉浮紧，为不使该方运用范围受限，周先生生前曾多次言教：仲景立“伤寒脉浮缓，身不痛，但重，乍有轻时，无少阴证者，大青龙汤发之之论，乃补述此方剂的应用范围，尤其‘无少阴证’四字，实为本方辨证的一把要尺”。文中仲景论述虽简，以药测证，证治亦远不限于此，临床辨其无汗恶寒，发热烦躁，头身疼痛，咳嗽喘促，心胸懑闷，舌苔薄白或薄黄，脉浮紧、浮缓、浮数等证均可以此方施治。掌握禁忌，知常达变，势所必需。对于年迈体虚，久病失治，或有少阴证者，虽有无汗烦躁之症，亦当慎用。临证必须紧扣病机，不受中西医病名所限，投之能使血压下降，血沉降低，炎症消退和有抗过敏的功能。

掌握药物的加减，乃是提高疗效的关键。唐祖宣常在临床中对恶寒咳嗽加贝母、半夏；胸闷不食加枳实、瓜蒌、陈皮；身痛项强加葛根；若身疼痛、脉浮缓兼寒者加附子、白术。余则观其脉症，随证治之。

细审仲景在煎服法上亦有巧妙之处，论中说：“以水九升，去滓服一升……一服汗者，停后服。”方中麻黄为发汗峻品，用之得当，汗出表解，用之失宜，能致大汗亡阳。本应后下，而仲景嘱其先煎，意在减其烈性，并嘱其得汗即止，更无过汗亡阳之忧。临床中只要辨证确切，大量用到30克，亦无过汗之忧。石膏质坚性沉，非久煎难取其效，但仲景未言先煎，乃只取其性，无求其力。如属风寒外袭、无汗恶寒烦躁证，则宜二药先煎频服，使表解，烦躁除，其病自愈。唐祖宣曾治一患者，大青龙汤证悉俱，以该方治之，烦热减而仍汗出不畅，复以此法煎服，汗出而表解烦除，诸症痊愈。服药后饮稀粥一碗，既助药力，又有谷气守中助正，以防过汗之逆。

第五节 甘草干姜汤(《伤寒论》)

甘草干姜汤药虽两味，仲景辨治厥逆、咽中干、烦躁吐逆之症，又于《金匮要略》疗肺痿之疾。方取甘草、干姜辛甘合用，能复中焦胃脘之阳，又温肺中寒冷之疾。

药理作用：具有化痰、抗炎和止咳的作用，对常见上呼吸道感染致病菌如金黄色葡萄球菌、肺炎链球菌等具有较好的抑制作用，促进呼吸道炎性分泌物的吸收排除，消除病因病理产物。

体会 《伤寒论》中此方为阳虚阴盛、阴阳格拒而设，《金匮要略》则为治肺痿而用，仲景既辨病又辨证，症状虽异，病机则同，辨证属阳虚阴盛、津不上承之四肢厥冷、烦躁吐逆、肺痿烦躁、遗尿之症，均可以此方加减施治。

干姜味辛性燥，温中燥湿，去寒助阳之佳品，凡脾胃虚寒、中气下陷可医，肺虚咳嗽、胃寒呕血可治，温中须生，止血须炮，仲景方中干姜每用1～2两，亦用至4两，虽燥烈而属无毒之品，有干姜之燥，方能祛湿健脾，中阳得补也。对阳虚阴盛者，每用15克，亦可用至30克，未见任何不适。

掌握药物的加减，仍是提高疗效的关键，临床中肺虚咳嗽加五味子，吐血呕血加青柏叶、半夏，大便下血加灶心土，肺痿重用甘草，脾虚重用干姜。但尚须掌握：脉数、舌红绛、苔黄燥、发热等热证，在禁忌之列。

甘草味辛性平，我们临床中大量运用，个别患者见到服后面目虚浮、尿少者，停药即消。

第六节 桃花汤(《金匮要略》)

桃花汤由赤石脂、干姜、粳米3味药物组成，方中赤石脂涩肠止血，干姜温中逐寒，粳米益气健脾，赤石脂配干姜温中止血，粳米干姜相伍益气温阳，粳米赤石脂同用补脾涩肠，共组成温中固涩、补脾回阳之剂，凡辨证属脾肾虚寒、下元失固之证均可以此方加减施治，现将临床辨证运用本方的体会，简述于后。

药理作用：主要有抑菌，收敛、止血，镇痛、镇静、镇吐等作用。

体会 桃花汤仲景于少阴篇为治疗虚寒滑脱下利而设，《金匮要略》用之治疗便脓血之证，以证此方运用范围之广，仲景论述虽简，但从药物的协同分析，治证尤为广泛，能疗中焦脾胃虚衰之吐血，更医下焦不固之便脓血，亦能温中止痛。但中焦虚寒、下元失固、泻利不止、滑脱不禁是此方的辨证要点。

唐祖宣在临床中不受中西医各种病名之限，对西医诊断的细菌性痢疾辨其下元失固者多合白头翁汤，痔疮下血者加地榆、槐角；五更泄泻加白术、茯苓；脱肛者加黄芪、升麻；中焦虚寒吐血者重用干姜，下焦失固下利不止重用赤石脂。

掌握药物的煎服法，是提高疗效的重要环节，仲景在论中云：“以水七升，煮米熟去滓，温服七合，纳赤石脂末方寸匕，日三服……”我们于临床中若大便滑利不止者，以上法服之，若吐血及腹痛者，三药同煎，三煎兑于一起，混匀服用。湿热下痢、热伤胃络、热伤肺络之吐血则在该方禁忌之列。

第七节 四逆加人参汤(《伤寒论》)

四逆加人参汤由附子、炙甘草、干姜、人参4味药物组成。方中以四逆汤温经回阳，人参生津益血，共奏回阳复阴之功。

仲景组方颇多巧妙之处，姜附同用，回阳补火；甘草干姜相伍，温中逐寒；妙在人参益气生津，可救津气之暴脱，又制姜附之燥烈，能使“阳得阴助而生化无穷，阴得阳升而源泉不竭”。若单用人参，虽益气生津，无姜附之助则难复其阳；参附共投虽能回阳救脱，缺姜草则无生津益气之功。仲景论述虽简，以药测证，实际包括了四逆汤、干姜附子汤、甘草干姜汤、参附汤等方剂的功能。实践体会：对于阳虚寒盛、津血暴脱所致的四肢厥逆、汗出津脱、吐利脉微、恶寒虚脱等急危重症，投之能收立竿见影之效。

药理作用：四逆加人参汤可明显延长失血性休克生存时间，使心率、血压明显恢复；同时可降低左心室舒张期末压力（LVEDP）及外周血管阻力，增加心输血量，具有扩张血管作用，表现出较好的抗休克作用，可明显改善血液黏度，使全血比黏度高、中、低切值及血浆比黏度降低，血沉下降，减少血细胞聚集程度，从而促进血液循环状态的恢复。可改善机体微循环，抑制血小板聚集，改善血流物质状态及强心作用 。

体会　四逆加人参汤仲景于霍乱篇中运用乃为抢救阳亡之证而设，论述虽简，从其药物的协同分析，治症尤为广泛。药味虽少，实为回阳复阴之峻剂，临床中救治现代医学诊断的急性心力衰竭、心源性休克、吐利失水之危证多能获效，尤对外周血管疾病，可使肢体缺血体征改变，温度增高，疼痛缓解或消失，脉搏恢复。

辨证是正确运用此方的关键，辨证正确，治投病机，不受中西医病名之限，投之可收异病同治之效。此方为温热峻剂，功专力猛，加之方中大量运用附子，故多望而生畏，较少运用。唐祖宣对于纠正心源性休克患者附子干姜常用 9 ~ 15 克为宜，若对外周血管疾病，用 15 ~ 30 克，大剂复方，取其回阳救逆益气通脉之功。

要得提高疗效，尚须注意药物的加减，呕甚少加黄连，酌加半夏；渴甚加天花粉；喘甚加五味子，对于外周血管疾病引起的四肢厥逆、脉搏消失之症酌加当归、黄芪、红花、桂枝等益气活血通络之品。

煎服法是提高疗效的关键，我们常嘱其先煎附子以去其毒，再纳诸药，三煎兑于一起，大剂频服，疗效更佳。

第八节　麻黄细辛附子汤(《伤寒论》)

麻黄细辛附子汤由麻黄，细辛，附子 3 味药物组成。方中附子温经助阳，麻黄发汗解表，细辛温经散寒，可内散少阴之寒，外解太阳之表，成为表里双解之法。仲景组方颇多巧妙之处，附子配麻黄，助阳解表，使邪去而不伤正；细辛伍附子，温通经络，增强气化，通达上下，温利冷湿；麻黄细辛合用，温散太阳经腑，使经气通利，邪自表解，水道通调，寒湿自去，细辛麻黄虽为发汗解表通调水道之峻品，今改附子为君，则无忧过汗亡阳、尿多伤阴之弊。三味配伍，可温可散，可表可里，可通可利，可升可降，以药测症，对于阳虚寒盛、水不化气、表寒湿阻等症，投之多能取效。

药理作用：麻黄细辛附子汤具有抗炎、镇痛及免疫调节作用在治疗支气管哮喘、过敏性鼻炎、坐骨神经痛、顽固性头痛、病窦综合征、风湿性关节炎、暴盲、暴哑、喉痹、皮肤瘙痒等属阳虚感寒者均具备较好的疗效。

体会　麻黄细辛附子汤为温阳发表之峻剂，由于仲景论述简要，加之药物峻猛，运用若只从两感入手，就局限了运用范围，细审仲景冠“少阴病”三字有着深远的意义，临床中必从方证病机和药物的协同分析予以推敲，才能扩大此方的运用范围。

从脏腑关系看，少阴统括心肾，兼水火二气，水能克火，故易从寒化，若肾阳素虚，盛受外邪，则表现出本虚标实之证。故辨证为肾阳不足、寒邪外袭之证皆可以此方加减施治。仲景虽指出“脉沉”、“发热”之症，仅是此方治症之一。在临床中，往往出现有脉沉，无发热，或有发热，无脉沉者。或脉迟，或浮大无力等，甚至无此二症者，只要辨其为本虚标实之证，不受中西医各种病名所限，投之可收异病同治之效。

不同药物的配伍及煎服法，则可起到不同的作用，三药均为峻烈之品，有“有汗不得用麻黄”之说、“细辛不过钱”之论，细审仲景之论，“汗出而喘，无大热者”用“麻杏石甘汤”治疗，实乃有汗用麻黄之例。此说不能作凭要以临证病机为主。考仲景细辛用量，常用二三两之间，计算合现在12～15克，我们在临床中观察，少用有温经散寒之功，多则有下通肾气、内化寒饮之效。入煎剂内从没出现过中毒的表现。虽大剂用麻黄，仅为微汗出，对于四肢病变，则有通其经、温四肢、直达病所之功。

临床中常用此方治疗头痛、身痛、四肢关节疼痛等症，对于现代医学诊断的肢端动脉痉挛症和血栓形成引起的疼痛，风湿性关节炎等有较好的疗效。临床体会，治痛其药量要大，附子用15～30克，麻黄细辛9～15克为宜，对于牙痛兼有热者加石膏；风湿性疼痛加白术、防风、大剂黄芪；对于血管性疼痛加川芎、当归、红花；病在上肢加桂枝，下肢加川牛膝。治疗血栓闭塞性脉管炎、无脉症等外周血管疾病和病态窦房结综合征等病变所致的迟脉、结脉、代脉多能取效，麻黄须用9～15克，附子15～30克，并酌加黄芪、甘草、桂枝其效更著。

第九节　桂枝芍药知母汤(《金匮要略》)

桂枝芍药知母汤由桂枝、芍药、知母、防风、麻黄、附子、白术、甘草、生姜9味药物组成。方中桂枝、麻黄、防风散湿于表，芍药、知母、甘草除热于中；白术附子驱湿于下，生姜降逆止呕，共组成通阳行痹、祛风逐湿和营止痛之剂。

药理作用：该方具有解热、抗菌抗病毒、抗炎抗过敏、祛痰止咳、扩张血管作用，用于风湿性关节炎及类风湿关节炎、各种关节炎滑囊积液、气管炎肺气肿、慢性肺部感染、胸膜炎、心包积液、心性及肾性水肿等疾病。

体会　桂枝芍药知母汤有温阳散寒、祛风除湿、清利湿热之作用，根据仲景之训，窥窃前贤经验，临床中尚需掌握：面黄少华或色微黄及青黑，苔白腻或黄腻，脉浮数，浮滑或弦滑，四肢畏冷怕热，或沉重转侧不利，或灼热肿胀，或在气候变化时症状加重。临床上只要辨其为风寒湿杂至为病的病机，投之可收异病同治之效。若湿寒重者，可重用麻黄桂枝附子以温阳发散，若热重于寒者，重用芍药知母，加石膏黄柏等以清热利湿，若湿邪盛者，可加薏苡仁、苍术以化湿邪，正虚者加黄芪益气固正。

方中麻黄为发汗峻品，过剂则有汗多亡阳亡阴之患，此方用此药，实能发汗解表，去营中之寒邪、卫中之风热，使内湿可散，外邪可除，临床运用量少则不能起发散风寒湿邪之作用，我们临床运用过30克，仅濈然汗出，而其痹痛之症多能应手取效，况方中有白术、芍药、附子等药物配伍，临床实践体会，大剂麻黄配大量白术则不致大汗出，白术有止汗之功。附子有大毒，功能温经散寒，痹痛之证用之屡收卓效，临床运用少则15克，多则60克，但以宽水先煎以去其毒，无忧中毒之弊矣。

第十节　芍药甘草附子汤(《伤寒论》)

芍药甘草附子汤，药仅3味，方中芍药附子相伍回阳敛液，甘草附子同用益气温经，芍药甘草共投酸甘化阴，共组成扶阳益阴之剂，现将临床运用的体会简介于下。

药理作用：具有对胃酸分泌具有双向调节作用，抑制胃排空、抑制肠管收缩、缓解肠管痉挛、解痉镇痛、降低血中睾酮浓度、改善排卵状态、抗炎、保护肠胃黏膜组胺水平、抗肿瘤等作用。

体会　芍药甘草附子汤证仲景在论中云“发汗病不解，反恶寒者，虚故也，芍药甘草附子汤主之”。可知“反”字是辨证的枢要，“虚”是此方的主要病机。论中虽只提“反恶寒”一症，但从药物的协同分析，治证尤为广泛，药虽三味，方小药峻，能回阳敛液、酸甘化阴、益气温经，临床宜浓煎频服，收效可速。

掌握药物的煎服法，亦是取得疗效的关键，方中附子为温阳峻品，辛热有毒，应先煎半小时以祛其毒，三煎兑于一起，浓煎频服，则无中毒之忧。

阴虚火旺，发热恶寒，阳盛之证则在本方禁忌之列。

第十一节　麻子仁丸(《伤寒论》)

麻子仁丸由麻子仁、杏仁、芍药、厚朴、枳实、大黄、蜂蜜7味药物组成。方中厚朴、枳实、大黄泄满坠实、通便破结，芍药、蜂蜜润燥止痛、养血柔肝，妙在麻仁、杏仁相伍，能润大肠之燥，可降肺气之逆，共奏润燥通便、生津养血之功，实为泻而不峻、润而不腻之剂。

药理作用：麻仁丸具有通便及促进肠道运动的作用可以增强平滑肌的收缩力，刺激肠壁蠕动，有利排便，还可以润滑肠壁、增加肠腔容积、阻止大便中的水分被直肠过多地吸收，有利于软化大便，进而起到减少痔疮患者排便的痛苦，促进排便的作用。

体会　麻仁丸之证治，仲景论中仅为治脾约而设，实际功能远不限于此。实践体会，凡邪在肠胃、津液不足引起的烦躁、失眠，由大便干燥、浊气不降所致的高血压、咳喘、小便频数之消渴、便秘等症，皆可以此方加减施治，辨证要点为肠燥、便秘。抓其要领，不受中西医各种病名之限，投之能收异病同治之效。

临床中，我们常改丸为汤，其效更捷。掌握药物的煎服法，是提高疗效的关键，麻仁、杏仁质润多脂，不易久煎，大黄以后下为宜，蜂蜜煎好后，兑于药物内混匀频服，才能收到预期的效果。

第十二节　竹叶石膏汤(《伤寒论》)

竹叶石膏汤，由竹叶、石膏、半夏、麦冬、人参、甘草、粳米7味药物组成，功能清热和胃、益气生津。

仲景论述该方的适应证为：虚羸少气，气逆欲吐。此乃温热病后期，余热未清，肺胃津液俱伤，元气未复，故呈虚弱消瘦之体、少气不足以息之象。

方中竹叶，石膏清热除烦，人参、麦冬、粳米、甘草益气生津，半夏和胃降逆止呕。妙在石膏配半夏，清热而不凉、降逆而不燥。竹叶轻清解上，既可清热除烦，又能安神止痉。对温热病后期虚烦不眠、热伤气阴之发热烦渴、体虚受暑所致霍乱吐泻，只要辨证确切，用之得当，多能取效。

药理作用：该方对葡萄糖及水盐代谢具有影响作用，有解热抗炎抗氧化作用，对心脑循环及血液流变学和免疫功能都具有影响作用。

体会　竹叶石膏汤证仲景论述虽简，但含义深远，后世医家据理更有发挥。以药测症，证治远不限于此。临床只要紧扣病机，不受中西医病名所限，投之能收异病同治之效。临床只要辨其胃热津伤、口干喜饮、舌红无苔或舌黄腻、脉虚数或细数之症，皆可以本方施治。

注意药物的加减，是提高疗效的关键，病情有轻重缓急之别，体质有偏盛偏衰之异，处方用药应根据症状灵活加减。临床中对虚弱消瘦、胃阴不足者，酌加滋阴益气之品，如沙参、玉竹之类，增人参、麦冬之量；肺胃俱热、津液不足者加桔梗、百合、贝母；烦渴者加天花粉、芦根；发热口苦、大便干结，加天冬、玄参；干呕噫气加枳实、竹茹、厚朴、陈皮；酌增半夏之量。

要得提高疗效，尚须注意该方的煎服法，方中石膏乃属甘寒清热之品，大剂运用才有解肌清热、除烦之功，若有服后胃中不舒、食纳不佳者以减其量，加生山楂，并先煎半小时，临床有清热而不伤胃之功。

第十三节 附 子 汤

附子汤由炮附子、芍药、茯苓、白术、人参5味药物组成。方中参附同用有益气回阳复脉之力，苓术相伍有健脾利水之效，芍药有酸甘化阴之功，妙在附子用至2枚，可治在内之宿寒，又疗在外之冷湿，共组成温阳散寒、健脾祛湿之剂。

药理作用：有扩张血管、抗血栓、抗炎、镇静、镇痛、抗菌、利尿、解痉、强心等作用。

体会 附子汤仲景于少阴篇治虚寒之证，《金匮要略》亦用此方治疗胎胀，实际功能远不限于此。此方于真武汤易生姜为人参，仍有温阳利水之功，内含参附汤有益气回阳之效，取理中之大半，能健脾理中，仲景论述虽简，但从药物的协同分析看，治症尤为广泛，从病机分析，对心、肝、肾之证，辨证属阳虚之疾患用之多效，治心阳衰微之证重用参附，酌加干姜、炙甘草，以奏回阳救逆之效，治脾胃虚寒之证，重用苍术以建健脾利湿之功，若遇肝寒，重用芍药，有温畅条达之效，治肾阳虚之证，乃为该方主要功能，附子需大剂运用。

方中附子为温阳峻品，用以为君，审仲景姜附方中，附子多用1枚，唯本方用至2枚，临床体会，实能破阴回阳、除湿镇痛。心火不足，肾水克伐，附子可建温阳散水之功，土不制水，水气泛滥，附子则可蒸气化水，温中补土。我们于临床中附子常大剂运用，常用15～30克，重则60克，每收卓效。附子虽为辛热有毒之品，以炮附子其毒已去矣。掌握药物的煎服法，是提高疗效的关键，该方附子用量较大，需先煎半小时，甚至一小时，再纳诸药，三煎兑于一起，浓煎频服，则无中毒之忧。

第十四节 吴茱萸汤(《伤寒论》)

吴茱萸汤，由吴茱萸、人参、生姜、大枣4味药物组成。功能温中补虚，降逆止呕。本方针对胃寒气逆之证，根据《素问·至真要大论》“寒淫所胜，平以辛热”，以辛热入肝、胃、脾、肾经的吴茱萸暖肝温胃，下气降逆，和中止呕，为君药。《神农本草》卷2曰：“吴茱萸能温中下气止痛。”汪昂说：“吴茱萸为厥阴本药，故又治肝气上逆，呕涎头痛。”（《医方集解·祛寒之剂》）本方重用生姜六两为臣，为本方一大特色，意在温中止呕、和胃降逆，助吴茱萸散寒降逆止呕。张锡纯曰：“吴茱萸汤中重用生姜至六两，取其温通之性，能升能降，以开脾胃之气上下能行。”（《医学衷中参西录·医论》）虚寒之证，治当温补，故以人参补气健脾，以复中虚伪佐药，且生津、安神，兼顾过吐伤津、烦躁不安。大枣甘缓和中，既可助人参以补虚，又可配生姜以调脾胃，且可制约吴茱萸、生姜之辛燥，为使药。四药配伍，共奏温中补虚、抑阴扶阳、降逆止呕之功。

仲景于阳明、少阴、厥阴三经之病都运用此方施治，以证此方运用范围之广。

阳明经统管胃肠，性质多属里热实证，但其症见食谷欲呕，这是由于胃家虚寒所致，盖脾与胃相为表里，“实为阳明，虚在太阴”，今中焦虚寒，健运失职，胃逆不降，故发生恶心呕吐，此方温胃降逆、补中泄浊，虽治胃肠而重在太阴。

少阴属心肾，今中虚肝逆，浊阴上犯，则导致了吐利诱发烦躁欲死、厥冷乃作之证；用此方温中补胃、泄浊通阳，使吐利止而烦躁厥逆愈。

厥阴属肝，性喜畅达，今寒伤厥阴，肝胃虚寒，下焦浊阴之气，上乘于清阳之位，以致产生干呕吐涎沫头痛等症状，此方以温中益气、降逆散寒，故能取效。

药理作用：具有抗菌、镇痛作用，大量吴茱萸对中枢有兴奋作用并可引起视力障碍、错觉等；吴茱萸次碱的分解产物芸香碱有较强的子宫收缩作用。

体会　“证”是方剂的运用依据，吴茱萸汤的治证，仲景论述颇详，后世医家更有发扬，我们要勤求仲景之训，博采各家之长，临床中不受中西医各种病名之限，只要辨证正确，投之能收异病同治之效。

吴茱萸辛苦燥烈，由于畏其燥烈而不敢用或用之其量过少，致使杯水车薪，药不胜病。吴茱萸性虽燥烈，但对浊阴不降、厥冷上逆、吞酸胀满之证服之多效，每用30克，亦无不舒之感。清黄宫绣著《本草求真》谓“吴萸醋调贴足心治口舌生疮，用之多效”。

要得提高疗效，尚需掌握此方的煎服法，细审仲景于煎服法上亦有巧妙之处，胃肠症状是吴茱萸汤的主证，仲景在用吴萸时恐燥烈之性使胃虚不能接收，所以在阳明胃家虚寒所致的食谷欲呕，将此药洗后入药，去其燥烈之性。于厥阴治肝木横逆所致的“干呕吐涎沫”时吴萸汤洗七遍，恐燥烈之气伤肝胃。

如临床中对于服后导致格拒呕吐者，可采取冷服法，有些患者服后症状反剧，但少倾即可消失，临床屡大剂运用，吴茱萸汤尚没有出现剧烈的中毒证状，所以既要辨证正确，又要注意方剂的煎服法，才能取得预期的效果。

第十五节　乌梅丸(《伤寒论》)

乌梅丸由乌梅、当归、桂枝、人参、蜀椒、附子、细辛、干姜、黄连、黄柏10味药物组成。该方为蛔厥而设，该证病机属寒热错杂，蛔虫上扰，故治宜寒热并调、安蛔止痛。方中重用乌梅为君，该品酸温，既能安蛔，使蛔静则痛止，又能涩肠以止泻止痢。《本草纲目·果部》卷29曰：“乌梅、白梅所主诸病，皆取其酸收之义。唯张仲景治蛔厥乌梅丸，及虫0000方中用者，即虫得酸即止之义，上有不同耳。”《本草求真》卷2谓：“入虫则伏。”《本草新编》卷5评价该药说：“止痢断疟，很有速效。”蜀椒、细辛皆辛温之品，辛可伏蛔，温能去脏寒，另蜀椒有直接杀虫作用；黄连、黄柏味苦性寒，苦可下蛔，寒则清热，该两味又是止痢要药，椒、辛、连、柏四味配伍，既温清并用，又伏蛔下蛔，共为臣药。佐以附子、干姜、桂枝温脏以祛里寒；人参、当归补养气血，以扶助正气。全方配伍，使寒祛热清，蛔安痛解厥回，肠固痢止。

该方配伍特点：选药则酸苦辛并进，使“蛔得酸则静，得辛则伏，得苦则下”，另针对寒热错杂、正气虚弱的病机，又体现温清合用、邪正兼顾的特点。全方以温热药居多，故方性偏温。

药理作用：具有抗菌作用、驱虫、抗肿瘤、抗过敏、镇痛等作用。

体会　自仲景论述乌梅丸后，历代治蛔方剂多从此方化裁而出，由于疗效卓著，故多认为此方是驱虫方剂，其实仅是乌梅丸的作用之一。程应旄说“本方名曰安蛔，实是安胃，故并主久利，可见阴阳不相顺接，厥而下利之证，皆可以此方括之也”，说出了乌梅丸的治疗范围，厥阴之病，证情交杂，矛盾多端，病情重笃，故仲景在乌梅丸的组方中选用人参、附子、干姜补脾虚而益肾阳，细辛，蜀椒、桂枝温经而祛脏寒，佐用黄连黄柏苦寒泻火而清热，所以不但是驱虫之良方，亦是治疗肝脾肾虚寒杂病的圣剂，故除脏寒蛔厥证之外，凡属寒热错杂的见证，均可选用此方加减治疗。

该方的辨证要点在于寒热错杂，热则心中烦闷、痛热、呕吐、苔黄脉数，寒则四肢厥冷、冷汗出、躁烦、下利不止、脉多沉细欲绝，但四肢厥冷、心烦上热、脉沉细或细数是其辨证要点，余证不必悉俱。若抓其机要，亦可达到异病同治之效。临床中尚要注意加减法，热重者重用黄连黄柏，寒甚者重用姜附，无论从虫疾吐泻，新病旧疾，乌梅性味酸温，功能涩肠生津，对于久利滑泻虚热消渴，蛔虫诸病，用之均有卓效，故仲景以乌梅为君，对于寒热错杂之疾均可投之，黄连干姜为臣，对于此两味药物的运用妙在寒热之辨。早年随周连三先生临诊中治一久痢不愈患者，腹痛后重，厥逆脉沉，投此方服之不愈，周先生辨其寒重热轻，去连柏之苦寒，增干姜之量而愈，后取名减味乌梅丸，论治虚寒之利，屡获捷效。又治一患痢者，厥逆烦躁，利下灼热，周先生减干姜之量，重用黄连黄柏而应手取效，热重用连柏，寒甚加姜附，是其臣之用也。当归，桂枝、细辛取当归四逆之半，以利阴阳之气、开厥阴之络，桂枝之辛以补肝，以达温经复营，四肢得温，姜附合奏，其效更著，蜀椒温中散寒，既能杀虫，又能止腹痛，在驱虫时，临床体会其量可用15~20克，其力更著，若加大黄，通其腑实，每多取效。对于急病用此方时，可随其寒热，辨证施治，大剂频服其效更速，对于病延日久，可改汤为丸，慢奏其功，以防复发。

第十六节　猪苓汤(《伤寒论》)

猪苓汤由猪苓、茯苓、泽泻、滑石、阿胶5味药物组成，具有利水清热养阴之作用。

方中猪苓为君，取其入肾与膀胱，淡渗利水，利水作用较茯苓强，凡是水湿滞留者均可选用。臣以泽泻、茯苓之甘淡，以助猪苓利水渗湿之功，其中泽泻性寒，尚有泻热之用。猪苓、茯苓、泽泻三药，相须为用，相得益彰，其力更宏，使水道通利，水湿尽出，则其热安附。正如《本草思辨录》卷2所说："猪苓、茯苓、泽泻三者，皆淡渗之物，其用全在利水。仲圣五苓散、猪苓汤，三物并用而不嫌于复……三物利水，有一气输泻之妙。水与热结之证，如五苓散、猪苓汤，若非三物并投，水未必去，水不去则热不除，热不除则渴不止，小便不通，其能一举而收全效哉。"滑石甘淡寒，能清膀胱热结、通利水道，既可加强上三药利水渗湿之功，又可增强清热之效，一药二用，可使水去热清，则水热互结，荡然无存。然以上诸药仅有祛邪之力，却无复阴之功，且渗利之品易耗其阴，故又以阿胶滋阴润燥，其不但可于肾养阴，且能防止渗利之药伤阴耗液之弊，与滑石共为佐药。诸药合用，共奏利水清热养阴之功。

药理作用：主要有利尿、调整机体内水电解质代谢、排石、抗癌等作用。

体会　仲景于阳明少阴两病同用此方。阳明病里热虽盛，尚无燥屎，热在上焦用栀子豉汤以清热除烦，热在中焦用白虎汤以清热生津，热在下焦，津液不通，用猪苓汤以育阴清热利水。

病入少阴，邪从热化，若口燥口干有急下存阴之法，此乃邪热尚轻，水热内结，阴津不泻，用猪苓汤使从小便而出。

左季云说："猪苓佐阿胶，理少阴之体，滑石佐茯苓，清少阴之源，泽泻阿胶，培少阴之本，阿胶本血气之属，合二苓泽泻，淡渗膀胱，利少阴之用，重用阿胶是精不足者补之以味也。"此阳热伤阴，水体失职，不能上敷下达，为滋阴利水、降湿热、升肾水之清方也。临床体会：此方药味虽平淡，但若辨其病机属阴虚内热、水气不化之证，无论中西医的何种病名，投之可收异病同治，一方多用之效。尤以病情严重，证情复杂，辨证细详，切中病机，屡建奇功。由于本方不用温燥及苦寒药，故能利水而不伤阴，清热而不碍阳。临床中其见症多为面色潮红或暗红，舌虽有苔，或口中多水，但舌质必红绛，或边尖红，或口唇干燥，脉多浮数细数或滑数，发热但不恶寒，或午后潮热，渴欲饮水，但饮水不多，和大渴多饮有别，小便不通或短赤，或尿频淋漓不畅，心烦必兼小便难或大便不通，若下利多艰涩不利或肛门灼热，咳多无痰，兼有烦渴，而主要着眼点在于舌质红绛和小便不利上，通过辨证施治，还必须随证加减，若小便涩痛，黄赤不利，此为湿热郁下。水有止渴之功，而无祛热之力，酌加金钱草、黄柏等以清热利湿，若大便干者，加大黄祛肠中积热，若心烦不眠，为热郁于上，加芩连以清上热，舌红绛口渴甚者加天花粉，咳呕者加半夏麦门冬。仲景在《金匮要略》中说："夫诸病在脏，欲攻之，当随其所得而攻之，如渴者与猪苓汤，余皆仿此。"实为临床辨治可循之法。

仲景在运用此方时还谆谆告诫我们"阳明病，汗多而渴者，不可与猪苓汤，以汗多胃中燥，猪苓汤复利其小便故也"。指出了猪苓汤的禁忌证，由于热邪耗津，汗多者夺之于外，复利其小便者夺之于内，则亡津液矣，汗多而渴，当用白虎，胃中干燥，当用承气，猪苓汤虽为滋阴利水之剂，能治阴虚有热，更有水气不化津不上布之证，方中阿胶滑石虽有补阴之功，但亦是利尿之品。唐祖宣曾于1964年7月18日治一罗姓患者，面色红赤，汗出而喘，舌质红绛，小便淋涩难下，渴而能饮，只辨其水热互结，而失辨其汗出的见证，用此方后，小便反多，伤其津液，烦渴谵语，急以大剂白虎汤加养阴之品而愈。

第十七节　桂枝加附子汤(《伤寒论》)

桂枝加附子汤，由桂枝、芍药、甘草、生姜、大枣、附子6味药物组成，方用桂枝汤调和营卫，附子以温经回阳，有复阳敛液、固表止汗之功。

药虽六味，实际上包括了桂枝汤、桂枝加桂汤、桂枝加芍药汤、芍药甘草附子汤、桂枝甘草汤、桂枝附子汤、芍药甘草汤等方剂的药物组成。方中桂枝温中解肌、发表祛风，芍药敛阴益营，甘草姜枣温经补中，调和诸药，附子温经散寒、回阳补火。从药物的协同分析，此方剂的运用尤为广泛。桂枝附子同用，能止汗回阳，既祛在表之风，又除在里之湿。芍药附子合用，扶阳补阴。芍药甘草相伍，和肝而舒筋，桂枝甘草有保心气防水逆之效，桂枝白芍配伍既发表又敛阴，共组成复方大剂，实能扶阳补阴，内调外解。临床实践体会，能治阳虚之恶风自汗，又疗误下腹中满痛，汗后恶寒心悸之证可除，风湿掣痛阴邪冲心之疾可医，胸背掣痛，筋挛不伸亦可运用。临证辨证治投病机，投之每能应手辄效。

仲景辨证精微，立法严谨，药味之差，用量之变证治亦随之而异，我们在运用此方时除勤求仲景之训外，亦应灵活变通，除掌握每味药的功能外，尚要明辨药物的协同，尤其临床辨证是应用此方的关键。

药理作用：主要有强心、扩血管、解热镇痛、镇静、抗惊厥、抗炎、利尿等作用。

体会　桂枝加附子汤的证治仲景论述颇详，后世医家更有发扬，本文只从仲景论述的证中谈其辨证运用体会，从症状的论述中体会应合看，亦应分辨，以药测证，治证不限于此，仲景著书何能悉俱。临床中只要掌握本方功能，详细辨证，紧扣病机，不受中西医各种病名之限，投之能收异病同治之效。

方中附子温阳补火，又除寒湿，可升可降，可表可里，随所伍而异其用，凡新久内外一切虚寒性疾病用之得当，实有立竿见影之效，实践体会，对于心阳衰微之症以10～15克为宜，对于风寒湿痹剧痛之症若用大剂，本方之效更著。

附子虽有大毒，若宽水先煎而其毒自去，控制在先煎一小时为宜。

要得提高疗效，尚需注意此方剂的煎服法，细审仲景煎服法上亦有巧妙之处，论中说"以水七升，煮取三升，去滓，温服一升，本云桂枝汤，今加附子，将息如前法"，仲景在煎服法上不愧为我们必遵之楷模。

治投病机，调剂配伍易为医者和病家所重视，煎服方法往往易被忽略，医者无嘱，患者多煎一次服一次，这样不能达到预期的效果，更有因煎服之误而中毒亦屡见不鲜。我们于临床中嘱其先煎附子一小时，后纳诸药，三煎兑于一起，分三次服，饭前服，服后吃饭，虽不采用啜热粥法，而采用进食法，亦能起到一定效果。这样大剂频服，附子虽有大毒，亦不会引起中毒。

第十八节 肾气丸(《金匮要略》)

肾气丸由熟地、山茱萸、山药、丹皮、茯苓、泽泻、桂枝、附子8味药物组成，方中熟地、山萸肉补益肾阴而摄精气；山药、茯苓健脾渗湿；泽泻宣泻肾浊；丹皮清肝胆之火；桂枝、附子温补肾阳、引火归原。这是补肾阳法的代表方剂，能使肾中阴阳调和，肾气充盈。适用于肾阳不足或肾阴阳两亏的虚寒证。凡属命门火衰、阴虚内生、水气不化、脐腹疼痛、腰膝酸软、精寒尿多之症，可用此方加减治疗。

药理作用：具有抗衰老，增强免疫力，改善脂代谢、糖代谢，增强神经-体液调解，改善垂体-肾上腺皮质功能等作用。

体会 肾为先天之本，肾阳为一身阳气之根本。若肾病日久伤阳，或他脏阳虚累及于肾、或年高肾亏、房劳过度等均可导致肾阳不足。肾位腰部，脉贯脊胫，肾阳虚衰，静脉失养，则腰脊膝胫酸乏力；肾阳不足，不能温养下焦，则身半以下常有冷感。肾与膀胱相表里，肾阳虚不能化气利水，水停于内，则小便不利、少腹拘急不舒，甚则发为水肿、脚气；若肾阳虚馁，膀胱失于约束，则小便反多，入夜阳消阴长，故夜尿尤频；若肾阳不足，水液失于蒸化，津不上承，则口渴不已，液聚成痰，则发为痰饮。舌质淡而胖，脉虚弱尺部沉细，皆为肾阳虚弱之象。

仲景在《金匮要略·血痹虚劳》篇中说："虚劳腰痛，少腹拘急，八味肾气丸主之。"充分证明了运用本方须具备肾阳虚和阴阳俱虚之症。我们在临床中常改丸为汤剂，疗效更佳。临床运用本方加减治疗小便频数量多、身倦无力、多梦遗精的阳虚证，及咽喉肿痛、口舌生疮的虚火上炎之证，疗效亦满意。但临床必须掌握形寒肢冷、脉象沉细、舌淡苔白等为此方证的辨证要点。

注意此方的随证加减，是提高疗效的关键。临床对于水气不化，以此方加五苓之辈以温阳行气化水；对虚火上炎以本方酌加清上之品以标本兼治，收效甚速。余则观其脉症，随证治之。用时还须注意本方剂量的变化，尤其君药附子，其用量更应随证而异。曾治一虚火上炎之患者，前医投用肾气汤，服后烦躁妄动，病情加剧。后邀诊治，视其脉症，肾气丸证无疑，但病反加剧，其因由于桂、附用至12克，剂量过大，温下寒而反助上热所致，复以此方，改桂、附为3克，服后即愈。对于实热之证，该方则在禁忌之列。

第十九节 黄土汤(《金匮要略》)

黄土汤由灶中黄土、阿胶、黄芩、生地黄、白术、甘草、附子7味药物组成。功能温阳健脾，养血止血。该方证病标便血，病本虚寒，施以"标本兼顾"之法，治宜温阳健脾、养血止血。方中灶心黄土即伏龙肝，辛温而涩，具有温中、收涩、止血之功。为君药。然而，脾气虚寒之失血，若徒恃止血之品，不从病机着手，虽用止血药亦很难奏效，唯有用中健脾与止血同施，标本兼顾，收效始捷：故用白术、附子温阳健脾，以复脾胃统血摄血之权，为臣药。术、附辛温，易耗血动血，且出血日久，阴血必耗，故佐以生地黄、阿胶滋阴养血止血，使阴能守于内，阳能护于外，阴阳相得，人体安和。更配苦寒止血之黄芩与生地、阿胶共同制约术、附温燥之性。生地、阿胶得术、附又不虑其滋腻果补：术、附得胶、地则不致温燥太过而耗血动血。肝为藏血之脏，肝不藏血常是出血机制之一本方所治诚然是以脾阳虚不能统摄为其主要原因，但脾土一虚，统摄无权，久失阴血，肝木失养，肝不藏血而生热的机制亦同时存在，故方中黄芩、生地尚有清肝热、凉血热以止血之深义。诚如王子接曰："佐以生地、阿胶、黄芩，入肝以治血热。"（《绛雪园古方选注》卷中）张璐亦云："加阿胶、地黄以固护阴血，其妙尤在黄芩佐地黄分解血室之标热。"（《张氏医通》卷5）与君、臣合用，体现以温阳止血为主，清肝止血为佐的配伍形式，有相反相成之妙。使以甘草和药调中。诸药合用，共成温阳健脾、养血止血之功。

本方配伍特点有二：一是全方寒热并用，刚柔相济，以刚药温阳而寓健脾助运；以柔药补血亦寓止血清肝，温阳而不伤阴，滋阴而不碍阳。吴瑭谓本方为"甘苦合用刚柔互济法"。二是温中健脾药与养血止血药同施，标本同治，温阳健脾而达脾土统血，养血止血以治出血失血之标。

药理作用：主要有止血，增强免疫，抗炎抗氧化，抗病原微生物，对肿瘤及神经、内分泌系统功能都有影响作用。

体会　脾主统血，气能摄血，脾阳不足，脾气亦虚，失去统摄之权，则血从上溢而为吐衄，下走而为便血、崩漏，血色暗淡，四肢不温，神倦无力，口淡不渴，面色萎黄，舌淡苔白，脉沉细无力等证，皆为脾气虚寒、阴血不足之象。

黄土汤之证治，仲景论述简要，仅为治远血而设，实际功能不限于此。此方具有阴阳俱补之功，脾阳虚衰、阴血不足是本方的主要病机，凡吐血、衄血、便血、下血、皮下瘀血等症皆可以本方加减施治。

对本方的运用，既要分看，更应合看，分看有止血之功，合看有阴阳俱补之效。我们在临床中除治疗血症外，此方治疗老年坐骨神经痛，血虚寒盛之久痢，治疗腹痛，老年气血虚寒所致的风湿性关节炎、类风湿关节炎等病多能取效。

掌握药物的煎服法，亦是提高疗效的关键，灶中黄土煎汤代水，附子先煎半小时以祛其毒，阿胶需烊化，以免沉着，黄芩以后下为宜，大剂浓煎，混均频服，才能达到预期的效果。

第二十节　葛　根　汤

葛根汤由葛根、麻黄、桂枝、白芍、甘草、生姜、大枣7味药物组成，共奏解表祛邪、敛阴生津、濡筋舒脉之功。

药理作用：具有抗病原微生物、抗过敏、镇痛、抗流感、增强免疫，扩张脑血管，抑制血栓形成、抑制并发性白内障术后房水闪光升高。

体会　葛根汤为桂枝汤加葛根、麻黄而成，方用桂枝汤解肌祛风、调和营卫，葛根内以生津、濡润筋脉，外以解表祛邪，麻黄内可调和营卫，外可发汗解表，本方仲景在论述中仅为治项背强几几、无汗恶风，太阳与阳明合并之下利及《金匮要略》中治太阳刚痉而设，临床体会，实际功能远不限于此，凡经脉不舒、津液不足、筋脉失养、表邪不解之梅毒、疮痒、风湿、心血管系统疾病皆可以本方加减施治。

要得提高疗效，尚须注意药物的加减，心血管系统疾病酌加丹参、红花、赤芍等活血化瘀之品；疮痒、痈疽、梅毒加炮附片、白术等温肾健脾之药。风湿性关节炎、类风湿关节炎酌加当归、黄芪等益气活血之剂。

掌握药物的煎服法是提高疗效的重要一环，唐治疗风湿疾病常先煮葛根、后下麻黄。治疗心血管疾病则葛根、麻黄先煎，三煎兑于一起，频频服之，其效更佳。

第二十一节　竹叶汤(《金匮要略》)

竹叶汤出自《金匮要略。妇人产后病脉证治》篇，由竹叶、人参、附子、甘草、桔梗、葛根、防风、桂枝、生姜、大枣 10 味药物组成，功能扶正祛邪、温阳解表。

药理作用：有影响水盐代谢增加尿中氯化物量的作用、解热抗炎抗氧化，还有增高血糖作用。

体会　竹叶汤的证治，仲景在论中云："产后中风，发热，面正赤，喘而头痛。"用此方主之，仅为产后发热而设，唐祖宣认为：此方的实际功能远不限于此。临床中凡阳气虚弱、寒邪内侵之证，皆可以本方加减施治。

掌握药物的煎服法，是提高疗效的关键，方中附子辛热有毒，先煎15 分钟，再纳诸药，竹叶以后下为宜，三煎兑于一起，混匀，分四次服。内有蕴热，复感风寒等实热之证，则在该方禁忌之列。

第二十二节　小柴胡汤(《伤寒论》)

小柴胡汤由柴胡、黄芩、半夏、人参、甘草、生姜、大枣 7 味药物组成。方中柴胡舒肝，解少阳在经之表寒，黄芩清解少阳在里之邪热，半夏、生姜和胃降逆止呕，人参、甘草、大枣补气和中，调和营卫，共奏调达上下、宣通内外、和解少阳之功，为少阳病的代表方剂。

足少阳胆经循胸布胁，位于太阳、阳明表里之间，伤寒邪犯少阳，病在半表半里，邪正相争，正胜欲拒邪出于表，邪胜欲入里并于阴，故往来寒热，这也是本方证的发热特点。《灵枢·经脉篇》云："足少阳之脉，起于目锐眦……其支看……下胸中，贯膈，络肝，属胆，循胁里。"邪在少阳，经气不利，郁而化热，胆火上炎，而致胸胁苦满、心烦、口苦、咽干、目眩。胆热犯胃，胃失和降，气逆于上，故默默不欲饮食而喜呕。邪未入里，故舌苔薄白；脉弦，为少阳病之主脉。妇人中风，初起应有发热恶寒等证，数日后续得寒热发作有时，则与太阳中风寒热发作不定时不同。以其得病之初，月经已来，血海空虚，发病之后，邪热乘虚而人，热与血结。故月经不当断而断，此为热入血室。寒热发作有时，亦为邪在少阳之征也。至于疟疾病，症见往来寒热；黄疸病，发病部位主要在肝胆，症见胸胁胀满、食欲不振、心烦呕恶。均属少阳病证。伤寒，邪在表者，当从汗解；邪在里者，则当攻下；今邪既不在表，又不在里，而在表里之间，则非汗下之所宜，故用和解一法。方中重用柴胡，其性味苦辛微寒，入肝胆经，具有轻清升散、宣透疏解的特点，既能透达少阳之邪从外而散，又能疏泄气机之郁滞。《神农本草经》卷 2 谓其主治"寒热邪气"；《本草纲目》卷 13 谓其治"妇人热入血室，经水不调"；《本草正义》卷 2 则指出"外邪之在半表半里者，引而出之，使还于表而外邪自散"；《本草经疏》卷 6 称之为"少阳解表药"，故为君药。黄芩苦寒，长于解肌热，《本草正》上卷认为善退往来寒热。在此以之清泻少阳之热，为臣药。柴胡之升散，得黄芩之降泄，两者配伍，共使邪热外透内清，从而达到和解少阳之目的。正如《本草纲目》卷 13 所载："黄芩，得柴胡退寒热。"胆气犯胃，胃失和降，故佐以半夏、生姜和胃降逆止呕。其中半夏辛温有毒，降逆之功颇著。《神农本草经》卷 3 谓其"主伤寒寒热……胸胀"；《名医别录》卷 3 记载该药主治"坚痞，时气呕逆"。生姜辛微温，既解半夏之毒，又助半夏和胃止呕，《名医别录》卷 2 指出该药功能"止呕吐"，《本草从新》卷 11 载其"畅胃口而开痰下食"，确有良效。邪从太阳转入少阳，缘于正气本虚，故又佐以人参、大枣益气健脾，一者取其扶正以祛邪，一者取其益气以御邪内传，俾正气旺盛，则邪无内传之机。炙甘草助参、枣扶正，且能调和诸药，为使药。本方配伍特点是：以祛邪为主，兼顾正气；以和解少阳为主，兼和胃气。使邪气得解，枢机得利，胆胃调和，则诸症自除。

药理作用：主要有保肝、利胆、解热、抗炎、抗病原体，调节机体免疫功能，促进脑垂体-肾上腺皮质功能，抑制血小板聚集和影响离体平滑肌等作用。

体会　小柴胡汤是和解少阳的代表方剂，功能解表清里、疏肝利胆、降逆止呕、补气和中、调和营卫。仲景于《伤寒论》把此方剂的加减辨证论述得非常全面，我们要学习仲景对此方剂的论述外，临床尚须掌握口苦、咽干、目眩、恶寒发热、舌苔白滑或微黄多津，脉弦是其辨证要点。

仲景在论述该方的应用时说："但见一症便是，不必悉具。"我们于临床治验，一症乃少阳之主症，但必须辨其有无肝胆郁滞这个主要病机。

为了提高疗效，必须注意该方的加减，如胸腹胀满、便秘，加枳实、厚朴、大黄，取其大柴胡汤解表疏里之意，对于湿热盛者，加茵陈、茯苓以清热利湿，其余加减，亦须临证灵活运用。

掌握药物的剂量，亦是提高疗效的关键，柴胡、黄芩为解表清里之要药，生姜能温胃降逆止呕，但应视其表证里证的孰轻孰重，灵活掌握，表证重，重用柴胡，临床每用至24克；里热重，重用黄芩，每用至20克；胃寒呕吐重，重用生姜，每用至30克，否则杯水车薪，药不胜病。

煎服方法，亦应注意，小柴胡汤乃和中之剂，煎服应取其中和之意，煎服方法，以药1剂，加水煮沸，去滓，滓内再加水适量，以上法三次，药液合为一起，微火煎之适量，分三次温服，我们曾治一患者，嘱以此法煎服，未遵，乃一次煮沸去滓而服，服后即觉胸中懊恼、烦闷，诸症不解，后遵其法服用，2剂而愈。

第二十三节　四　逆　汤

四逆汤由炮附子、干姜、甘草3味药物组成，功能回阳救逆。寒为阴邪，易伤阳气，寒邪深入少阴。伤及肾阳。肾阳为一身阳气之根本，《素问·厥论》说："阳气衰于下，则为寒厥。"肾阳虚衰，全身及肢体失于温煦，故见四肢厥逆、恶寒蜷卧。脾主运化水谷精微，依赖于肾阳的温煦，肾阳衰则不能温煦脾阳，脾失运化之职，致清阳不升、反而下陷，浊阴不降，反而上逆，故呕吐下利。阳虚寒盛，寒性凝滞，故见腹痛。《素问·举痛论》曰："寒气入经而稽迟，泣而不行，客于脉外则血少，客子脉中则气不通。故卒然而痛。"阳气充实，精神才能旺盛，今阳气虚衰，神失所养。则见神衰欲寐。太阳误汗，阳气随汗外泄，损伤心肾之阳，而致阳气大虚之亡阳证。阳气虚衰，无力鼓动血行。则见脉微而细。《伤寒论》、《金匮要略》中应用该方的条文颇多，"若重发汗，复加烧针者"，用本方，"下利清谷不止，身疼痛者。急当救里……救里宜四逆汤"，"病发热头痛，脉反沉，当救其里，宜四逆汤"。此外，"表热里寒"，"脉沉"，"下利而厥冷"，"呕而脉弱"，"吐利汗出"均为本方的适应证。"淫予内，治以甘热，佐以苦辛"；"寒淫所胜，平以辛热"。病至少阴阳衰阴盛，脉微肢厥，非大剂辛热之剂，不是以破阴回阳而救逆。方中附子为大辛大热之品，为补益先天命门真火之第一要品，能通行十二经脉，迅达内外以温肾壮阳，祛寒救逆，为君药。钱潢曰："附子辛热，直走下焦，大补命门之真阳，故能治下焦逆上之寒邪，助清阳之升发而腾达与四肢，则阳回气暖而四肢无厥逆之患矣。"（《伤寒溯源集》卷4》干姜为臣药，温中焦之阳而除里寒，助附子伸发阳气。《本经疏证》卷10说："附子以走下，干姜以守中。有姜无附，难收斩将夺旗之功，有附无姜，难取坚壁不动之效。"附、姜同用，可温壮脾肾之阳，祛寒救逆。但二药过于温燥，恐伤阴液，因而以炙甘草为佐，调和诸药，以制约附、姜大辛大热之品劫伤阴液之弊。此外，甘草配干姜又可温健脾阳。脾阳得健。则水谷运化正常。如此则脾肾之阳得补，先后天相互滋助，以建回阳救逆之功。若服药后呕吐，可用冷服法。此即《素问

·五常政大论》所谓“气反者……温寒以热，凉而行之”之法。

药理作用：具有升压、抗休克、保护心肌和保护脑缺血后损伤作用，有抗动脉粥样硬化及免疫调节作用。

体会 对心源性休克、失血性休克、下利清谷、大汗出亡阳，以及辨证为四肢厥冷之循环系统疾病，投入能挽命于倾刻，救治于重危，该方附子大辛大热，振奋心肾之阳，需大剂应用，亦应先煎，以祛其毒，才能收到预期目的，干姜鼓舞脾肾之阳，温中散寒，二药相配，一走一守，相得益彰，甘草益气调和，既协助姜附回阳固脱之力，又可减姜附燥烈之性，若用之得当，可收立竿见影之效。若邪热内陷，阳气被遏，不能外达四肢所引起的四肢厥冷，乃阳厥之证，在该方禁忌之列。

第二十四节 通脉四逆合芍药甘草汤

通脉四逆汤，四逆汤加重姜、附用量，旨在大力增强温阳药物的升温性，以速化内伏之阴寒，急回外越之阳气，破阴回阳，通达内外，仲景在论中云：“少阴病，下利清谷，里寒外热，手足厥逆，脉微欲绝，身反不恶寒，其人面色赤，或利止脉不出者”，以本方治之，又云：“下利清谷，里寒外热，汗出而厥者”该方主之，芍药甘草汤益阴养筋、缓急止痛，对营阴不足、肝脾不和之证用之多效，二方相合，实有调理阴阳、疏筋活血、温通经络、和瘀祛滞、解痉止痛之效。

药理作用：具有强心升压、解痉、镇静止痛作用，并能抗炎、增强免疫力作用。

体会 通脉四逆汤乃仲景为真寒假热、阴盛格阳、阳郁四逆之证而设。其中附子温经回阳，干姜温中散寒，甘草和中而兼调补，诸药相配，可温经通脉、回阳救急。芍药甘草汤是张仲景为阴津不足、血不荣筋之证，如抽搐、痉挛肢痛而设。其中芍药活血养血，为疏筋之最，甘草在此可补中缓急，二药相配可养阴补血、疏筋活血、解痉止痛。唐祖宜认为两方合用，有调理阴阳、复脉救急、温通经络、补益气血、和瘀祛滞、解痉止痛之效。堪为刚柔相济、温凉并举之剂。

第二十五节 己椒苈黄丸(《金匮要略》)

己椒苈黄丸由防己、椒目、葶苈子、大黄4味药物组成。《金匮要略》云：“腹满，口舌干燥，此肠间有水气，己椒苈黄丸主之。”肠间有水气，系指水饮留于肠道或腹腔。水饮留于肠道或腹腔，气机不利，故见腹胀满肠鸣；水在肠间，气机阻滞，郁而为热，蕴结在肠，致使腑气壅塞，见大便秘涩，舌苔黄腻，脉弦滑或沉实微数；气不布津，津液不能上承，故见口舌干燥；膀胱气化不利，则见小便不利。该方证治为水饮滞留肠间，郁而化热，腑气壅塞不通所致：治当攻逐水饮，行气消胀。方用防己苦辛而寒，利水消肿，《神农本草》卷2谓之“祛邪，利大小便”；椒目苦辛寒，能行水消胀，《新修本草》卷14言其“主水，腹胀满，利小便”，二药相合，导水饮下行，从小便而出。肺为水之上源，肺气通则水道行，葶苈子苦辛大寒，能泻肺气之闭塞，故可下气行水利尿，兼通大便，《神农本草经》卷3谓其“破坚逐邪，通利水道”；大黄苦寒沉降，力猛善走，长于攻逐肠胃积滞，故方中藉其荡涤肠胃之功，以泻下水饮；二味相合，逐水通下，使饮邪从魄门而去。四药皆攻下之品，易伤胃气，故以蜜为丸，甘以缓之，使其泻下逐饮而无伤正之虞。诸药相伍，辛宣苦泄，前后分消，共奏攻逐水饮、行气消胀之功。俾水饮得下，升降复常，气能布津，则腹满减、口干舌燥之症亦除。

药理作用：具有抗菌镇痛，增强胃肠蠕动、抗过敏增强免疫力作用。

体会　已椒苈黄丸为肃肺荡饮、通腑坠痰之峻剂，仲景用以治疗腹满、肠间有水气等症，以苦寒之剂逐饮通腑，能使饮从小便而出，邪从大便而下，能逐上焦之饮，又泻中焦之热，兼利下焦之湿。临床体会：凡痰饮、悬饮、支饮等辨其病机属痰湿热郁结者，皆可以该方加减施治。

仲景垂法："病痰饮者，当以温药和之。"盖痰饮为病，多于中焦虚寒，脾不运化，胶固难解所致。然饮邪郁久亦能化热，饮盛邪实，邪出无路，此时必以苦寒之方前后分消，通利二便，后用温药和之，才易于取效。

体会　二便不通是其辨证要点，大病后期多有正虚邪实之征。呈虚不受补实不受攻之体，妄用攻伐，则正气必伤，滥用滋补，则助邪为患。临床中兼阳虚之证者酌加参附，或合四逆加人参汤，使补而不腻，温而不燥，攻不伤正，利不耗阴，每收卓效。

仲景方中4味药药量相等，我们在实践中体会，饮在上者以葶苈为君，邪郁于中，以大黄、椒目为君，邪结于下，重用防已通其滞塞。改丸为汤，频频服之，其效更速。

临床中有少数患者服药后反胃呕吐者，减防己之量，酌加半夏、黄连，呕吐即止。

第二十六节　当归四逆汤(《伤寒论》)

当归四逆汤，由当归、桂枝、白芍、细辛、木通、甘草、大枣7味药物组成。本方为养血通脉的常用方。方中当归苦辛甘温，补血和血，为温补肝血之要药；桂枝辛温，温经通脉，以祛经脉中客留之寒邪而畅血行。二药配伍，养血温通并施，使寒邪除，血脉畅，共为方中君药。白芍养血和营，配当归更增补益阴血之力，伍桂枝则成调和营卫之力。细辛辛温走窜，外温经脉，内温脏腑，通达表里，以散寒邪，助桂枝温经散寒之力，与白芍同为方中臣药。木通苦寒，通利血脉，又可防桂枝、细辛温燥太过可能耗血伤津，为佐药。重用大枣，既助归、芍补血，又助桂、辛通阳；甘草益气健脾，调和诸药，均为使药。诸药相伍，使阴血充，阳气振，阴寒除，经脉通，则手足温暖，其脉亦复。

药理作用：具有改善血液循环，抑制血小板聚集，镇痛、镇静，抗菌消炎，解毒，解痉等作用。

体会　《素问·举痛论》曰："寒气入经而稽迟，泣而不行，客于脉外则血少，客于脉中则气不通。"仲景在《伤寒论》论述中仅有一条"手足厥寒，脉细欲绝"。寥寥数语，指出了它的辨证要点，脉细为血少，由于血虚寒凝，不能融于脉中，四肢失于温煦，所以手足厥寒，七味药物相合。既可温经散寒又可开郁调气、活血化瘀、养血益气，凡平素血虚，复感寒邪，气血被寒邪阻遏、流行不畅之证皆可用之，邪热内郁、阳气被遏而致的热厥则在禁忌之列。

第二十七节　黄连阿胶汤(《伤寒论》)

黄连阿胶汤，由黄连、阿胶、黄芩、白芍、鸡子黄5味药物组成，功能育阴清热。方中黄连苦寒入心、清热泻火，《本草纲目》卷13言其"泻心脏火"；阿胶甘平，补血滋阴，《本草从新》卷16谓之"平补而润……滋肾补阴"，二药合用，而有交融水火、除烦安神之妙，故为方中君药。《本草从新》卷1言黄芩"苦人心，寒胜热，泻火除湿"；同书卷2又言芍药（白芍）"补血敛阴"，芩、芍并用，助君药滋阴降火、除烦安神，为方中臣药，鸡子黄甘、平，入心、肾，《本草纲目》卷50载其"补阴血，解热毒"，方中用之，既泻心火之有余，又补肾水之不足，与阿胶、白芍相合，滋补阴血，以复耗灼之阴津，切防连、芩苦寒伤津之弊，为方中佐药。诸药相伍，上泻手少阴心火，下滋足少阴肾水，便阴复火降，水火既济，心神相交，共奏滋阴泻火、除烦安神之功。

该方的配伍特点是：苦寒与咸寒并用，滋阴与泻火兼施，泻火而不伤阴，滋阴而不碍邪，为补中寓泻之剂。

药理功效：主要降低肾小管及间质的损伤，降低炎性反应，有镇静、抗菌、补血等作用。

体会 少阳属心肾，心属火居上，肾属水居下，人之正常生理状态，应是心火下交于肾，使肾水不寒；肾水上济于心，制约心火不亢，心肾相交，水火既济，得以维持人体脏腑活动之动态平衡；若病邪内炽，上助于少阴心火，下灼足少阴肾水，致使心火亢于上，而不下交于肾，肾水亏于下，不能上济于心，火越亢而因阴越伤，阴越于而火越炽，心火亢，心神为火所扰，神不安藏，故见心中烦热、不眠，阴虚火旺，火灼伤阴，则见口干咽燥、舌红苔少，脉象细数，亦为阴虚火旺之象。

黄连阿胶汤为阴虚阳亢而设，论中云："少阴病，得之二、三日以上，心中烦，不得眠，黄连阿胶汤主之。"指出了此病的病机与治疗原因，其心中烦、不得眠均为少阴病后期肾水不足，心火亢盛，心肾不济，故心中烦、不得眠。本方芩连清心火、除烦热，阿胶、白芍、鸡子黄滋肾阴、养营血、安心神。临床体会：凡素体虚热亢盛、水火不济而出现的心烦头晕、耳鸣目眩、舌红少苔、脉细数等症用之多能收到理想效果。

第二十八节　四逆散(《伤寒论》)

四逆散由柴胡、白芍、枳实、甘草4味药物组成，功能调和肝脾、解郁泻热，方中柴胡入肝胆经，其性轻清于散，既疏肝解郁，又透邪升阳。《本草经解》卷2记载："柴胡清轻，升达胆气，胆气条达，则十一藏从之宣化，故心腹胃肠中，凡有结气，皆能散之。"致使肝气条达，阳郁得伸，恰对病因病机，故为君药。白芍功能敛阴养血，《本草备要》言其"补血"，"敛肝阴"，以养肝体，助肝用。肝体阴而用阳，肝体得养，则肝用易复；另能防柴胡"劫肝阴"；再者，柴胡又是缓急止痛之佳品，与甘草配伍则疗效益增，是为臣药。佐以枳实，该药苦降辛行寒清，具有下气破结泻热之功。《神本草经》卷2谓其"除寒结热"，"利五脏"；《名医别录》卷2认为其"破结实，消肿满"，既助柴胡调畅气机，又合白芍调理气血。甘草为使，一调和诸药；二益脾和中，以扶土抑木；三缓急以助白芍止痛。综观全方，柴胡配芍药一散一收，一疏一养；伍枳实一升一降；柴胡、芍药与枳实、甘草，亦肝亦脾，亦气亦血，四药合用，散而不过，疏而无伤，肝脾同治，气血顾，这也是该方的配伍特点，致使邪祛郁解、阳伸肢温，诸症自愈。

药理功效：主要有解痉，抗溃疡，抗病毒和诱生干扰素，镇静，降体温，升血压，抗休克，抗心律失常，强心，抗缺氧，增加脑血流量，改善微循环，降低胆固醇、纤维蛋白原和血液黏度，抗疲劳，防止利多卡因中毒，保肝，抗炎，镇痛等。

体会 该方所治"四逆"，缘于外邪传经入里，气机为之郁遏，不得疏泄，导致阳气内郁，不能达于四末，而见手足不温。此种"四逆"，与阳衰阴盛的四肢厥逆有本质区别。又肝为刚脏，主藏血，性喜条达而恶抑郁，该证四逆，亦可由肝气郁结、阳郁于里，不能通达于四肢所致。另外，肝病最易传脾，脾主四肢，脾土壅滞不运，亦可导致阳气不能敷布而为厥逆。该方所治除了"四逆"这一主症外，其余均属于或然症。由于气机郁滞，升降失调，病邪逆乱于内，故可见诸种不定之症。气滞阳郁化热，则身微热；心胸阳气失于宣通，则或咳或悸；水道失于通调，则小便不利；气郁不畅，木横乘土，则腹痛；胃肠气机不利，则泄利下重。以上或然症，以腹痛、泄利下重，较为常见。而肝气郁结，疏泄失常，以致脾气壅滞，而成肝脾不和之证，故见胁肋胀闷、脘腹疼痛，或泄利下重。脉弦主肝郁，亦主疼痛。因此，阳郁气滞，是该方证发病的关键。仲景在论中云："少阴病，四逆，其人或咳，或悸，或小便不利，或腹中痛，或泄利下重者，四逆散主之。"我们临床中观察，实际治疗范围远不止于此，该方之柴胡、枳实能升降开泄，白芍、甘草能收敛舒和，四味合用，具有宣郁通阳、疏肝理脾之功能，凡身热、精神抑郁、胸胁胀痛、腹中疼痛、纳呆呕恶，或咳或悸，或泄利下重、小便不利之症，均可以该方加减治疗。我们临床中凡遇急性肝炎、慢性肝炎、胆囊炎、胰腺炎、胃肠道神经症、痢疾等，只要辨其属肝郁气滞者，均可用该方加减治疗，疗效显著。

第二十九节 理中汤(《伤寒论》)

理中汤，由人参、干姜、甘草、白术4味药物组成，功能健脾益气、温中祛寒，是治疗脾胃虚寒的代表方。脾胃同主中焦，职司运化，升降相济。若脾胃虚寒，运化无权，升降失常，清阳不升则下利；阴寒凝聚，浊阴不降则呕吐。中焦虚寒，寒凝气滞，则脘腹疼痛、喜温喜按。《灵枢·五邪篇》曰："邪在脾胃，阳气不足，阴气有余，则中寒肠鸣腹痛。"脾虚失于健运，故不欲饮食；阳虚失于温煦，则畏寒肢冷。

脾主统血，气能摄血。中焦虚寒，脾阳不足，则脾气亦虚、统摄无权，血不循经而致便血、吐血、衄血、妇人崩漏等失血证。正如《血证论》卷1曰："经云脾统血，血之运行上下，全赖于脾，脾阳虚则不能统血。"

病后喜唾涎沫，乃由病后脾虚，不能运化以布津，虚而不摄，则喜唾，甚则流涎不止。

霍乱为饮食不节，病邪直中脾胃，损伤脾胃阳气，清浊相干，升降失常，而致吐泻交作等症。

胸痹一证，原因颇多，此之所言胸痹，系阴盛阳虚所致。中焦虚寒，阳虚不运，阴寒阻滞胸中，阴乘阳位，故痹阻而痛。

根据《素问·至真要大论》"寒者热之"和《素问·三部九候论》"虚则补之"的治法，以温中散寒、补益脾胃为主。《素问·至真要大论》曰："寒淫所胜，平以辛热。"故方中以干姜为君，大辛大热，温脾胃、化阴凝，以达温中散寒、扶阳抑阴之功。病属虚证，虚则补之，故配人参补中益气，培补后天，助干姜以复中阳，在方中为臣。脾虚易于生湿，故以甘温苦燥之白术，燥湿运脾、除湿益气，其在方中既助人参增强健脾益气之力，又可除湿运脾以健中州，为佐药。更以甘草蜜炙，益气补中，调和诸药，用为使药。四药配伍，共收温中祛寒、补益脾胃之功效。

该方配伍特点是以温为主，辅以补养，两者相辅相成，使阳气复，脾胃健，寒凝化，则中焦虚寒诸症自解。

药理功效：理中汤确有显著促进实验性胃溃疡愈合的作用，并对实验性胃溃疡的发生有保护作用。实验表明，理中汤能降低胃液中游离盐酸浓度，从而减轻对膜的侵蚀和减少胃蛋白酶激活，对溃疡发生起到了保护作用；理中汤还能促进醋酸型胃溃疡愈合，说明它能够促使黏膜细胞再生修复。因此，理中汤既能抑制攻击因子，又能强化防御因子，通过两方面综合作用发挥其抗溃疡作用。

体会 理中丸药虽四味，但功专力宏，仲景论中虽只言"寒多不用水者，理中丸主之，大病瘥后。喜唾，久不了了，胸上有寒，当以丸药温之，宜理中丸"。我们临床体会，该方剂的实际功能远不止于此，凡脾胃虚寒、脾阳不振、寒湿内郁之证皆可以该方加减施治，现代医学诊断的肝炎、胃炎、胃溃疡、慢性结肠炎等症，凡有脾阳不运、脾胃虚寒之症，用之多效。盖方中人参健脾补气，有增强和调节胃肠的作用，干姜温中祛寒、健胃止呕，焦白术健脾燥湿，甘草缓急止痛，全方配伍，立旨于健脾益气、温中祛寒，我们在临床中常加炮附子，其温阳之力更著，临床可收到更好的效果。

第三十节 半夏厚朴汤(《金匮要略》)

半夏厚朴汤，由制半夏、厚朴、茯苓、生姜、苏叶5味药物组成，方中半夏、厚朴均为苦辛温燥之品，前者属祛痰药，功擅化痰解散、降逆和胃；后者属理气药，长于行气开郁、下气除满。半夏之散结降逆，有助于厚朴理气；厚朴之理气燥湿，有助于半夏化痰，两者相配，痰气并治，共为君药。臣以茯苓渗湿健脾，俾脾运湿去，则痰无由生，从而增强半夏化痰之力。用苏叶者，一则取其芳香行气，协厚朴开郁散结；再则梅核气的病位主要在咽喉，喉为肺系，苏叶质轻入肺，除可宣肺外，尚能引药上行以达病所，是臣药又兼使药之职。佐以生姜之辛温，散郁结、降逆气、消痰涎，助半夏化痰散结、和胃止呕，并解半夏之毒，《本经逢原》卷3云其“解半夏毒”，“止呕吐，化痰涎，消胀满……散郁结”，上述诸药以辛、苦者居多。辛可行气散结，苦能燥湿降逆，合而成方，散结行滞、降逆化痰。

该方证的辨证要点为痰气郁结，咽中如有物阻，吞吐不止，吐咽不下，胸脘满闷，气急咳嗽，呕吐等。

药理功效：主要有镇静，抗过敏，镇呕止吐，增进肠道功能等作用。

体会 半夏厚朴汤为治疗梅核气的主方，我们临床运用，实际功能远不限于此，凡痰湿郁结、气机痹阻、胃失和降所致之咳喘、胃脘痛、胸脘痞闷、呕吐及慢性咽炎、肝炎、支气管炎、食管炎等具有上述症状者均可以该方加减施治。

第三十一节 苓桂术甘汤(《伤寒论》)

苓桂术甘汤出自《伤寒论》，由茯苓、桂枝、白术、甘草4味药物组成。功能健脾利水、温阳化饮，主治心下逆满、气上冲胸、呕吐清水痰涎、头眩、短气或心悸等症，论中云：“伤寒，若吐若下后，心下逆满，气上冲胸，起则头眩，脉沉紧，发汗则动经，身为振振摇者，茯苓桂枝白术甘草汤主之。”

该方为治疗痰饮病的有效方剂。痰饮为人体水液代谢的病理产物。人以水谷为本，而水液的正常代谢，有赖脏腑的协同作用。正如《素问·经脉别论》所云：“饮入于胃，游溢精气，上输于脾，脾气散精，上归于肺，通调水道，下输膀胱，水精四布，五经并行。”若脏腑的功能正常，水液能从正化。津血和调，则痰无由生；若脏腑功能紊乱，化失其正，则停聚而为痰为饮，可见，痰饮的产生，与脏腑的功能是否正常直接相关，尤其与肺、脾、肾三脏的关系最为密切。本方所治痰饮乃中阳素虚，脾失健运，气化不利，水湿内停所致。盖脾主中州，职司运化，为气机升降枢纽，脾的运化功能正常，则能散精归肺，若脾阳不足，健运失职，则湿滞而为痰为饮。正如《医宗必读》卷9所云：“脾土虚湿，清者难升，浊者难降，留中滞膈，淤而成痰。”而痰之为物，随气升降，无处不到，停于胸胁，则见胸胁支满；阻滞中焦，清阳不升，则见头晕目眩；上凌心肺，则致心悸、短气而咳；舌苔白滑、脉沉滑或沉紧，皆为痰饮内停之征。

该方茯苓利水渗湿、健脾宁心为君。《神农本草经》卷1谓“茯苓味甘平，主胸胁逆气，忧恚惊邪恐悸，心下结痛，寒热烦满咳逆，口焦舌于，利小便”。《本草经疏》卷12亦云：“茯苓，其味甘平……甘能补中，淡而利窍，补中则心脾实，利窍则邪热解；心脾实则忧恚惊邪自止，邪热解则心下结痛、寒热烦满、咳逆、口焦舌干自除。”该方用之，是取其健脾利水、渗湿化饮，不但能消已聚之痰饮，且可治生痰之源，饮为阴邪，得寒则聚，得温则散，盖因温药能发越阳气，开宣腠理，通行水道，故臣以辛甘而温的桂枝温阳化气。《长沙药解》卷1谓桂枝能“升清阳之脱陷，降浊阴之冲逆”。《本草经解》卷3亦曰：“桂枝性温温肺，肺温则气下降，而咳逆止矣。……桂枝辛温散结行气，则结者散而闭者通。……中者脾也，辛温则能畅达肝气，而脾经受益，所以补中益气者。”桂技能温中州之阳气，其与茯苓合用，既可温肺以助化饮、止咳逆，又可暖脾化气以资利水，且能平冲降逆。苓、桂相伍，一利一温，通阳化饮，对水饮留滞而偏寒者，实有温化渗利之殊功。湿源于脾，脾阳不足，则湿从中生。故又佐以白术。《本草秘录》卷1谓：“白术味甘气温……去湿消食，益气强阴……健脾除湿；为后天之圣药，真缓急可恃者也。”《本草经疏》卷6亦称其“安脾胃之神品”，本方主治证是脾虚湿盛，用其健脾燥湿，恰合病视。白术得桂枝则温运之力更宏，助脾运化，使脾气健运，水湿自除。方中还佐以炙甘草，甘温和中，得白术则崇土之力倍增，合桂枝则辛甘化阳之功尤妙。苓、术配伍，则健脾祛湿之功更佳。甘草与茯苓同用，茯苓可消除除甘草引起的中满腹胀的不良反应。正如汪昂所云：“甘草得茯苓，则不资满反能泄满。”（《医方集解·除痰之剂》）方中四药合用，温阳健脾以治其本，祛湿化饮以治其标，标本兼顾，实为治疗痰饮之良方。

该方的配伍特点，是以通阳化气药与健脾利水药合用，配伍严谨，温而不燥，利而不峻，为治疗痰饮病之和剂。

药理功效：主要有利尿、祛痰止咳、镇静镇痛、强心、改善消化系统功能及抗炎抗过敏作用。

体会　苓桂术甘汤，其功能为温阳健脾利水，主治由于脾阳受损、气不化水、聚湿成饮之痰饮症，药虽四味，但功专力宏，治投病机，临床可收立竿见影之效。

我们认为：该方辨证的关键在“水饮”和“温阳”上，阳虚不能温化，脾虚不能运化，则水饮停滞，水湿泛滥，必用温脾化气行水之苓桂术甘汤，方能温脾阳、利水湿，临床中，若加炮附子、干姜等以助该方化气之力，则疗效更佳。

第三十二节　五苓散(《伤寒论》)

五苓散由猪苓、茯苓、泽泻、白术、桂枝5味药物组成，功能健脾渗湿、化气利水，《伤寒论》中多处应用本方，如“太阳病，发汗后，大汗出，胃中干，烦躁不得眠，欲得饮水者，少少与饮之，令胃气和则愈。若脉浮，小便不利，微热消渴者，五苓散主之”，“发汗已，脉浮数，烦渴者，五苓散主之”，“伤寒汗出而渴者，五苓散主之”。《素问·灵兰秘典论》曰：“膀胱者，州都之官，津液藏焉，气化则能出矣。”邪传太阳膀胱之腑，膀胱气化失常，则小便不利。水蓄不化，精津不得输布，则烦渴欲饮。原有水饮停蓄下焦，加上饮入之水不得输布，势必导致越饮越蓄，水无去路，反而上逆，则水入即吐而成“水逆证”。《素问·至真要大论》云：“诸湿肿满，皆属于脾。”水湿内停，困阻脾阳，或脾虚不运，水湿内停，皆可导致水湿泛溢肌肤经脉而致水肿。水湿内停，气化不行，则小便不利。水湿阻中，脾胃失和，胃气上逆则呕吐，脾湿下注则泄泻，两者兼有则成上吐下泻之霍乱证。痰饮与水湿异名同类，湿聚则为痰，水停则为饮，水湿停聚，久而不去则成痰饮，痰饮上泛，肺气不利，则吐涎沫、短气而咳。痰饮为阴厥，易蔽阻阳气，清阳不升，浊阴不降，则脐下悸动、头晕目眩。

该方为祛内外水饮之剂，方中猪苓、泽泻利小便，导水下行；茯苓健脾益肺，佐以白术，既可补气健脾，又可燥湿利水，用于脾虚水停而为痰饮、水肿、小便不利者甚宜。其标本兼治，补气健脾，则脾健运化有力，水湿不会停聚；燥湿利水，可直接去除已停之水湿。水湿蓄于膀胱，则影响其化气行水之功，佐以桂枝既能温化膀胱之气而利小便，又可疏表散邪，以解除太阳之表证，一药二用，表里同治。方中泽泻配茯苓、猪苓，以加强利水作用；茯苓配白术以实脾利水；桂枝配茯苓，以温化水饮、通阳利水。五药合用，共奏利水渗湿、温阳化气之功。至于水肿、泄泻、霍乱、痰饮诸证，皆由于脾虚不运、水湿泛滥所致。该方既可利水渗湿，又可健脾助运，故可一并治之。若欲解其表，又当服后多饮暖水取汗。以水热之气，助人体阳气，资其发汗，使表邪从汗而解。

药理功效：主要有五苓散证作用，高温环境，反复出汗，口渴多饮，致使血中抗利尿激素（ADH）上升，体内水分保持量增加，引起渗透压下降，同时大量出汗损失多量钠，导致渗透压调定点下降，而出现口渴思饮，饮入之水在胃内难以变成等张状态，加上肠管上皮细胞主动转运发生障碍，不能提高细胞间隙的渗透压，水分不能吸收，出现呕吐、腹泻、小便不利等五苓散证）和利尿作用，并对水电解质代谢，乙醇代谢及乙醇性脂肪肝和肝损害有影响。

体会 五苓散为仲景通阳化气行水之主方，《伤寒论》中应用该方的条文达8条，以证该方应用范围之广。盖太阳病邪犹在表，又入水府，热与水结，膀胱气化失职，清浊不分，水气停滞下焦可以本方施治，阳气虚弱，三焦失统，肺失肃降，不能通调水道，脾不运化，水湿内聚，肾不化气，水饮内停，亦可以该方治之。我们临床中体会：凡气化不利，水湿内滞皆可以该方加减治疗。

掌握药物的煎服法，亦是提高疗效的关键，我们在临床中常嘱患者浓煎频服，呕吐甚者可每小时服药1～2次，温服并令其微汗出为宜，临床中改散为汤，则疗效更佳。该方药性偏于渗利，故脾气虚弱、肾气不足者，如过用该方，可出现头晕、目眩、口淡、食欲减退、胃纳差等反应。该方不宜常服，体弱者常与补养脾胃剂合用。津液损伤、阴血亏损则在该方禁忌之列。

第三十三节　大柴胡汤

大柴胡汤出自《伤寒论》，《金匮要略》亦有运用此方的记载，由柴胡、黄芩、芍药、半夏、生姜、枳实、大黄、大枣8味药物组成。本方主治少阳与阳明合病。少阳位于半表半里，为三阳出入表里之枢纽，足少阳之腑为胆，邪气未离少阳，交争于半表半里，胆经经气不畅，故仍有往来寒热、胸胁苦满等少阳证的主症。然病邪已进入阳明，有化热成实的热结之象，故病情比单纯的少阳证为重。因里热程度较甚，心烦因之加重，出现“郁郁微烦”。少阳病未解，胆热犯胃，又因阳明化热成实，气机被阻，腑气不通，胃气上逆程度亦更甚，由少阳证之“喜呕”发展为“呕不止”，并出现心下满痛或痞硬、大便秘结、苔黄等阳阴热结、腑气不通之证；若里热下迫，大肠传导失司，又可见协热下利之象。邪居少阳、阳明热结，正盛邪实，故脉象弦数而有力。

该方是小柴胡汤去人参、甘草，加大黄、枳实、芍药而生。亦可看作是小柴胡汤合小承气汤加减变化而来。小柴胡汤为和解少阳之主方，小承气汤为泻下阳明之轻剂，故该方为少阳、阳明同治，表里双解之剂；方中柴胡、大黄为君，柴胡专入少阳，疏邪透表，大黄入阳明泻热通腑。臣以黄芩味苦性寒，擅清少阳之郁热，与柴胡同用，起到和解少阳的作用；枳实行气破结，与大黄配合，可内泻热结、行气消痞。这四味药是该方的主要组成部分。再用芍药缓急止痛，与大黄相配可治腹中实痛，与枳实相伍能调和气血，以除心下满痛；半夏和胃降逆，又重用生姜，则止呕之功更增，以止呕逆上止，共为佐药。大枣和中益气，合芍药酸甘化阴，既可防热邪入里伤阴，又能缓和枳实、大黄泻下伤阴之弊，大枣和生姜相配，还可调和营卫、调和诸药，为使药。诸药合用，共奏和解少阳、内泻热结之功，使少阳与阳明合病得以双解。

药理作用：主要有保肝、利胆及抑制胆石形成，抗炎，解热，兴奋肾上腺功能，抗血小板聚集，防止动脉硬化，抑制离体平滑肌等作用。

体会　大柴胡汤证仲景论述颇详，《伤寒论》、《金匮要略》均运用此方治疗“往来寒热，胸胁苦满，呕恶不止，郁郁微烦，心下痞硬，或腹满胀痛拒按，大便秘结，或协热下利，舌苔黄腻，脉弦而有力”。该方为太阳、阳明两解之方，方中柴胡、黄芩以和解少阳，大黄、枳实以泻下热结、除阳明胃肠之实，半夏、生姜和胃止呕，芍药、大枣缓急止痛，使表解而内热除，诸症可愈。

我们临床辨证：凡少阳证兼热邪入里、热结肠胃者皆可以该方加减施治，实践体会，凡现代医学确诊的胆囊炎、胆石症、高血压、胰腺炎、痢疾、胆道蛔虫症、幽门梗阻、急慢性胃炎、胃溃疡、阑尾炎等只要辨证正确，投之能收异病同治之效。临床体会，大黄以后下以增其药效为宜，酌加厚朴，以加强荡涤热邪之功。

第三十四节　茯苓四逆汤(《伤寒论》)

茯苓四逆汤由茯苓、人参、甘草、干姜、附子5味药物组成，功能回阳益阴，方中干姜附子回阳救逆，人参、茯苓益气生阴，甘草补中益气，对四肢厥冷、恶寒倦卧、下利烦躁、心下悸、小便不利、身腘动之阳虚阴耗之症用之多效，仲景论中云：“发汗，若下之，病仍不解，烦躁者，茯苓四逆汤主之。”论中虽仅一条，但我们临床运用，其指征颇多，凡具有四逆汤主证，而见有寒湿之证者，皆可以该方治疗。

药理作用：具有升压、抗休克、保护心肌和保护脑缺血后损伤作用，有抗动脉粥样硬化及免疫调节作用和镇静作用。

体会　茯苓四逆汤是四逆汤加人参、茯苓而成，其组方包括了四逆汤、四逆加人参汤、干姜附子汤等方剂，其共同点均有回阳救逆之功，盖四逆汤主治四肢厥逆、恶寒倦卧、下利清谷、腹痛吐利、脉沉微等，属少阴阴盛阳虚之证。四逆加人参汤主治“恶寒脉微而复利，利止，亡血”之症候，阳亡而阴液将竭，故以四逆加人参汤回阳救逆、益气养阴，干姜附子汤主治“昼日烦躁不得眠，夜而安静，不呕不渴，脉沉微”之症候，为阳虚阴盛，故用姜附扶阳抑阴。

该方为上述三方的复合剂，实有温肾燥湿、补虚回阳之功。包括了上三方的功能，并加茯苓为君，用以宁心安神、健脾利水，临床应用范围较上三方广泛。

上述病例虽见症不一，但只要具备四肢厥逆，脉沉微欲绝或浮弦，面青黑无华，舌白多津等肾寒、脾湿、正虚、阳弱证候者，用该方加减施治，可收异病同治之效。阳亡正虚烦躁之证，重用人参以固正，茯苓以去烦；阳亡正虚的虚脱证，重用附子、人参以温阳固本；久利不止，虚寒滑脱，可加赤石脂以固涩；癫狂后期，病转虚寒，可加龙骨、牡蛎以潜阳敛神；虚寒眼疾，血不充目，可加芍药、何首乌以补血养肝；若外感久不愈，可加桂枝、柴胡以疏利去邪。

第三十五节　黄芪桂枝五物汤(《金匮要略》)

黄芪桂枝五物汤，由黄芪、桂枝、芍药、生姜、大枣5味药物组成。

该方为血痹而设，方中黄芪大补元气，扶助正气，祛邪外出，固护肌表，为君药。桂枝温经通阳，又可驱散外邪，与黄芪配伍，益气温阳、和血通经。桂枝得黄芪，益气而振奋卫阳；黄芪得桂枝，固表而不留邪；芍药养血和营通痹，与桂枝相伍，调和营卫，驱散在表之风邪，共为臣药。病在肌表，以生姜发散风邪，温行血脉，以助桂枝之力，为佐药；大枣调和诸药，与生姜相配，助桂、芍调和营卫，为使药。诸药相伍，使风邪除，气血行，则血痹可愈。仲景论中云：“血痹，阴阳俱微，寸口关上微，尺中小紧，外证身体不仁，如风痹状，黄芪桂枝五物汤主之。”并指出了血痹病从何得之："血痹病从何得之？师曰：夫尊荣人，骨弱肌肤盛，重困疲劳，汗出，卧不时动摇，加被微风，遂得之。"阐明了血痹的病因及该方的主治症，我们在临床中根据原方本意化裁治疗血栓闭塞性脉管炎、风湿性关节炎、坐骨神经痛等属血行痹阻不通之证投之多能取效。

药理作用：主要有抗炎、镇痛，扩张血管，增加血管流量，活血化瘀，增强免疫，促进细胞代谢等作用。

体会 黄芪桂枝五物汤证乃仲景为血痹症而设，观血痹之症，多为现在辨证之肝肾虚损、风邪入络、血虚夹瘀之疾，多因气血不足，劳汗当风，感受风邪，使血气痹阻不通所致身体不仁，如风痹状。黄芪桂枝五物汤益气通阳、和营解肌，以使正复邪祛，血行通畅。临床体会，黄芪以大剂运用，每用30～60克，方能起益气之功。若加炮附片，益气温阳之力更著，临床可收事半功倍之效。

第三十六节 瓜 蒂 散

瓜蒂散由"瓜蒂一分（熬黄），赤小豆一份"2味药物组成。仲景在配制其方中说"右二味，各别捣筛，为散已，合治之，取一钱匕，以香豉一合，用热汤七合，煮作稀糜，去滓，取汁和散，温、顿服之，不吐者，少少加，得快吐乃止"。详述了其配制和服用方法，还告诫了"诸亡血虚家，不可与瓜蒂散"的禁忌证。方中瓜蒂味苦，性升催吐，赤小豆味酸性泄，二味合用，有酸苦涌泄之功，再加香豉轻清宣泄，助其发越，共组成发越涌泄推陈之方。此方为涌泄峻剂，对于痰涎宿食、填塞上脘、胸中痞硬、烦躁不安等症，用之得当，实有立竿见影之效。

药理作用：含葫芦素B、葫芦素E（即甜瓜素或甜瓜毒素）、葫芦素D、葫芦素异B及葫芦素B苷等，甜瓜素和甜瓜蒂有强烈的催吐作用，葫芦素B、葫芦素E、葫芦素B苷，均有保肝、降酶作用，能提高机体的细胞免疫功能，瓜蒂及葫芦素均有相当毒性。

体会 瓜蒂散是涌吐峻剂，功能催吐痰食，凡宿食酒积在上脘者，或痰在胸中者，用此方加减治疗，可获良效。对于卒中痰迷、痰涎壅盛、癫狂烦乱、神识昏迷、失语不言、风眩头痛、懊憹不眠、五痫痰壅、火气上冲、发狂欲走者皆可加减运用之。其辨证要点为胸满烦躁，欲吐不能，饥不能食，气上冲咽喉不得息，舌苔白腻多津，脉滑数或弦数，两寸独盛，如兼见四肢厥逆，此乃邪气结于胸中、阳气不能四达所致，与阳衰厥逆的辨证关键在于：前者脉滑数有力，两寸独盛，后者则脉多沉细或沉微欲绝，以此为别。

为了提高疗效，必须注意该方的加减，对于痰湿重者，可加白矾，痰涎壅塞清窍者酌加石菖蒲、郁金、半夏，对于风痰盛者，可加防风、藜芦，其余加减，不多赘述。

服用方法，亦是提高疗效的关键，此方为散剂，每服以3克为量，若不吐者可逐渐加至5克，中病即止，不必尽剂，以免矫枉过正，我们于临床改散为汤，效果更佳，但不宜久煎。

此方是催吐峻剂，对诸亡血家和诸脉沉细迟、病弱气衰、自利不止、亡阳血虚列为禁忌。张从正说"必标本相得，彼此相信，真知此理，不听浮言，审明某经某络，某脏某腑，某气某血，某邪某病，决可吐者，然后吐之。是予之所望于后君子也，庶几不使此道理湮微"。他之所以如此语重心长，惟恐后人不敢用吐法而已。由于其药物性味峻烈致使对此方剂的运用望而生畏，其实只要辨证确切，治投病机，多取卓效。